U0599414

国家卫生健康委员会"十三五"规划教材

全国高等学校教材

供健康服务与管理专业及相关专业用

健康信息管理

Health Information Management

主　编　梅　挺

副主编　时松和　牟忠林　曾　柱　蔡永铭

编　　委（以姓氏笔画为序）

于微微（滨州医学院）　　　　　　季聪华（浙江中医药大学）

马军政（四川华迪信息技术　　　　胡树煜（锦州医科大学）
　　　　有限公司）　　　　　　　袁　青（海南省人民医院）

孙　勇（新疆医科大学）　　　　　梅　挺（成都医学院）

牟忠林（海南医学院）　　　　　　喻　勇（湖北医药学院）

杨雪梅（福建中医药大学）　　　　曾　柱（贵州医科大学）

时松和（郑州大学）　　　　　　　蔡永铭（广东药科大学）

张　晓（河北北方学院）

编写秘书　陈春林（成都医学院）

人民卫生出版社

图书在版编目（CIP）数据

健康信息管理/梅挺主编. —北京：人民卫生出
版社,2020
全国高等学校健康服务与管理专业第一轮规划教材
ISBN 978-7-117-29611-3

Ⅰ.①健… Ⅱ.①梅… Ⅲ.①健康状况-信息管理-
中国-高等学校-教材 Ⅳ.①R199.2

中国版本图书馆 CIP 数据核字(2020)第 038739 号

人卫智网	www.ipmph.com	医学教育、学术、考试、健康，
		购书智慧智能综合服务平台
人卫官网	www.pmph.com	人卫官方资讯发布平台

健康信息管理

主　　编：梅　挺
出版发行：人民卫生出版社(中继线 010-59780011)
地　　址：北京市朝阳区潘家园南里 19 号
邮　　编：100021
E - mail：pmph @ pmph.com
购书热线：010-59787592　010-59787584　010-65264830
印　　刷：人卫印务（北京）有限公司
经　　销：新华书店
开　　本：850×1168　1/16　印张：15
字　　数：423 千字
版　　次：2020 年 6 月第 1 版　2025 年 1 月第 1 版第 10 次印刷
标准书号：ISBN 978-7-117-29611-3
定　　价：59.00 元
打击盗版举报电话：010-59787491　E-mail：WQ @ pmph.com
质量问题联系电话：010-59787234　E-mail：zhiliang @ pmph.com

全国高等学校健康服务与管理专业
第一轮规划教材编写说明

《"健康中国 2030"规划纲要》中指出,健康是促进人的全面发展的必然要求,是经济社会发展的基础条件。实现国民健康长寿,是国家富强、民族振兴的重要标志,也是全国各族人民的共同愿望。推进健康中国建设,是全面建成小康社会、基本实现社会主义现代化的重要基础,是全面提升中华民族健康素质、实现人民健康与经济社会协调发展的国家战略。

要推进落实健康中国战略,大力促进健康服务业发展需要大量专门人才。2016 年,教育部在本科专业目录调整中设立了"健康服务与管理"专业(专业代码 120410T);本专业毕业授予管理学学位,修业年限为四年;目前逐步形成了以医学类院校为主、综合性大学和理工管理类院校为辅、包括不同层次院校共同参与的本科教育体系,各院校分别在不同领域的专业比如中医、老年、运动、管理、旅游等发挥优势,为本专业适应社会发展和市场需求提供了多样化选择的发展模式,充分体现了健康服务业业态发展充满活力和朝阳产业的特色。

我国"健康服务与管理"专业理论和实践教学还处于起步阶段,具有中国特色的健康服务与管理理论体系和实践服务模式还在逐渐完善中。为此,2016 年 4 月和 8 月,人民卫生出版社分别参与"健康服务与管理"专业人才培养模式专家研讨会和"健康服务与管理"专业教材建设会议;2017 年 1 月,人民卫生出版社组织召开了"健康服务与管理"专业规划教材编写论证会议;2018 年 2 月,人民卫生出版社组织召开了"健康服务与管理"专业规划教材评审委员会一届一次会议。在充分调研论证的基础上,根据培养目标、课程设置确定了第一轮规划教材的编写品种,部分编写品种也与《"健康中国 2030"规划纲要》中"要积极促进健康与养老、旅游、互联网、健身休闲、食品融合,催生健康新产业、新业态、新模式,发展基于互联网的健康服务,鼓励发展健康体检、咨询等健康服务,促进个性化健康管理服务发展,培育一批有特色的健康管理服务产业;培育健康文化产业和体育医疗康复产业;制定健康医疗旅游行业标准、规范,打造具有国际竞争力的健康医疗旅游目的地;大力发展中医药健康旅游"相对应。

本套教材编写特点如下:

1. **服务健康中国战略** 本套教材的编撰进一步贯彻党的十九大精神,将"健康中国"战略贯穿教材编写全过程,为学科发展与教学改革、专业人才培养提供有力抓手和契机,为健康中国作出贡献。

2. **紧密围绕培养目标** 健康服务与管理专业人才培养定位是为健康服务业培养既懂业务又懂管理的实用性管理型人才。人才培养应围绕实际操作技能和解决健康服务问题的能力要求,用医学和管理学手段为健康服务业健康、有序、科学发展提供专业支持。本套教材的编撰紧密围绕培养目标,力求在各部教材中得以体现。

3. **作者团队多样** 本套教材的编者不仅包括开设"健康服务与管理"专业院校一线教学专

家,还包括本学科领域行业协会和企业的权威学者,希望能够凝聚全国专家的智慧,充分发挥院校、行业协会及企业合作的优势,打造具有时代特色、体现学科特点、符合教学需要的精品教材。

4. 编写模式创新 为满足教学资源的多样化,教材采用了"融合教材"的编写模式,将纸质教材内容与数字资源内容相结合,教材使用者可以通过移动设备扫描纸质教材中的"二维码"获取更多的教材相关富媒体资料,包括教学课件、思考题解题思路、高清彩图以及视频等。

本套教材共 16 种,均为国家卫生健康委员会"十三五"规划教材,预计 2019 年秋季陆续出版发行,数字内容也将同步上线。希望全国广大院校在使用过程中能够多提供宝贵意见,反馈使用信息,为下一轮教材的修订工作建言献策。

全国高等学校健康服务与管理专业
第一届教材评审委员会

主任委员

郭　姣　广东药科大学

副主任委员

郭　清　浙江中医药大学　　　　　　杨　磊　杭州师范大学
曾　渝　海南医学院　　　　　　　　杨　晋　人民卫生出版社

委员（按姓氏笔画排序）

于恩彦　浙江省人民医院　　　　　　李卫东　广东药科大学
王　锦　华录健康养老发展有限公司　李浴峰　武警后勤学院
王中男　东北师范大学　　　　　　　杨　华　浙江中医药大学
王彦杰　新乡医学院三全学院　　　　张会君　锦州医科大学
毛　瑛　西安交通大学　　　　　　　张志勇　山东体育学院
毛振华　武汉大学　　　　　　　　　张智勇　武汉科技大学
孔军辉　北京中医药大学　　　　　　范艳存　内蒙古医科大学
冯毅翀　成都医学院　　　　　　　　金荣疆　成都中医药大学
朱卫丰　江西中医药大学　　　　　　周尚成　广州中医药大学
向月应　广西师范大学　　　　　　　俞　熔　美年大健康产业集团股份有限公司
邬　洁　人民卫生出版社　　　　　　钱芝网　上海健康医学院
刘世征　中国健康管理协会　　　　　倪达常　湖南医药学院
刘忠民　吉林大学　　　　　　　　　曹　熠　贵州医科大学
江启成　安徽医科大学　　　　　　　曾　强　中国人民解放军总医院
孙宏伟　潍坊医学院　　　　　　　　魏　来　遵义医科大学
杜　清　滨州医学院

秘书

关向东　广东药科大学　　　　　　　曹维明　浙江中医药大学
黑启明　海南医学院　　　　　　　　肖宛凝　人民卫生出版社

全国高等学校健康服务与管理专业
第一轮教材目录

序号	书名	主编		副主编			
1	健康服务与管理导论	郭 清		景汇泉	刘永贵		
2	健康管理学	郭 姣		王培玉	金 浪	郑国华	杜 清
3	健康经济学	毛振华		江启成	杨 练		
4	健康保障	毛 瑛		高广颖	周尚成		
5	健康信息管理	梅 挺		时松和	牟忠林	曾 柱	蔡永铭
6	健康心理学	孙宏伟	黄雪薇	于恩彦	孔军辉	朱唤清	
7	健康运动学	张志勇	刘忠民	翁锡全	骆红斌	吴 霜	徐峻华
8	健康营养学	李增宁		夏 敏	潘洪志	焦广宇	叶蔚云
9	健康养生学	傅南琳		谢 甦	夏丽娜	程绍民	
10	健康教育与健康促进	李浴峰	马海燕	马 莉	曹春霞	闫连秋	钱国强
11	职业健康服务与管理	杨 磊	李卫东	姚 华	汤乃军	刘 静	
12	老年健康服务与管理	曾 强	陈 垦	李 敏	武 强	谢朝辉	张会君
13	社区健康服务与管理	曾 渝	王中男	李 伟	丁 宏	任建萍	
14	健康服务与管理技能	许亮文	关向东	王淑霞	王 毅	许才明	
15	健康企业管理	杨大光	曹 煜	何 强	曹维明	邱 超	
16	健康旅游学	黑启明	向月应	金荣疆	林增学	吴海波	陈小勇

主 编 简 介

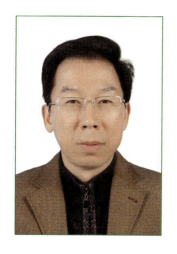

梅 挺

教授,成都医学院大健康与智能工程学院院长,中华人民共和国司法部计算机司法鉴定人,国家自然科学基金委员会项目评审专家,教育部"数据中国、百校工程"健康养老大数据应用创新中心主任。

现担任四川省高等院校计算机基础教育研究会理事长,四川省老年医学学会健康管理专委会主任,四川卫生信息学会军民融合卫生信息专委会副主任,中国卫生信息学会卫生信息学教育专业委员会委员,中国密码学会高级会员。

从事教学工作至今 36 年。主编普通高等教育国家级规划教材、教育部大学计算机课程改革项目规划教材、中国科学院信息技术规划教材。近几年以来,先后主持国家教研课题、教育部高教司大学计算机课程改革项目、教育部高教司产学合作协同育人项目、四川省重大科技支撑计划项目、四川省科技厅重点科技项目、省(部)级教改课题。获得中国老年保健医学研究会科学技术二等奖、四川省医学科技二等奖、四川省高等教育优秀教学成果二、三等奖、四川省农业科技进步二等奖。

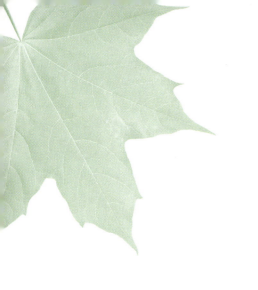

副主编简介

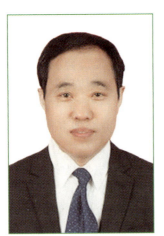

时松和

郑州大学公共卫生学院计算机与卫生统计学教授,毕业于中国科技大学计算机应用专业,硕士生导师。研究方向:医学数据管理与挖掘。《智慧健康杂志》副主编,中国中医教育协会智能医学专业委员会常务委员,全国高等院校计算机基础教育研究会委员。河南省医改办家庭医生签约服务专家咨询委员会委员,河南省新农合技术指导组成员。人口健康大数据分析与应用技术河南省工程实验室主任。

承担或参加国家重点研发计划及世行项目子课题6项,厅级项目20项。主编、副主编计算机类教材8部。发表论文120余篇。获省级以上科研成果奖4项、厅级科研成果奖12项、国家发明及实用新型专利10项,软件著作权20项。

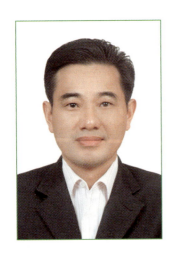

牟忠林

海南医学院党委委员,二级教授,主任医师。北京同仁医院耳鼻咽喉头颈外科学博士后,导师韩德民院士。2010年获得国务院特殊津贴。

海南省委省政府直接联系重点专家。海南省有突出贡献的优秀专家,海南省"515"第一层次人才。中华医学科技奖第三届评审委员会委员。临床医学博士生导师。卫生事业管理硕士生导师。2018年被评为海南省领军人才。海南省耳鼻咽喉头颈外科学分会第三届主任委员,海南省医师协会耳鼻咽喉科医师分会第一届会长,《国际耳鼻咽喉头颈外科杂志》等8种专业杂志编委。

副主编简介

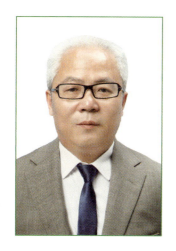

曾 柱

　　北京大学生物物理学博士,美国加州大学圣地亚哥分校生物医学工程博士后,贵州医科大学三级教授,免疫学博士研究生导师。现任贵州医科大学基础医学院院长,教育部生物医学工程类教学指导委员会委员,贵州省医疗健康大数据研究院常务副院长,贵州省健康大数据 2011 协同创新中心主任,贵州省"百"层次人才,贵州省树突状细胞基础与应用开发科技创新人才团队领衔人,贵州医科大学生物医学工程学科带头人,贵州省"五一劳动奖章"获得者,获贵州省科技进步奖和高等教育教学成果奖各 1 项。

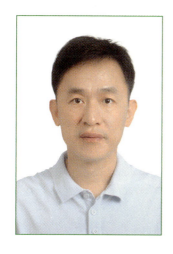

蔡永铭

　　博士、教授,美国德州大学达拉斯分校访问学者,公共卫生信息学硕士导师。现任广东药科大学医药信息工程学院(信息中心)院长(主任)、广东省中医药精准医学大数据工程研究中心主任,中山大学健康医疗大数据国家研究院副理事长,广东省"千百十"培养对象。主持国家留学归国人员基金项目,教育部、广东省自然基金项目,广东省科技计划基金项目等各类 11 项。曾获国家留学基金委"CSC-IBM 中国奖研金"、广东省教学成果二等奖等。

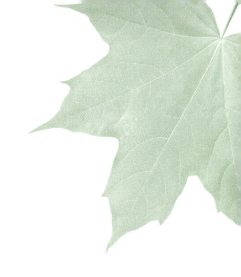

前　言

2016 年 10 月，为推进健康中国建设，提高人民健康水平，中共中央、国务院印发了《"健康中国 2030"规划纲要》，该纲要是推进健康中国建设的宏伟蓝图和行动纲领，其中"建设健康信息化服务体系"部分，给出了我国健康信息化建设的规划纲要。

2017 年 2 月，原国家卫生计生委印发了"十三五"全国人口健康信息化发展规划，规划中指出人口健康信息化和健康医疗大数据是国家信息化建设及战略资源的重要内容，是深化医药卫生体制改革、建设健康中国的重要支撑。

顺应国家健康发展战略，教育部批准开设"健康服务与管理"本科专业，培养方案中指出，本专业学生应熟练掌握健康服务与管理的基础理论、基本知识和基本技能，具备一定的医学及管理学等相关知识，能够从事健康服务与管理等领域的相关工作。

《健康信息管理》作为健康服务与管理专业的主要基础课程之一，本教材立足培养学生健康信息管理方法及健康管理信息系统知识，普及智慧医疗、健康大数据等概念及应用，提高学生的信息素养和健康服务能力，培养出符合时代发展需要的健康管理专业人才。

本教材作为健康服务与管理专业系列规划教材之一，秉承系列教材编写初衷，以专业培养为出发点，力求使教材具有系统性和创新性。编写上坚持"三基""五性""三特定"，按照特定的对象、特定的要求，全面系统的介绍健康信息管理的基本知识、基本技能、基本理论，针对健康服务与管理专业的学生，注重思想性、科学性、先进性、启发性、适用性原则。本教材内容分为三大部分；第一部分为健康信息管理基础知识，包括第一章绪论、第二章健康信息管理技术基础、第八章健康信息标准；第二部分为个人和公共健康信息管理，包括第三章医疗信息管理、第四章居民健康档案与健康管理系统、第五章公共健康信息管理、第六章大众健康信息管理，第七章健康保险信息管理及第九章健康信息管理安全保障体系；第三部分为健康信息管理应用，包括第十章智慧医疗、第十一章健康信息分析与利用、第十二章健康大数据、第十三章医养结合与智慧养老及第十四章信息技术与健康教育。全书紧密结合"十三五"全国人口健康信息化发展规划，以人口健康信息化和医疗健康大数据应用为重点内容，重应用、重技能。本教材为融合教材，包括纸质和数字两部分内容相互融合，相互补充，以期给学生呈现最佳的学习素材。

本教材编者来自成都医学院、郑州大学、海南医学院、贵州医科大学、广东药科大学、锦州医科大学、福建中医药大学、滨州医学院、湖北医药学院、海南省人民医院、新疆医科大学第一附属医院、浙江中医药大学附属第一医院、河北北方学院、四川华迪信息技术有限公司 14 所高等院校、医院与医疗信息化机构的专家、教授，他们大多是第一批健康服务与管理专业建设参与者，从教材的申报、编写会、定稿会、到最后成稿，经历多次认真讨论、互审修改，既保持了学科的科学性、系统性，又从学生的学习心理出发来编写和安排本书内容，终于有了我们这本教材，这是全体编写人员和编辑们的智慧结晶。

本教材在编写上，一方面留给教师教学的个性空间，提倡让教师做好教学引导、技巧点拨，充分体现教师的教学艺术；另一方面，倡导学生在学习中开动脑筋，举一反三，掌握知识创新的学习能力和动手能力,实现认知的飞跃和扩展。

特别强调的是,许多学校都面临学时不够的情况,肯定很难把这本大信息量的教材"讲"完。因此,我们提倡不囿于"教"会学生,更重要的是让学生自主性地去"学"会。本教材的许多内容可以根据教学大纲或学时多少,在老师的布置下,让学生以预习或自学的形式学习,不局限于全在课堂上"教"完;对一些内容可以选讲,对学生不做教学要求。

本教材作为全国高等院校健康服务与管理及相关专业本科教材,也可作为高职高专院校相关专业的教材。

在此,我们真诚感谢各位编委对教材编写付出的辛勤劳动和汗水!感谢在教材编写过程中曾给予我们帮助的单位和个人!还要感谢被引用参考文献的作者,著录时若有疏漏,在此一并表示歉意!

虽然我们有饱满的热情和万分的努力,但本教材作为健康服务与管理专业的首轮教材,又囿于我们的水平,教材中难免存在错漏,恳请读者指正赐教。健康服务与管理作为一个新专业,其发展可期可望,我们也会在这条路上不断耕耘,完善自己,服务他人,为国家"健康中国、数字中国"发展战略作出我们应有的努力!

梅 挺

2019 年 9 月

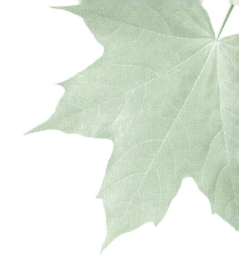

目　　录

第一章 | 绪 论

🍁 本章要点 ─────────────────────────────

1. **掌握** 信息、健康信息的概念;健康信息管理的过程及方法。
2. **熟悉** 健康信息管理的内涵;健康信息管理工作的原则及意义。
3. **了解** 目前国内外健康信息化现状及未来发展趋势。

第一节 信息与健康信息

一、信息

信息即有含义的数据,人们认知世界、改造世界的过程就是获取信息、使用信息和传递信息的过程。

(一)信息的概念

"信息"一词在英文、法文、德文、西班牙文中均是"information",日文中为"情报",我国古代用的是"消息"。20世纪40年代,信息论的奠基人香农(C. E. Shannon)给出了信息的明确定义,即"信息是用来消除随机不确定性的东西",这一定义被人们看作是经典性定义并加以引用。

(二)信息的特征

1. **依附性** 物质是具体的、实在的资源,而信息是一种抽象的、无形的资源。信息必须依附于物质载体,而且只有具备一定能量的载体才能传递。信息不能脱离物质和能量而独立存在。

2. **扩充性** 物质和能量资源只要使用就会减少;而信息在使用中却不断扩充、不断再生,永远不会耗尽。当今世界,一方面是"能源危机""水源危机",而另一方面却是"信息膨胀"。

3. **可传递性** 没有传递,就无所谓有信息。信息传递的方式很多,如口头语言、体语、手抄文字、印刷文字、电讯号等。

4. **可贮存性** 信息可以贮存,以备它时或他人使用。贮存信息的手段多种多样,如人脑、电脑的记忆、书写、印刷、缩微、录像、拍照、录音等。

5. **可共享性** 信息不同于物质资源。它可以转让,大家共享。信息越具有科学性和社会规范就越有共享性。新闻信息只有共享性强才能有普遍效果。

6. **可预测性** 即通过现时信息推导未来信息形态。信息对实际有超前反映,反映出事物的发展趋势。这是信息对"下判断"以至"决策"的价值所在。

7. **有效性和无效性** 信息符合接受者需要为有效,反之则无效;此时需要则有效,彼时不需要为无效;对此人有效,对他人可能无效。

8. **可再生性** 信息如果经过人的分析和处理,往往会产生新的信息,使信息得到增值。

(三)信息的载体与形态

信息本身不是实体,只是消息、情报、指令、数据和信号中所包含的内容,必须依靠某种媒介进行传递。信息载体的演变,推动着人类信息活动的发展。信息载体包括以能源和介质为特征,运用声波、光波、电波传递信息的无形载体和以实物形态记录为特征,运用纸张、胶卷、胶片、磁带、磁盘传递和贮存信息的有形载体。

信息载体的演变直接导致了信息形态的变化。目前,信息已由最初的文字、声像等形态演变成数据、文本、声音、图像等多种单一或综合的表现形态。

1. **数据**　可由人工或自动化手段加以处理的那些事实、概念和知识的表示形式,包括字符、符号、表格和图形等。

2. **文本**　在文件撰稿、审批、印制过程中形成的,形式、内容、文字表达和作用有所不同的文稿和版本。

3. **声音**　指人们通过耳朵听到的声音。通常可以利用无线电、电话、唱片、录音机等工具来处理这些信息。

4. **图像**　指人们能用眼睛看得见的信息。可以是黑白的,也可以是彩色的;可以是静态的,也可以是动态的;可以是艺术的,也可以是纪实的;可以是自然的,也可以是绘制的;还可以是一些表述或描述、影像或标识。

信息表现的形态不是一成不变的,文本、数据、声音、图像之间能够相互转化,并且这种转化不会对信息的语义造成改变,这也为信息机构开展多种载体的信息服务提供了基础。

二、健康信息

(一)健康信息的概念

随着人们生活水平的不断提高,个人和社会对健康的关注越发重视,健康(health)是指一个人身体没有疾病,而且没有可能导致疾病的心理的、社会的和其他方面的问题。

1. **健康数据**　健康信息始于数据。数据包含数据项目、观察资料或者原始数据。体温、血压或者患者的数量都是数据,但如果不加以组织和结构化,它们就不具有实际意义。

健康数据(health data)的数据项涉及个体患者或群体患者,我们可以从个体患者或群体患者获得大量数据,比如一名患者的血液检测数据,或 10 000 名患者及其所患疾病的列表,这些都属于健康数据,但如果不去加以组织或处理,这些数据就不能称为信息。

2. **健康信息**　健康信息(health information)是经过组织的健康数据。当组织后的数据在某方面对信息接收者有意义时,健康数据就变成了健康信息,比如根据卫健委历年卫生统计年鉴数据可以绘制我国城乡居民两周患病率变化趋势(图 1-1)。这组数据表示不同年代不同年龄段的居民两周患病率,这些采集的数据就成为信息,这是公共卫生研究人员和卫生政策制定者可以用来辅助决定的信息。对个体居民而言,健康信息是有关居民生理、心理和健康能力培养的信息,是一种能被居民接受且适用于居民的、涉及居民健康问题的信息。

健康信息范围广泛。它涉及来自个别患者的健康信息,可以是医生诊疗过程的概括,如电子病历,也可以是某个医生对他接诊的所有患者信息的集合,更进一步,可以指某个地区所有医生和患者的相关性。因此,从组成上看,健康信息的范围是从个别患者的医疗数据到整个国家的健康趋势。

2014 年 5 月 5 日,国家卫生计生委以国卫规划发〔2014〕24 号印发《人口健康信息管理办法(试行)》。该《办法》中明确指出:人口健康信息,是指依据国家法律法规和工作职责,各级各类医疗卫生计生服务机构在服务和管理过程中产生的人口基本信息、医疗卫生服务信息等人口健康信息。主要包括全员人口、电子健康档案、电子病历以及人口健康统计信息等。

(二)健康信息的特点

健康信息是信息的一种,它具备信息的基本特征,如依附性、可再生性、可存储性等,但健康信息有其特殊性,较典型的有以下特征。

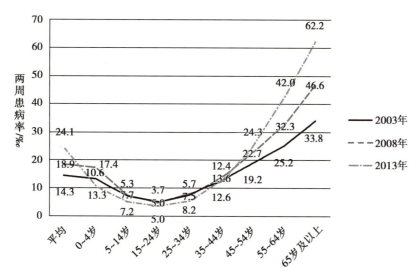

图 1-1 2003、2008、2013 年我国城乡居民两周患病率变化趋势/‰

1. 数据来源广,数据规模大 健康信息的来源很广,其中医疗数据就主要包括医疗业务数据、医疗综合管理数据、综合数据统计分析三类,其中核心是医疗业务数据,数据的产生和变化都是对患者状态的描述。对于医院方面,当患者入院时产生原始信息(患者基本信息表),随着医疗流程的运转产生其他医疗信息,包括患者的活动情况(门诊、体检、住院、收费等),和财务、药品物资管理等。对于医疗保险方面,国内的医疗保险种类较多,各级医保中心都存储着大量的账户信息,同时连接上级管理部门和各联网医院、诊所等,患者在诊疗过程中每触发一次医疗业务,相关部门的数据都将随之变化,形成以"患者的状态数据"为信号的关联数据群。

2. 数据更新快 以医疗数据为例,患者的状态一旦发生变化,所有的数据都会随之改变。从入院挂号到登记化验,再到确诊和开药取药,整个流程中所有的数据都需要按步骤及时更新,否则将会出现业务中断的情况,甚至会导致医疗事故。例如患者在进行某项检查时,检验结果显示已经超过人体危急值,如果消息传递不及时,患者的生命就会受到严重威胁。患者在完成全部就诊流程后,要与医保中心进行账务结算;患者的健康信息还要定期进行上传;医保中心与医院要不定期进行药品价格和报销比例等调整。这些数据的变化都需要严格保持同步,否则可能导致严重不良后果,甚至可能导致医疗纠纷的产生。

3. 数据价值高 健康信息来源于个人及群体的健康相关数据,具有很高的价值。如挖掘和探析针对某一种疾病病因、诊疗、用药等方面的关联关系,对疾病预警、探查、诊断和治疗具有重要的意义。另外,健康信息也可以用于精准医疗、健康管理、辅助科研、临床决策支持、医疗保障监管、医药研发等领域。

4. 数据结构多样,数据共享难 健康信息有各种结构化表、非结构化或半结构化文本、影像等多种多样的数据存储形式。数据共享是实现数据集中采集的前提条件,造成数据共享困难的原因不仅仅是标准不统一,更是由于医院本身的体制现状。目前,各地区私立医院、公立医院、军队医院竞争共存,各自的隶属关系不同,各医院的数据结构不同,地区间的发展水平也不均衡。要实现数据高度共享,医疗机构和各医保部门间需进行密切协作。首先需要实现医院间的标准互认,要牺牲一定的"数据利益",同时还要考虑隐私权等法律问题。

(三)健康信息的分类

健康信息内涵广泛,可以从不同角度对其进行分类。

1. 根据信息的内容来分类

(1)人口数据:包括姓名、住址、电话、工作单位、社会保险号码等基本信息。人口数据是患者主要索引的基础。

（2）社会经济学数据：包括个人的婚姻状况、教育程度和个人习惯等。在许多疾病的诊断及某些疾病的治疗中，对患者个人状况的了解程度非常重要。例如，对患有哮喘的吸烟患者医生应劝其戒烟；如果一个老人刚刚经历了髋关节置换术，而其家住三楼没有电梯，这种情况将其送回家后续治疗可能会很不方便；某些人去旅行可能接触到寄生虫，若此时出现肠胃功能紊乱，医生就可能考虑是寄生虫导致的。

（3）财务数据：当通过医疗机构接受治疗时，所发生的费用由患者自己或保险系统承担，医院需要支付方信息，这个信息构成财务数据。

（4）临床数据：包括对患者的有关诊断和治疗过程记录的所有健康数据。包括患者的主诉、既往史、过敏史，医生检查结果、辅助检验结果、医生的诊断、查房记录、手术记录、医务人员信息等。

（5）卫生服务记录：包括儿童保健、妇女保健、疾病控制、疾病管理等服务记录，例如现场记录表（图 1-2）。

公共卫生服务现场记录表

项目	服务时间	服务地点	服务对象	责任医生
居民健康体检	年　月　日	□村卫生所□居民家中 □其他场所＿＿＿＿	□高血压　□糖尿病　□老年人 □一般人群　□0~3岁儿童　□其他＿＿＿	
重点人群随访及分类干预	年　月　日	□村卫生所□居民家中 □其他场所＿＿＿＿	□高血压　□糖尿病　□老年人 □一般人群　□0~3岁儿童　□其他＿＿＿	
中医保健及健康指导	年　月　日	□村卫生所□居民家中 □其他场所＿＿＿＿	□高血压　□糖尿病　□老年人 □一般人群　□0~3岁儿童　□其他＿＿＿	
居民姓名：			联系电话：	
（体检、随访、分类干预、中医健康指导）照片附在下面				

图 1-2　公共卫生服务现场记录表

2. 根据覆盖范围来分类

（1）个人健康信息：指与个人的健康相关的信息，也是健康信息中最核心的一部分，主要包括个人电子病历和健康档案。

（2）公共健康信息：指能够被卫生行政管理部门利用的信息，这些信息不会具体到某个人，相对而言是一个群体的健康信息，卫生管理部门根据这些信息做出相应的行政决策。

3. 根据表现形式来分类

（1）人口信息：全员人口信息库包括基础信息和扩展信息等。其中，基础信息是指公民个人信息中最基础、变化频率低、广泛使用的信息,如:姓名、性别、证件类型、公民身份证号码、姓名拼音、民族、出生日期、出生地等;扩展信息是指各部门和社会具有普遍共享和服务需求的状态信息,包括:居住地、户籍地址、配偶、婚姻状况、文化程度、服务处所、照片及子女信息等。全员人口个人信息主要来自基层业务办理,然后通过数据交换实现全国汇集,并通过与国家人口基础信息库进行校核、补充,为卫生计生委行业内提供统一基础信息服务。

(2)电子病历:电子病历是以电子化方式记录患者就诊的信息,包括首页、病程记录、检查检验结果、医嘱、手术记录、护理记录等,涵盖患者的一般信息、症状信息、体征信息、实验室检查信息、诊断信息、治疗信息、疾病转归信息、费用信息和医护人员信息等。

(3)居民健康档案:居民电子健康档案是医疗卫生机构为城乡居民提供医疗卫生服务过程中的规范记录,是以居民个人健康为核心、贯穿整个生命过程、涵盖各种健康相关因素的系统化文件记录。档案内容主要由个人基本信息、健康体检记录、重点人群健康管理及其他卫生服务记录组成,可向群众提供连续的预防、保健、医疗、康复等系列服务,方便居民参与个人健康管理。

(4)健康统计信息:健康统计信息指行政部门收集并统计的关于健康服务相关的数据,如全国医疗服务情况、全国医疗卫生机构数、全国二级以上公立医院患者费用情况等。按照周期可分为月报、公报、季报、年报、统计年鉴等。

第二节 健康信息管理

一、健康信息管理的内涵

(一)健康信息管理的含义

信息管理的含义存在两种基本理解。狭义的信息管理就是指对信息的管理,即对信息进行组织、规划、加工、控制等,并引向预定目标。北京大学王万宗教授在他所著的《信息管理概论》一书中提到"信息管理就是为各行各业各部门搜集、整理、存储并提供信息服务的工作",显然,这主要是从实际工作的角度来定义的,强调的是信息工作环节。广义的信息管理则认为,信息管理不单单是对信息进行管理,还是对涉及信息活动的各种要素(信息、人、设备、机构等)进行的合理组织和控制,以实现信息及相关资源的合理配置,从而有效地满足社会信息需求的过程。

健康信息管理(health information management,HIM)与信息管理一样,也有广义和狭义之分。狭义的健康信息管理只是对健康信息的管理,广义的则是对健康信息资源的管理。健康信息资源是指人类在医疗健康活动中所积累的与健康相关的信息为核心的各类信息活动要素的集合。不仅仅指健康信息或数据,还包括各种各样的健康信息系统和平台,甚至包括健康信息生产者和管理人员、设备设施和资金等。具体来说,健康信息管理的内涵包括以下方面。

个人健康信息管理:建立科学合理的医院信息系统,全面搜集患者的临床、保健等各方面信息,制定统一的健康信息标准,建设电子病历数据库和电子健康档案数据库,服务于临床决策、提高医疗服务质量;并在此基础上将数据进行共享,利用大数据技术进行分析与利用。

公共健康信息管理:公共健康信息系统及平台的建设及应用,公共卫生信息的采集、加工、存储、分析和服务效果的管理,为政府部门制定政策等提供依据。

医疗保障信息管理:建立健全各级医疗保障信息,实现异地结算,为大众提供更好的健康服务保障体系。

值得注意的是,随着数据科学和人工智能的发展,健康信息管理过程中出现了一些新的信息技术或研究内涵:①健康大数据,健康大数据来源于基础健康数据,包括个人和群的健康数据,同时,经过大数据的分析和处理,又可以很好的用于个人健康管理和政府部门的决策过程中。②智慧医疗,指通过医疗物联网、医疗云、移动互联网、大数据、可穿戴设备,将医疗设备与信息技术设施融合,跨越了原有医疗系统的时空和技术限制,实现患者、医疗设备与医务人员、医疗机构之间的互动,最终实现实时、自动化、互联互通、智能化的动态服务。③智慧养老,健康管理对老年人尤其重要,通过互联网技术、物联网技术和医学的结合,对老年人的健康信息实现实时监测、上传和分析,可以使得养老助老互动更精准化、精细化,可以更好质量的实现老年人的健康信息管理。

(二) 健康信息管理的工作原则

1. 统筹规划、统一标准　国家卫生健康委统筹制订人口健康信息发展规划和相关管理规范,统一组织制定健康信息相关标准。各责任单位按照统一规划,遵循统一标准,开展健康信息各项管理工作。

2. 属地管理、责权一致　按照现行卫生行政管理体制分工,落实地方各级卫生行政部门职责,由地方各级卫生行政部门负责推进、指导、监督本行政区域内健康信息各项管理工作,强化属地管理责任。责任单位要组织落实本单位的健康信息管理职权,明确岗位职责,落实各项工作要求。各级卫生行政部门和责任单位承担因管理不力或不当行使职权的相应责任。

3. 保障安全、便民高效　健康信息涉及个人隐私,大数据挖掘应用事关社会稳定与安全,社会关注度高,保障健康信息安全、保护个人隐私是基本要求,在此基础上,推动健康信息综合开发利用,提高卫生健康系统服务群众健康的能力和管理水平。

(三) 健康信息管理的意义

1. 整合卫生资源,节约医疗成本　对于个体而言,通过各种健康信息管理的手段能够实现个人健康信息在线查阅、在线健康教育和健康相关信息的推送服务,促使人们形成健康的生活行为方式,达到主动、自我管理的个人健康管理目标;此外,通过提供准确的、全面的个人健康信息及就诊记录,有助于医生了解个人疾病史信息,为临床决策提供有力支持;有效地整合卫生信息资源,减少卫生资源浪费,降低卫生成本。对于群体来说,通过有效的管理健康信息,能够追踪某个群体的健康变化,尤其对于突发的公共事件或慢性、传染性疾病,能够获取更全面的、更深层次的信息,不仅为卫生行政部门制定相关决策提供强有力的依据,同时也为科学研究提供了宝贵的数据资源。

2. 提高健康服务水平,增强患者满意度　通过电子健康档案管理个人一生的健康信息。翔实的健康信息能为医疗工作者在诊断疾病过程中提供很多支持,不仅能够优化诊疗程序,规范医疗行为,降低误诊、漏诊,而且可以为医护人员的诊疗提供计划、安排,特别是对于慢性患者的管理。有计划的、便捷的诊疗服务对于医患双方都非常有利。有效地进行健康信息管理能够大大提高目前健康服务的效率,可以减少以往挂号、收费花费大量时间,从而使诊疗时间明显缩短,在一定程度上提高患者对就医环境的满意度,同时,有利于加强医患沟通,建立和谐医患关系。

3. 转变医疗服务模式,发展健康管理服务　随着健康信息管理的手段不断丰富,传统以疾病为中心的医疗模式也逐渐被以健康为中心、以人为中心的健康管理模式所替代。通过数字化技术为个人提供个性化的服务,从被动的有病求医,到主动的预防保健,开展无缝隙的卫生保健服务,实现以人的健康为中心、连续不断、周而复始、螺旋上升的全人全程全方位的健康管理服务。

二、健康信息管理的过程

(一) 健康信息的采集

1. 信息来源　个人健康信息主要产生于诊疗活动和健康行为中,患者去医院就诊,就会生成相应的病历资料,正常人去医院体检就会生成体检报告,接受相关卫生服务(如预防、保健、医疗、康复等)过程也会被记录,所以个人健康管理相关信息主要来源于各类卫生服务记录。

卫生服务记录的主要载体是卫生服务记录表单。卫生服务记录表单是卫生管理部门依据国家法律法规、卫生制度和技术规范的要求,用于记录服务对象的有关基本信息、健康信息以及卫生服务操作过程与结果信息的医学技术文档,具有医学效力和法律效力。

公共健康信息一部分是日常的疾病监测信息的集合,另一部分可能来源于专题健康或疾病调查记录。如当医疗机构发现传染病时,需要实时地通过传染病上报系统进行上报,最终形成国家传染病数据库。除疾病外,还有症状监测数据库、环境卫生数据库、应急指挥与决策数据库等。

2. 健康信息的采集方法 信息收集是指对事物运动过程中所产生的信息,通过一定的渠道,按照一定的程序,采用科学的方法,对真实、实用、有价值的信息进行有组织、有计划、有目的采集的全过程。

随着健康信息化的发展,健康服务的开展越来越离不开信息系统的支持,个人健康信息的采集和产生也在各健康服务相关系统中完成。患者去医院就诊时,其基础信息需录入到医院信息管理系统中,检验科检查结果由实验室信息系统采集,影像科结果由医学影像存储和传输系统采集,医生所下医嘱产生于医生工作站,这些信息通过平台再集成到电子病历中。随着物联网技术的应用,部分患者或老年人在家通过佩戴可穿戴设备可以实时采集和传输数据。个人健康档案的信息采集过程更是一个持续的,跨业务系统、跨生命周期、跨行政区域的长期过程。

自 2003 年非典事件后,国家重点建设了公共卫生信息系统,大部分公共健康信息都可以通过信息系统进行采集和传输,如国家疾病控制预防信息系统、疫情和突发事件检测系统、医疗救治信息系统、卫生监督信息系统等。近年来,越来越多的健康服务工作放到了社区,相应的也有社区卫生信息系统、妇幼保健信息系统等,这些系统一方面支持了健康服务工作的顺利展开,另一方面也对基本健康信息进行了标准化采集。

某些时候为了特定的目的,需要通过专题调查来获取资料,专题调查的方法可分为访谈法、实地观察法及问卷法。

(1)访谈法:访谈法是以谈话为主要方式来了解某人、某事、某种行为或态度的一种调查方法。即访问者通过走家访户,或通过信件或通过现代通信工具直接与被调查者进行口头交谈,从而获得信息的方式。可以是访谈者单独访问被调查者,也可以与多个调查对象进行访谈。

(2)实地观察法:实地观察法是由调查员到现场对观察对象进行直接观察、检查、测量或计数而取得资料。实地观察法主要是耳闻眼看,观察者基本上是单方面进行观察活动,被观察者不管是人还是物,都是被动处于观察者的视野中,如调查员在现场进行体检、收集标本;生长发育调查中,调查员直接对儿童进行身高、体重等的测量。本法取得的资料较为真实可靠,但所需人力、物力、财力较多。实际调查中,访谈法与实地观察法常结合使用,互相补充。

(3)问卷法:是调查者运用事先设计好的问卷向被调查者了解情况或征询意见,是一种书面调查方法。调查问卷简称问卷,实际上就是一种调查表格。问卷调查主要用于了解研究对象的基本情况、人们的行为方式、人们对某些事件的态度以及其他辅助性情况。

(二)健康信息的存储

现代信息技术下,健康信息都存储在数据库(database)中。数据库是按照数据结构来组织、存储和管理数据的仓库。随着信息技术和市场的发展,特别是 20 世纪 90 年代以后,数据管理不再仅仅是存储和管理数据,而转变成用户需要的各种数据管理的方式。数据库有很多种类型,从最简单的存储各种数据的表格到能够进行海量数据存储的大型数据库系统都在各个方面得到了广泛地应用。

当用户需要利用关系数据库管理系统管理一个部门的数据时,首先要建立关系数据模型,进而按照关系规范化的要求建立起每一个关系,即每一个数据库文件。

为了便于数据的传输和利用,部分健康信息的存储形成了标准化结构,如国家于 2009 年就公布了《电子健康档案相关卫生服务基本数据集标准》(共 32 个数据集,2 252 个数据元)和《电子病历基本架构与数据标准(试行)》两大标准,便于健康信息的进一步发展和完善。

(三)信息更新与整理

1. 数据核查 无论是机器录入还是手工录入,数据录入后,首先必须对录入的数据进行核查,以保证数据的质量。核查数据要重点保证两个方面:数据的精确性和有效性。数据的精确性是数据可用有用的前提,如果健康信息中出现数据有误,如将患者姓名写错,或药物剂量写错,那就可能致命。数据的有效性也能确保数据的有用性,"有效性"这个词与数据的取值范围的一致性有关,如人体的体温取值不可能为500,性别字段不应出现"张某"等。在信息系统中,可以通过指令检查特殊字段的有效性并当数据出现异常时及时报警。

2. 信息整理   信息的整理就是将所获取的信息资料分门别类地加以归纳,变成能说明事物的过程或整体。资料的整理一般可分为三步:

第一步是根据信息资料的性质、内容或特征进行分类。将相同或相近的资料合为一类,将相异的资料区别开来。

第二步是进行资料汇编。汇编就是按照研究的目的和要求,对分类后的资料进行汇总和编辑,使之成为能反映研究对象客观情况的系统、完整、集中、简明的材料。汇编有3项工作要做:①审核资料是否真实、准确和全面,不真实的予以淘汰,不准确的予以核实准确,不全面的补全找齐;②根据研究目的的要求和研究对象的客观情况,确定合理的逻辑结构,对资料进行初次加工;③汇编好的资料要井井有条、层次分明,能系统完整地反映研究对象的全貌。还要用简短明了的文字说明研究对象的客观情况,并注明资料来源和出处。

第三步就是进行资料分析。即运用科学的分析方法对信息资料进行分析,研究特定课题的现象、过程及内外各种联系,找出规律性的东西,构成理论框架。

3. 信息更新   健康管理过程具有连续性,健康管理信息需要不断地进行更新。健康管理信息更新本质上就是将存于各类卫生服务记录中的有关健康信息加以累积并进行分析。

(四)健康信息的利用

信息是一种战略资源和决策资源,是可以被健康管理者利用的关键资源。信息利用应贯穿健康管理的始终。健康信息包括健康相关信息(生理、心理、社会适应性、营养与环境、运动与生活方式等)、疾病相关信息、健康素质能力、健康寿命等信息。健康信息可用于服务人群健康状态的评价、健康风险的评估,疾病的预期诊断与预后判断,健康教育等健康管理服务。信息的利用包括个体和群体层面。

1. 个体层面   个人信息是指在现实生活中能够识别特定个人的一切信息,如姓名、电话号码、家庭住址、身份证号等。个人健康信息是个人信息的组成部分,是指一个人从出生到死亡的整个过程中,其健康状况的发展变化情况以及所接受的各项卫生服务记录的总和。个人健康信息的收集需要确保真实性和客观性,因此,要认真收集,客观及时地记录相关信息。

在健康管理中,对个人健康信息的收集结果可用来分析、评价其健康状况和健康危险因素,据此,制订有针对性的个人健康管理计划,提出具体的健康改善目标和健康管理指导方案,并针对健康危险因素的发展趋势进行相应的生活行为方式干预指导。还可用来进行健康管理效果的评价,如高血压、糖尿病等慢性病管理有效程度的量化评价。

2. 群体层面   健康管理者在工作中通过一定的定性与定量的调查研究方法,收集管理群体健康信息的必要资料,通过科学、客观的分析、汇总和评估,做出社区诊断,分析主要健康问题、主要危险因素、主要目标人群,为制订干预计划提供依据,为企业、机关、团体提供群体健康的指导建议和相关的健康需求参考资料,通过讲座、咨询、个别重点对象的针对性指导、服务等方式,落实有效的干预措施,达到最大的防治疾病和改善健康的效果。

群体健康信息亦可提供基础数据和结果数据,评价人群健康管理效果,如行为因素流行率、KAB改变率、患病率等,以促进健康管理工作的完善和发展。作为健康管理者,应学会充分利用个体和群体健康信息,做好准确的健康教育指导和适宜的健康干预工作。

第三节 国内外健康信息化现状

一、国外健康信息化现状

1. 美国   健康信息化始于医疗信息化,美国医疗信息化是从1996年美国国家生命与健康委员会(NCVHS)被赋予医疗信息标准化建设的新使命为开端;1996—2004 年,美国的医疗信息化处于探索阶段;根本性的转折点在 2004 年 4 月 27 日,美国布什总统发布第 13335 号总统令,明确要求 10 年内在全美实现电子病历;2009 年美国奥巴马总统发布 13507 号总统令,发布了 HITECH 法案(《卫生信息技术促进经济和临床健康法案》),将医疗信息化作为美国医疗改革的一部分;2010 年,再次签署《患者保护与平价医疗法案》,随后出台"联邦医保及联邦医助 EHR 奖励计划";2015 年在全国范围内展开医疗服务信息化建设;2016 年,美国医疗信息化本土标准制定完成。

从医疗信息化的技术现状来看,美国正在大力研发新的医疗信息化技术。近年来,Google 跟美国的医疗中心合作,为几百万名社区患者建立了电子档案,医生可以远程监控;微软也推出了一个新的医疗信息化服务平台,帮助医生、患者和患者家属实时了解患者的最新状况;英特尔推出了数字化医疗平台,通过 IT 手段帮助医生与患者建立互动;IBM 公司也在这方面有很大的努力。

2. **日本** 日本民间的医疗信息化是从 20 世纪 60 年代开始,而官方的医疗信息化是从 1995 年开始。在日本的整个医疗信息化过程中,日本医疗信息化的发展得到了政府的大力支持,并由政府积极组织研究和开发,目前的日本从小诊所到大医院都在构建电子病历。

日本将重心放在电子保健记录及远程医疗建设上。通过电子保健记录,个人可将医疗机构获取的保健信息提交给医务人员,从而减少误诊的概率;同时,基于历史诊断记录可避免不必要的检查;并且,通过处方的电子交付以及配药信息的电子化,可对处方信息或配药信息进行跟踪反馈,从而可实现更加安全、便利和高质量的医疗服务。

另一方面,针对某些区域医生短缺等医疗问题,日本推行区域性的医疗机构合作,通过远程医疗方案使偏远地区的患者在家里便可以享受到高质量的医疗服务。同时,日本政府加大了医疗机构数字化基础设施建设,使诊断更加高效,从而减轻医务工作者的负担,完善医院的经营管理。

截至 2017 年,日本规模以上的医院的电子病历普及率已经达到了 80%,不过缺点是不同医疗机构与组织的数据格式与相关医学标准没有统一,无法对各个领域的医疗数据进行联合分析。坐拥如此庞大的数据,同时随着人工智能领域的发展,日本准备应用 AI 来支持健康医疗的发展。

3. **欧洲** 近年来欧洲医疗信息化战略围绕着这些主题取得了长足发展:电子病历、通信架构和网络、标准化、安全和隐私。不过出于其他方面考虑,虽然有部分欧洲国家(瑞典、挪威、德国、丹麦、法国、冰岛、卢森堡、英国)确定将医疗信息化作为卫生领域的国家战略,但其他欧洲国家,仍处于中央政府协同卫生部和民政部等相关部门引导方针政策制订的阶段。

在英国,有超过 90% 的医生都使用计算机,而被医生应用的软件中,有 98% 主要用来对患者进行登记,94% 用来重复开处方,有 29% 用于保存全部的临床记录,14% 在办公室实现了无纸办公。这为远程医疗的实现奠定了良好的 IT 基础。截至 2017 年,英国医疗体系已经完成信息化建设,国民健康数据全部联网,并由国家进行管理,数据安全性高。

在德国,远程医疗系统自 21 世纪初就进入普及阶段。近年来各医疗系统中包括医院和各社区之间的合作通过远程医疗网络更是得到了加强。

二、我国健康信息化现状及趋势

(一) 我国健康信息化发展阶段

近十几年,在信息技术飞速发展的过程中,我国医疗健康信息化建设经历了从无到有,从局部到全局,从医疗向预防等各个业务领域不断渗透的过程,健康信息化逐渐成为医疗卫生服务体系不可或缺的部分。我国健康信息化建设具有明显的阶段性,可以将其分为四个阶段。

第一阶段始于 20 世纪 80 年代,这是健康信息化的起步阶段。此阶段的重点是基础医疗业务信息系统建设,如医院财务管理、收费管理、药品管理等,将传统业务管理模式计算机化,实现计算机技术在医疗卫生系统的广泛应用。

第二个阶段的重点是电子病历及相关业务系统建设,临床电子病历信息系统建设,如逐步推广电子病历系统、图像存储与传输系统、检验信息系统等临床信息系统。另一方面,2003 年,严重急性呼吸综合征(SARS)的暴发流行犹如一记警钟,唤起了国家对公共卫生信息化的高度重视,我国加大了公共卫生方面的信息化建设投入,如卫生应急指挥、卫生监督、妇幼保健、医疗保险等信息系统开始建设。

2009 年 4 月,《中共中央国务院关于深化医药卫生体制改革的意见》正式发布,标志着我国的健康信息化进入了以电子健康档案和电子病历为核心的区域医疗信息平台建设和协同服务为主要内容的第三个发展阶段。第三个阶段的重点是基于健康档案的区域卫生信息平台建设,主要依赖于计算机和网络技术的发展区域化卫生信息系统包括卫生政务、医疗服务、医保互通、公共卫生、网络健康教育与咨询、健康移动服务管理,实现预防保健、医疗服务和卫生管理一体化的信息化应用系统,满足居民、医疗、公卫、行政机构等需求。

2016 年 10 月 25 日,为推进健康中国建设,提高人民健康水平,中共中央、国务院印发了《"健康中国 2030"规划纲要》,2017 年,根据《"健康中国 2030"规划纲要》《国家信息化发展战略纲要》《国务院促进大数据发展行动纲要》《国务院办公厅关于促进和规范健康医疗大数据应用发展的指导意见》《"十三五"国家信息化规划》《"十三五"卫生与健康规划》等文件精神,原国家卫生计生委编制并印发了《"十三五"全国人口健康信息化发展规划》,标志着我国健康信息化进入了第四阶段,即以人口健康信息平台建设和健康医疗大数据的应用为核心的发展阶段。

(二)"健康中国 2030"规划纲要

"健康中国 2030"规划纲要是推进健康中国建设的宏伟蓝图和行动纲领,共包括八篇二十九章,其中第二十四章为建设健康信息化服务体系,给出了我国健康信息化建设的规划纲要。

1. 完善人口健康信息服务体系建设　全面建成统一权威、互联互通的人口健康信息平台,规范和推动"互联网+健康医疗"服务,创新互联网健康医疗服务模式,持续推进覆盖全生命周期的预防、治疗、康复和自主健康管理一体化的国民健康信息服务。实施健康中国云服务计划,全面建立远程医疗应用体系,发展智慧健康医疗便民惠民服务。建立人口健康信息化标准体系和安全保护机制。做好公民入伍前与退伍后个人电子健康档案军地之间接续共享。到 2030 年,实现国家省市县四级人口健康信息平台互通共享、规范应用,人人拥有规范化的电子健康档案和功能完备的健康卡,远程医疗覆盖省市县乡四级医疗卫生机构,全面实现人口健康信息规范管理和使用,满足个性化服务和精准化医疗的需求。

2. 推进健康医疗大数据应用　加强健康医疗大数据应用体系建设,推进基于区域人口健康信息平台的医疗健康大数据开放共享、深度挖掘和广泛应用。消除数据壁垒,建立跨部门跨领域密切配合、统一归口的健康医疗数据共享机制,实现公共卫生、计划生育、医疗服务、医疗保障、药品供应、综合管理等应用信息系统数据采集、集成共享和业务协同。建立和完善全国健康医疗数据资源目录体系,全面深化健康医疗大数据在行业治理、临床和科研、公共卫生、教育培训等领域的应用,培育健康医疗大数据应用新业态。加强健康医疗大数据相关法规和标准体系建设,强化国家、区域人口健康信息工程技术能力,制定分级分类分域的数据应用政策规范,推进网络可信体系建设,注重内容安全、数据安全和技术安全,加强健康医疗数据安全保障和患者隐私保护。加强互联网健康服务监管。

(三)"十三五""人口健康信息化"发展目标和主要任务

2017 年 2 月,原国家卫生计生委印发了《"十三五"全国人口健康信息化发展规划》。规划中指出人口健康信息化和健康医疗大数据是国家信息化建设及战略资源的重要内容,是深化医药卫生体制改革、建设健康中国的重要支撑。

1. 发展目标　到 2017 年,覆盖公共卫生、计划生育、医疗服务、医疗保障、药品供应、行业管理、健康服务、大数据挖掘、科技创新等全业务应用系统的人口健康信息和健康医疗大数据应用服务体系初具规模,实现国家人口健康信息平台和 32 个省级(包括新疆生产建设兵团)平台互联互通,初步实现基本医保全国联网和新农合跨省异地就医即时结算,基本形成跨部门健康医疗大数据资源共用共享的良好格局。

到 2020 年,基本建成统一权威、互联互通的人口健康信息平台,实现与人口、法人、空间地理等基础数据资源跨部门、跨区域共享,医疗、医保、医药和健康各相关领域数据融合应用取得明显成效;统筹区域布局,依托现有资源基本建成健康医疗大数据国家中心及区域中心,100 个区域临床医学数据示范中心,基本实现城乡居民拥有规范化的电子健康档案和功能完备的健康卡;加快推进健康危害因素监测信息系统和重点慢病监测信息系统建设,传染病动态监测信息系统医疗机构覆盖率达到 95%;政策法规标准体系和信息安全保障体系进一步健全,行业治理和服务能力全面提升,基于感知技术和产品的新型健康信息服务逐渐普及,覆盖全人口、全生命周期的人口健康信息服务体系基本形成,人口健康信息化和健康医疗大数据应用发展在实现人人享有基本医疗卫生服务中发挥显著作用。

2. 主要任务

(1) 夯实人口健康信息化和健康医疗大数据基础

1) 构建统一权威、互联互通的人口健康信息平台。依托国家电子政务外网,统筹公共基础设施和统一数据共享交换,合理构建标准统一、融合开放、有机对接、授权分管、安全可靠的国家、省、市、县四级人口健康信息平台,实现对全国人口健康信息的深度挖掘和统计分析,支撑人口健康管理和决策以及跨区域、跨业务领域信息共享和业务协同。推进互联互通信息标准落地应用,消除信息壁垒,畅通部门、区域、行业之间的数据共享通道,探索社会化健康医疗大数据信息互通机制,实现健康医疗大数据在平台集聚、业务事项在平台办理、政府决策依托平台支撑。

2) 有序推动人口健康信息基础资源大数据开放共享。全面推进全员人口信息数据库建设,实现全员人口信息的预警监测和动态管理,为促进人口与经济社会、资源环境全面协调可持续发展提供决策依据;全面推进电子健康档案数据库建设,不断提升公共卫生和基层医疗卫生应用服务水平,满足居民个人健康档案信息查询、增强自我健康管理能力,提高全民健康水平;全面推进电子病历数据库建设,实现以中西医电子病历为核心,依托医院信息平台实现医院内部信息资源整合,通过区域信息平台,实现居民基本健康信息和检查检验结果等医疗机构之间信息实时更新、互认共享。在已有三大数据库基础上,加强基础资源信息数据库和健康医疗大数据中心建设,逐步实现医疗机构、医护人员、应急救治、医疗设备、药品耗材、健康管理、产业发展和信息服务等健康医疗基础数据和公共信息资源的集聚整合。同时,建立统一规范的国家人口健康医疗大数据资源目录体系,按照一数一源、多元校核的原则,实现数据集中权威监督、授权分级分类分域管理,在依法加强安全保障和隐私保护的前提下,稳步推动人口健康医疗大数据资源共享开放。

3) 完善人口健康信息各类基础业务应用系统。统筹完善公共卫生、计划生育、医疗服务、医疗保障、药品供应、综合管理等信息系统,建立健全行业管理、健康服务、大数据挖掘、科技创新、文化发展、疾病防控、健康教育、妇幼健康、食品安全、血液管理、综合监督、卫生应急、药物政策、信息宣传、中医药管理等覆盖全行业、涉及健康医疗大数据全产业链的所有信息系统,基于人口健康信息平台建立数据集成、互联互通、业务协同、开放共享的业务系统,促进医疗、医保、医药信息联动,实现人口健康信息化和健康医疗大数据各类基础业务应用系统的协同共享。

4) 健全统一的人口健康信息化和健康医疗大数据标准体系。适应建设健康中国的发展需求,建立完善统一的疾病诊断编码、临床医学术语、检查检验规范、药品耗材应用编码、数据交互接口等相关标准,进一步健全涵盖数据、技术、管理、安全等方面的人口健康信息化和健康医疗大数据标准规范体系,修订完善基础资源信息、全员人口信息、电子健康档案、电子病历数据标准和技术规范,完善标准应用管理机制,推动信息标准应用发展。加强大数据质量体系建设,规范数据采集,保障数据质量,优化数据治理。推进网络可信体系建设,强化健康医疗大数据应用发展所需的数字身份管理,建设全国统一标识的医疗卫生人员、医疗卫生机构电子证照和数字认证体系,实现可信医学数字身份、电子实名认证、电子证照数据访问控制,积极推进电子签名应用,推动建立服务管理留痕可溯、诊疗数据安全运行、多方协作参与的健康医疗管理新模式。

5）强化人口健康信息化和健康医疗大数据安全防护体系建设。坚持网络安全与信息化工作同谋划、同部署、同推进、同实施，加快制定人口健康信息化和健康医疗大数据管理办法等法规政策制度，加大技术保障力度，强化信息安全管理。按照相关政策法规要求，贯彻国家信息安全等级保护制度、分级保护制度和信息安全审查制度，完善安全管理机制。制定人口健康网络与信息安全规划及健康医疗大数据安全管理办法，加快健康医疗大数据安全体系建设，制定标识赋码、科学分类、风险分级、安全审查规则，落实《卫生计生行业国产密码应用规划》，推进国产密码在安全体系中的应用。定期开展网络安全风险评估，强化容灾备份工作，完善安全保障体系和运行维护方案，提高行业整体网络安全事件监测及动态感知能力。完善涉及居民隐私的信息安全体系建设，实现信息共享与隐私保护同步发展，确保系统运行安全和信息安全。

（2）深化人口健康信息化和健康医疗大数据应用

1）促进人口健康信息化服务体系协同应用。依托区域人口健康信息平台，实现对公共卫生网底数据的规范采集、传输、存储和分析应用，加强公共卫生业务协同体系建设；以实现分级诊疗为目标，推动信息共享和服务协同；探索专科全科协同诊疗团队、家庭医生服务团队等新服务模式，加强医疗服务协同体系建设；以促进"三医联动"和信息共享为路径，加强医保业务协同体系建设；以全程监管为目标，强化药品研发、生产、流通、使用、不良反应的监测管理，加强药品管理业务协同体系建设；以落实全面两孩政策为基础，加强出生人口信息管理，跟踪研判生育水平变动态势，加强计划生育业务协同体系建设；以健康影响因素监测为抓手，加强综合监管业务协同体系建设。提升现代化医院信息治理能力，加快医院临床信息系统与管理信息系统的深度融合，逐步扩大和规范数据采集范围，保障数据质量，实现基于医院信息平台的信息系统集成与数据统一管理。鼓励各类医疗卫生机构、相关研究机构加强健康医疗大数据采集、存储，统一上报并规范接入国家健康医疗大数据中心，加强应用支撑和运维技术保障，打通数据资源共享通道，规范健康医疗大数据应用，推动健康医疗大数据资源开放共享。

2）加强健康医疗大数据行业治理应用。加强深化医药卫生体制改革评估监测，加强居民健康状况等重要数据精准统计和预测评价，有力支撑健康中国建设规划和决策。综合运用健康医疗大数据资源和信息技术手段，健全医院评价体系，推动深化公立医院改革，完善现代医院管理制度，优化医疗卫生资源布局。加强医疗机构监管，健全对医疗、药品、耗材等收入构成及变化趋势的监测机制，协同医疗服务价格、医保支付、药品招标采购、药品使用等业务信息，助推医疗、医保、医药联动改革。

3）推进健康医疗大数据临床和科研应用。依托现有资源建设一批心脑血管、肿瘤、老年病和儿科等临床医学数据示范中心，集成基因组学、蛋白质组学等国家医学大数据资源，构建临床决策支持系统。加强疑难疾病和慢性病管理等重点方面的研究，强化人口基因信息安全管理，推动精准医疗技术发展。围绕重大疾病临床用药研制、药物产业化共性关键技术等需求，建立药物副作用预测、创新药物研发数据融合共享机制，建立以基本药物为重点的药品临床综合评价体系。充分利用优势资源，优化生物医学大数据布局，依托国家临床医学研究中心和协同研究网络，系统加强临床和科研数据资源整合共享，提升医学科研及应用效能。

4）强化人口健康信息化与大数据风险预警和决策应用。利用现有的健康医疗大数据资源，采用先进的信息通信、数据融合及地理空间技术，强化突发公共卫生事件监测预警、紧急医学救援、综合指挥调度能力；以居民健康档案整合慢病管理信息，强化动态监测与监管，实现数据交换和信息共享；加强重症精神疾病患者危险行为预警评估分析，完善传染病监测预警机制，加强流行病学分析、疫情研判和疾病预防控制；推进妇幼保健与计划生育服务管理资源整合与业务协同，实现妇女、儿童全生命周期医疗保健服务跨区域动态跟踪管理；构建国家和省、市食品安全风险监测信息系统，实现食源性疾病信息的实时上报，形成网络互联、信息共享的食品安全风险监测数据库。

（3）创新人口健康信息化和健康医疗大数据发展。

1）培育健康医疗大数据发展新业态。加强数据存储清洗、挖掘应用、安全隐私保护等关键技术攻关。鼓励社会力量创新发展健康医疗大数据，促进健康医疗业务与大数据技术深度融合，加快构建健康医疗大数据产业链，大力推进健康与养老、旅游、互联网、健身休闲、食品、环保、中药等产业融合发展。发展居家健康信息服务，规范网上药店和医药物流第三方配送等服务，推动中医药养生、健康管理、健康文化等产业发展。探索推进智能健康电子产品、健康医疗移动应用等产生的数据资源规范接入人口健康信息平台。充分发挥人工智能、虚拟现实、增强现实、生物三维打印、医用机器人、可穿戴设备等先进技术和装备产品在人口健康信息化和健康医疗大数据应用发展中的引领作用，推动新产品、新技术在以全息数字人为愿景，集计算机深度学习技术、疾病预防、卫生应急、健康保健、日常护理中的应用，促进由医疗救治向健康服务转变，实现以治疗为中心向以健康为中心的转变。

2）构建"互联网+健康医疗"服务新模式。引导优质医疗资源下沉到基层、到农村、到家庭，鼓励社会力量参与，整合线上线下资源，依托健康医疗大数据，规范和促进健康医疗新模式形成发展和应用，大力推进互联网健康咨询、网上预约分诊、移动支付和检查检验结果查询、随访跟踪、健康管理等服务应用。利用新兴信息技术支持就医流程优化、人工智能辅助诊断等医疗服务模式创新，建立医院、社区、公众三者共同参与的健康管理模式，建设适应居民多层次健康需求、上下联动、衔接互补的健康医疗大数据应用服务体系，健全慢病患者、专病患者、健康亚健康人群的授权分级分类分域管理体系和规范，为建成面向全体居民、覆盖全生命周期的健康医疗大数据监控管理和疾病预防体系提供支撑。实施以远程医疗服务为核心的健康中国云服务计划，构建健康医疗大数据服务集成平台，开启远程医疗服务新模式，提供远程会诊、远程影像、病理结果、心电诊断服务，健全检查结果互认共享机制，为全体居民提供优质、便捷、高效、公平的基本医疗和健康服务提供支撑。

3）打造信息化助力分级诊疗就医新秩序。继续加强基层人口健康信息化建设，推动健康医疗大数据应用，落实基层首诊制度，支持双向转诊服务，强化社会监督，为居民提供方便可及、优质高效的服务，进一步拓展基层卫生信息系统中医学影像、远程心电、实验室检验等功能，推广基层医疗智能诊断系统，通过引入成熟度较高且适应基层医疗机构的智能诊断系统，并与基层卫生信息系统集成应用，切实提升基层服务能力和医务水平，逐步实现首诊在基层、大病去医院、康复回社区的新型医疗秩序，为推动分级诊疗制度落地奠定坚实基础。

4）推广区域人口健康信息化和大数据应用试点示范。总结"十二五"期间各地区域人口健康信息化建设成功经验，推广居民健康卡普及应用，促进和完善区域内健康医疗大数据信息共享、业务协同，创新资源集约、流程科学、服务规范的卫生计生服务模式，方便居民获得优质高效的医疗卫生服务，培养居民健康管理理念，改善看病就医感受，健全以内部管理、外部监管、绩效考核、政府补偿为核心的监管体系，形成全国整体示范效应。加大政策支持扶持力度，积极开展健康医疗大数据工程建设试点。同时，在全国选择10个设区的市和100个县开展"十市百县"区域人口健康信息化建设试点活动，及时总结试点经验，推广成功做法和实际效果。

思考题

1. 如何理解健康信息的概念？你在生活中接触过哪些健康信息？
2. 信息和健康信息的特征有哪些？
3. 健康信息有哪些类型？如何利用健康信息？
4. 现阶段我国健康信息化的任务有哪些？

（梅 挺）

第二章 健康信息管理技术基础

本章要点
1. **掌握** 物联网技术的相关概念;健康信息管理软件的功能。
2. **熟悉** 互联网操作的相关技术。
3. **了解** 移动互联技术、物联网技术、"互联网+"技术在健康信息管理中的应用。

第一节 计算机系统与健康信息管理

一、计算机系统架构

科学家冯·诺依曼提出了"存储程序结构"模型,确立了现代计算机的基本结构,后来被人们称为"冯·诺依曼体系结构"。半个多世纪以来,计算机发生了翻天覆地的变化,但在结构上基本上还是沿袭了"冯·诺依曼体系结构"。这种结构的计算机硬件系统由运算器、控制器、存储器、输入设备、输出设备五大基本构件组成(图 2-1)。各部件相互配合,共同实现基本功能。

一个完整的计算机系统是由硬件系统和软件系统组成的。

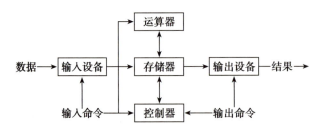

图 2-1 计算机的基本结构和五大部件之间的联系

计算机的硬件系统,是指构成计算机的所有物理设备的总和,是各类软件的运行环境。主要包括中央处理器(运算器、控制器)、存储器、外部设备等。

计算机软件系统,按功能分为系统软件和应用软件。系统软件是计算机系统的核心,管理计算机的所有硬件资源和软件的使用。包括操作系统、程序设计语言和语言处理程序、数据库管理系统等。应用软件指用户为解决某一专门的应用问题而编制的计算机程序。如文字处理、辅助教学、办公系统等。

二、健康信息管理软件功能

健康信息管理,是通过计划、组织、分析和控制手段,为用户提供相应的健康指导,使人们能够及时调整不健康的生活和工作状态,有效预防和控制疾病,提高健康水平,降低医疗支出的成本,实现个人健康维护和整个社会医疗卫生资源优化的目的而进行的有效配置。

健康信息管理系统需要结合现代化的计算机和互联网技术,系统的主要功能如下:

1. **系统用户管理**　系统用户管理是保障系统安全的重要部分,系统管理员进行用户信息管理,用户信息管理分为医生用户管理、居民用户管理、角色管理以及用户权限管理。系统管理员通过登录信息、用户角色、用户权限来实现用户管理。不同角色具有不同的系统访问权限。通过系统管理来增加系统的安全性。

2. **电子健康档案**　健康档案是居民身体生理参数信息的记录,提高健康档案的完整性以及连续性有利于掌握居民的健康状况。健康档案主要包括基本档案信息、病历档案信息、体检表信息、日常生活习惯等信息。健康档案管理为居民健康提供长期连续的档案记录。建立完善的健康档案可以为居民的健康进行评价提供可靠的参数信息,并且同时收集居民的病情发展、治疗过程及相关生活信息,为后期研究慢性病提供数据存储。

3. **疾病监测管理**　疾病监测管理主要面向的是特殊人群,主要包括老年人、妊娠期妇女以及慢性病患者,为其提供长期的生理参数信息检测以及健康随访记录,医生和居民本身能够及时了解病情发展趋势,及早发现问题和解决问题。

4. **电子药箱**　病情复杂的慢性病老年人用药知识缺乏的情况下,经常出现用药不合理的现象,盲目用药、长期服药会引发较多副作用,同时服用多种药物、不按时服药、随意加大药物服用量以及随意停药的情况,这样用药会给患者造成极大损害。针对用药需要进行长期管理,及时将患者的用药情况及用药后身体状况反馈给医生,有效帮助医生掌控用药,减少盲目用药情况发生。

5. **在线咨询**　用户对出现的疑问及病情状况,可以直接选择在线咨询,也可以通过远程视频、电话、手机 App 应用程序向医生寻求帮助,进入在线咨询会诊室,选择在线医生进行即时交流,将健康相关的状况及时反馈给医生,得到医生及时的健康指导,交流的内容可以保存到历史数据库中,方便记录和查询。同样,医生也可以根据远程监控查询用户的健康信息,发现问题,及时联系用户进行交流。针对用户的各种问题,采取在线模式、利用语音、视频模式进行交流解答。

6. **健康知识学习**　健康知识学习对象主要是中老年人、慢性病患者以及亚健康人群,系统提供健康知识与卫生保健知识学习的平台,提高社区居民自身健康保健知识,根据用户登记健康情况推送相关的健康知识,促使居民养成良好健康的生活作息习惯,提升生活质量。

三、健康信息管理软件开发

软件开发过程描述了为开发出客户需要的软件,什么人、在什么时候、做什么事以及怎样做这些事来实现某一个特定的具体目标。软件开发采用方法包括生命周期法、快速原型法和面向对象方法,主要以生命周期法使用最为常见。

生命周期法又称结构化方法,基本思想是将开发过程视为一个生命周期,分几个阶段,各阶段有明确的任务和应得到的成果。特点是强调结构化、规范化、文档化,强调在不同开发阶段中由不同的人员从事专门的工作,产生各阶段的文档,上一阶段的文档是下一阶段工作的依据。软件生命周期概括地说,由软件定义、软件开发和运行维护(也称为软件维护)3 个时期组成,每个时期又进一步划分成若干个阶段。

1. **问题定义**　问题定义阶段必须解决的就是:"要解决的问题是什么?",也就是目标要明确。通过对用户的访问调查,收集健康信息管理的相关信息,系统分析员扼要地写出关于问题性质、系统目标和系统规模的书面报告,用户确认。

2. **可行性研究**　这个阶段解决的关键问题是:"对于上一个阶段所确定的问题有行得通的解决办法吗?",系统分析员需要进行一次大大压缩和简化了的系统分析和设计过程,也就是在较抽象的高层次上进行的分析和设计过程。可行性研究是研究问题的范围,是否有可行的解决办法。

3. **需求分析**   这个阶段的任务是准确地确定"为了解决这个问题,目标系统必须做什么",主要是确定目标系统必须具备哪些功能。系统分析员在需求分析阶段必须和用户密切配合,充分交流信息,以得出经过用户确认的系统逻辑模型。通常用数据流图、数据字典和简要的算法表示系统的逻辑模型。在需求分析阶段确定的系统逻辑模型是以后设计和实现目标系统的基础,因此必须准确完整地体现用户的要求。用正式文档规格说明书准确地记录对目标系统的需求。

4. **总体设计**   这个阶段解决关键问题是:"概括地说,应该怎样实现目标系统?",总体设计又称为概要设计。设计出实现目标系统低成本、中等成本和高成本3种方案。软件工程师描述每种方案,分析每种方案的优缺点,并在充分权衡各种方案利弊的基础上,推荐一个最佳方案。制定出实现最佳方案的详细计划,设计程序的体系结构,也就是确定程序由哪些模块组成以及模块间的关系。

5. **详细设计**   此阶段的任务是把解法具体化,也就是解决:"应该怎样具体地实现这个系统"问题。这个阶段的任务是设计出程序的详细规格说明。这种规格说明的作用类似于其他工程领域中经常使用的工程蓝图,它们应该包含必要的细节,程序员可以根据它们写出实际的程序代码。详细设计也称为模块设计,在这个阶段将详细地设计每个模块,确定实现模块功能所需要的算法和数据结构。

6. **编码和单元测试**   这个阶段的关键任务是写出正确的容易理解、容易维护的程序模块。程序员应该根据目标系统的性质和实际环境,选取一种适当的高级程序设计语言,把详细设计的结果翻译成用选定的语言书写的程序,并且仔细测试编写出的每一个模块。

7. **综合测试**   这个阶段的关键任务是通过各种类型的测试(及相应的调试)使软件达到预定的要求。最基本的测试是集成测试和验收测试。为了能使系统投入正常运行,以后能够正确有效地使用这个系统,要对用户进行培训。

8. **软件维护**   维护阶段的关键任务是,通过各种必要的维护活动使系统持久地满足用户的需要。通常有4类维护活动:改正性维护、适应性维护、完善性维护、预防性维护。

在实际从事软件开发工作时,都要根据承担的软件项目不同、应该完成的任务差异等进行具体问题具体规划。

四、计算机系统在健康信息管理中的应用

随着计算机技术和网络技术的迅猛发展,计算机系统广泛应用在各个领域中,在健康信息管理行业,主要有以下几个方面的应用:

(一)电子病历

病历是患者在医院诊断治疗全过程的原始记录,它包含有首页、病程记录、检查检验结果、医嘱、手术记录、护理记录等等。电子病历(electronic medical record,EMR)也叫计算机化的病案系统或称基于计算机的患者记录,它是用电子设备保存、管理、传输和重现的数字化的患者的医疗记录,取代手写纸张病历。是医疗机构对门诊、住院患者(或保健对象)临床诊疗和指导干预的、数字化的医疗服务工作记录。

它是基于一个特定系统的电子化患者记录,该系统提供用户访问完整准确的数据、警示、提示和临床决策支持系统的能力。电子病历是信息技术和网络技术在医疗领域的必然产物,是医院病历现代化管理的必然趋势,其在临床的应用,极大地提高了医院的工作效率和医疗质量。

(二)社区卫生服务系统

社区卫生服务信息系统(community health information system,CHIS)是以居民健康档案信息为核心,以基于电子病历的社区医生工作站系统为枢纽,以全科诊疗、收费管理、药房(品)管理等为主要功能模块,满足居民健康档案管理、经济管理、监督管理和公共卫生信息服务管理等基本需求的管理系统。社区卫生服务信息系统的成功实施将使城乡社区卫生服务机构数字化、网络化,

可以更好地满足城乡社区居民的健康保健水平,有效的提升社区健康服务机构的服务质量。

（三）电子健康档案

电子健康档案(electronic health record,EHR)是人们在健康相关活动中直接形成的、具有保存备查价值的电子化历史记录,是以健康为中心,以生命为主线,是一个人从出生到死亡整个过程中健康状况的发展变化情况以及所接受各项卫生服务记录的总和,是一个连续的、综合的、个体化的健康信息记录的资料库。

（四）个人健康信息管理系统

个人健康档案(personal health record,PHR)是指由用户个人自己管理的、与个人自身健康状况密切相关的,连续的、动态的、数字化的健康数据和医疗数据。个人健康信息管理系统(personal health information management system,PHIMS)是个人档案健康的应用系统,以电子化的方式安全可靠地存储个人健康信息,让个人和被授权者在一个安全私密的环境中存取、管理、共享他们的健康信息。

（五）智慧医疗

智慧医疗(wisdom medical)是将信息技术充分应用到医疗领域中的典型案例,支持医疗、设备、药品等信息的数字化处理,跨越原有医疗系统的时空限制,实现医疗物资管理可视化、医疗过程数字化、服务沟通人性化的服务体系。智慧医疗具有全方位互联、全方位感知、全方位分析三大特点。是一个以患者信息为本的协作体系,该体系把患者的基本信息、各种健康信息、医疗服务等相关信息整合在一起,以期达到诊疗精确化、成本集约化和就诊便捷化,最终实现疾病有效预防,达到全面健康水平。同时智慧医疗也是一个建立在信息丰富万众的基础上,跨部门、面向患者的信息体系,它让一切有用的信息"活"起来,医疗机构可以提高管理效率、优化服务流程;医务人员可以提升诊疗水平和工作效率;患者可以更加便捷高效地就诊,随时随地了解自己的电子健康信息;药品和医疗器械供应链中的供应商、物流企业可以准确地掌握医疗机构的库存信息,提前部署配送,节约双方的仓储成本;保险公司可根据患者个体和人群的疾病谱变化情况,有效地、有针对性地提供保险服务,从而促进流程发展,使整个社会的医疗资源得到充分、合理利用。

第二节　网络及互联网技术

一、网络基础

（一）网络基础知识

1. 计算机网络的定义、功能及拓扑结构　　计算机网络,是指将地理位置不同,具有独立功能的多台计算机及其外部设备,通过通信线路连接起来,在网络系统软件和通信协议的管理协调下,实现资源共享和信息传递的计算机设备的集合。

计算机网络的功能是实现计算机之间的资源共享、网络通信和对计算机的集中管理。除此之外还有负荷均衡、分布处理和提高系统安全与可靠性等功能。

计算机网络的拓扑结构是计算机网络上各结点和通信链路所构成的几何形状。拓扑结构影响着整个网络的设计、功能、可靠性和通信费用等多项性能,是决定网络性能优劣的重要因素之一,常用的拓扑结构有总线型结构、星型结构、环型结构、树型结构、混合型结构。

2. 计算机网络的分类　　依据不同的分类原则,其分类方法如下:

按网络所覆盖的地理范围的不同,计算机网络可分为局域网(local area network,LAN)、城域网(metropolitan area network,MAN)、广域网(wide area network,WAN)。

按照网络传输介质不同,计算机网络可分为有线网(wired network)和无线网(wireless network)。

还可以按照拓扑结构和功能作用进行划分。

3. 计算机网络的系统组成   计算机网络系统是一个集计算机硬件设备、通信设施、软件系统及数据处理能力为一体的,能够实现资源共享的现代化综合服务系统。计算机网络系统包括硬件系统和软件系统。

硬件系统   是计算机网络的基础。硬件系统由计算机、通信设备、连接设备及辅助设备组成。主要包括服务器、工作站、网络适配器、调制解调器、集线器、网桥、路由器等。

软件系统   按其功能可以划分为数据通信软件、网络操作系统和网络应用软件。数据通信软件是指按着网络协议的要求,完成通信功能的软件。网络操作系统是指能够控制和管理网络资源的软件。常用的网络操作系统有:Netware、Windows NT、Unix 和 Linux 系统等。网络应用软件是指网络能够为用户提供各种服务的软件。如浏览器、远程登录软件、电子邮件等。

网络传输介质   是指在网络中传输信息的载体,常用的传输介质分为有线传输介质和无线传输介质两大类。不同的传输介质,特性不同,对网络中数据通信质量和通信速度有较大影响。有线传输介质包括双绞线、同轴电缆、光纤等。无线传输介质包括无线电波、微波、红外线、激光、卫星通信等。

(二) Internet

Internet 是由为数众多的网络互联而成的全球最大的开放式计算机网络。它是资源、服务和信息的网络。Internet 是从 20 世纪 60 年代末开始发展起来的,前身是 ARPAnet,美国国防部高级研究计划署(DARPA)于 1969 年开展的一项实验性计划,目的是研究坚固、可靠、并独立于各生产厂商的计算机网络,达到保密效果,这些相关的技术现在被称为 Internet 技术。开始只有 4 个节点,一直迅猛发展到今天的规模。

1. TCP/IP 协议   Internet 采用的是传输控制协议/互联网络协议(transmission control protocol/internet protocol,TCP/IP),是一组不同的协议组合在一起构成的协议族。包括 IP 网络层协议,TCP 运输层协议,Telnet 远程登录协议,FTP 文件传输协议,SMTP 简单邮件传送协议,SNMP 简单网络治理协议等。

2. IP 地址   Internet 上的每一个网络设备都有唯一的标识,即 IP(internet protocol)地址。IP 地址分为 IPv4 与 IPv6 两个版本。

在一个网络内部,IP 地址的分配有两种方法:静态分配和动态分配。静态分配是指预先给每台网络设备分配一个固定的 IP 地址;动态分配是指在网络设备启动网络功能时向某一台管理机申请 IP 地址。

3. Internet 域名   以数字形式表示的 IP 地址很难记忆,为了便于记忆,使用直观而明了的、由字符串组成的、有规律的、容易记忆的域名来帮助记忆。域名(domain name,DN),又称主机识别符或主机名,是一种更高级的地址形式。TCP/IP 采用分层命名域名,使整个域名空间成为一个倒立的分层树形结构,每个结点上都有一个名字。Internet 的域名系统是一个分布式数据库系统,它的功能是实现 IP 地址和域名之间的转换(域名服务)。

4. 统一资源定位服务   WWW 系统使用统一资源定位器(uniform resource locator,URL),使客户程序能找到位于整个 Internet 范围的某个信息资源。URL 由 3 部分组成:协议、存放资源的主机域名及资源的路径名和文件名。例如:

http://www.jzmu.edu.cn/xxyw/n4855.html

协议为 http,主机域名为 www.jzmu.edu.cn,路径名 xxyw,文件名 n4855.html。URL 激活资源文件名时,表示将定位于 Web 主页。

5. 文件传送服务 FTP   文件传输协议(file transfer protocol,FTP)允许用户在计算机之间传送文件,并且文件的类型不限。FTP 是一种实时的联机服务,在工作前必须先登录到对方的计算机上,登录后才能进行文件传送的有关操作。

Note

用户从授权的异地计算机向本地计算机传输文件时,称为下载;而把本地文件传输到其他计算机上称为上传。

二、移动互联技术

随着社会的不断发展,互联网逐渐成为人们生活中的重要部分。国家统计局公布的数据显示,2017 年我国互联网普及率达到 55.8%,互联网上网人数达 7.72 亿人。随着宽带无线接入技术和移动终端技术的飞速发展,人们迫切希望能够随时随地乃至在移动过程中都能方便地从互联网获取信息和服务,移动互联网应运而生并迅猛发展,2009 年我国开始实施 3G 通信,移动互联技术开始迅速发展,2017 年手机上网人数为 7.53 亿人。移动互联网接入流量达 246 亿 G。

(一)相关概念

移动互联技术是在互联网基础上,与移动终端结合的开放共享的技术,实现了移动通信与互联网技术的结合。是指互联网的技术、平台、商业模式和应用与移动通信技术结合并实践的活动的总称。

移动互联网(mobile internet,简称 MI),是通过移动互联技术,移动终端和互联网融合的产物,继承了移动随时随地随身和互联网分享、开放、互动的优势,是整合二者优势的"升级版本",即运营商提供无线接入,互联网企业提供各种成熟的应用。

(二)移动互联主要技术

移动互联技术主要有两方面,一方面是网络平台技术,另一方面称为应用服务平台技术。网络服务平台技术是连接移动互联网络和移动终端的技术,主要包括 Wi-Fi、NFC、蓝牙、2G、3G、4G、5G 等;应用服务平台技术是应用商通过各种协议把应用提供给移动网络终端的技术,主要包括云计算技术、Android、IOS、HTML 等技术。

1. **5G 技术**　第五代移动通信技术(5-generation,5G),5G 号称速率可达到一秒钟 1G～10G,网络传输要满足这个速率,就需要达到上百上千 G。比现在的 4G 的峰值下载数据几百 M 要快上 10 多倍。技术上通过毫米波、小基站、Massive MIMO、全双工以及波束成形这五种形式实现。未来 5G 网络的传输速率可达 10Gbps,这意味着手机用户在不到一秒时间内即可完成一部高清电影的下载。5G 网络的主要目标是让终端用户始终处于联网状态。国内研究团队,主要是华为科技、中国移动通信集团。华为在 2016 年 11 月 17 日举行的一场 3GPP RAN1 87 次会议的 5G 短码讨论方案中,凭借 59 家代表的支持,以极化码(Polar Code)战胜了高通主推的 LDPC 及法国的 Turbo2.0 方案,拿下 5G 时代的话语权。2016—2018 年,中国开始 5G 技术研发试验,分为 5G 关键技术试验、5G 技术方案验证和 5G 系统验证三个阶段实施。2018 年 4 月 23 日,重庆首张 5G 试验网正式开通,将推动 5G 产品走向成熟,标志着重庆 5G 网络商用化之路正式起步。2018 年 8 月 13 日,北京联通正式发布了"5G NEXT"计划,北京市首批 5G 站点同步正式启动,这标志着 5G 移动通信网络开始在北京搭建,首都正迈进 5G 时代。

2. **Android 技术**　Android 是基于 Linux 开放性内核的手机操作系统,最初是由 Android 公司开发,2005 年被谷歌收购。Android 自其上市以来就受到客户群体的欢迎,其中在 2011 年的时候就在市场份额的占有率中占有绝对优势,击败诺基亚的"塞班"系统成为领头羊。目前,已经成为主流手机操作系统,并占有持续性优势。在系统的使用中,目前已经走向了各种智能领域,包括了智能手机、智能电视以及平板电脑等。

Android 平台的开放性,使开发人员对这种开放的源码进行不断丰富和完善,并通过大家的努力,逐渐形成了市场规范。具有多兼容性,涉及了手机、平板以及电视等诸多领域,确保了 Android 系统的市场占有率。应用程序的多样性,应用商和开发团队基于 Android 平台开发各式各样功能的应用程序,这大大丰富了 Android 系统智能终端的软件群,能够满足用户各方面的需求。

（三）移动互联技术应用

现实中存在看病难、看病贵等难题，业内人士认为，移动医疗+互联网有望从根本上改善这一医疗生态。具体来讲，互联网将优化传统的诊疗模式，为患者提供一条龙的健康管理服务。在传统的医患模式中，患者普遍存在事前缺乏预防、事中体验差、事后无服务的现象。而通过互联网医疗，患者有望从移动医疗数据端监测自身健康数据，做好事前防范；在诊疗服务中，依靠移动医疗实现网上挂号、询诊、购买、支付，节约时间和经济成本，提升事中体验；并依靠互联网在事后与医生沟通。

百度、阿里、腾讯先后出手互联网医疗产业，形成了巨大的产业布局网，他们利用各自优势，通过不同途径实现着改变传统医疗行业模式的梦想。

三、物联网技术

（一）概念提出

物联网（the internet of things，IOT）的基本思想在 20 世纪 90 年代末比尔·盖茨的《未来之路》一书中曾经提及。其概念的真正提出，是在 1999 年由美国麻省理工学院自动识别中心（Auto-ID Labs）的凯文·阿什顿（Kevin Ashton）提出。阿什顿将其定义为：物联网是以网络无线射频识别（RFID）等通信感知类技术为依托，将约定的通信协议与互联网相结合，实现物品信息的智能化识别和管理，从而互联形成网络的技术模式。凯文·阿什顿被人们称为"物联网之父"。

2005 年，国际电信联盟正式确定了"物联网"的概念，对物联网的涵义进行了扩展，即信息与通信技术的目标已经从任何时间、任何地点连接任何人，发展到连接任何物品的阶段，而万物的连接就形成了物联网。并归纳了物联网的技术、特征、未来挑战与市场机遇等。

国内通用定义为：物联网是通过射频识别（RFID）、红外感应器、全球定位系统（GPS）、激光扫描器、环境传感器、图像感知器等信息传感设备，按约定的协议，把任何物品与互联网连接起来，进行信息交换和通信，以实现智能化识别、定位、跟踪、监控和管理的一种网络。

（二）物联网的特征

1. **全面感知**　物联网的感知层通过 RFID、二维码、传感器等技术能够在任何时间、任何地点采集物体的动态信息。

2. **可靠传输**　感知到的各类信息可通过物联网的网络层实时可靠的传送。

3. **智能处理**　物联网的应用层利用计算机相关技术，对海量的数据及时进行智能化处理，真正达到物品与物品（thing to thing，T2T），人与物品（human to thing，H2T），人与人（human to human，H2H）的沟通。

（三）物联网技术

物联网是随着信息技术的不断发展而产生的，代表了未来智能化、自动化的发展方向。物联网是指能够全面实现人与物、物与物、人与人之间的互联。为了达成这一目标实现万物互联的物联网所采用的技术手段，称之为物联网技术。物联网技术涉及多领域、多需求、多技术形态。技术主要可以分为如下四类体系：

1. **计算与服务技术**　这是物联网的最终价值和核心支撑。物联网下"万物皆数据"所带来的海量信息，要求研究者们能够采用高效的信息计算技术实现数据融合、清洗、存储、计算以及挖掘等功能，同时能以应用为导向，针对不同行业、不同情境提供不同的服务计算。目前计算与服务技术中更多是利用云计算强大的资源存储和计算能力来为海量信息的分析利用提供技术支持。

2. **网络与通信技术**　物联网在以 IPv6 协议为核心的基础网络服务基础上，结合多种物与物相连的通信手段来实现数据的联通。在物联网技术中，多样化的数据接入手段和通信网络体系保证了物联网系统中信息的准确和安全传递。

3. **感知与标识技术**　感知与标识技术主要完成对现实世界中各类信息的采集，实现对物理世界的数字化，从而使得世间万物能够被感知、被识别、被计算。目前常用的感知与标识技术主要有传感器技术、RFID 技术以及二维码等。传感器主要能将现实世界的各种物体信号经过电路模块转化为电信号,从而使得这些数据能够被计算机进行计算和分析;RFID 和二维码主要是一种标识技术,它们通过为物联网世界中的每一个对象标定独属"ID",而使这些对象能够被察觉和标识。目前越来越多的研究者也在努力,试图通过各类传感器和 RFID 等身份标识技术来采集更多现实世界原本无法被感知到的数据。

4. **管理与支撑技术**　该技术主要是为了保证物联网系统的正常工作,通过测量分析、网络管理以及安全保障等手段保障物联网系统正常运转,提高物联网系统的信息安全性。

四、"互联网+"技术

(一)概念提出

国内"互联网+"理念的首次提出,是易观国际董事长于扬在 2012 年第五届易观博览会上的发言。他认为"'互联网+'公式可以与各个行业融合,应用于各行各业的产品和服务。它是一种化学公式,将我们的一个思路延伸,从而找到若干这样的想法"。接着,腾讯 CEO 马化腾作为人大代表在 2015 年全国两会上提交了《关于以"互联网+"为驱动,推进我国经济社会创新发展的建议》的议案。他提出,"互联网+"是将以互联网为主导的信息通信技术与包括传统行业、新兴产业在内的各行各业相结合,是互联网与传统领域深度融合创造出来的新生业态。

2015 年 3 月 5 日十二届全国人大三次会议上,李克强总理在政府工作报告中首次提出"互联网+"行动计划。"互联网+"是把互联网的创新成果与经济社会各领域深度融合,推动技术进步、效率提升和组织变革,提升实体经济创新力和生产力,形成更广泛的以互联网为基础设施和创新要素的经济社会发展新形态。"

互联网仅仅是基础设施,是某一行业的效率提升器。"+"可以理解为思维、技术、理念等。"+"的含义可以分成两层,一是通过连接互联网和新兴的技术(大数据、云计算、物联网、移动互联网),使原有的传统行业更新升级,焕发新的形态和形式,形成新的发展形态。电子商务平台是"互联网+"在流通领域典型运用代表,即互联网为传统企业在商贸流通领域搭建起沟通平台,进而实现企业的商业目标。二是传统的行业与互联网相关信息技术、理念融合,但没有发展成新的产物形态,是借助信息技术和互联网思维实现了自己的加速发展,用网络和技术、思维促进自身不断前行,是从慢到快,从落后到先进不断完善的过程。

"互联网+"的本质是实现传统产业的在线化、数据化、现代化,实现产业升级或产生新的产业链。具有跨界融合、创新驱动、重塑结构、以人为本、开放生态、连接一切的特征。

(二)"互联网+"应用

1. **金融**　2014 年,互联网银行落地,标志着"互联网+金融"融合进入了新阶段。2015 年 1 月 18 日,腾讯作为大股东的深圳前海微众银行试营业,并于 4 月 18 日正式对外营业,成为国内首家互联网民营银行。微众银行的互联网模式大大降低了金融交易成本,节省了有形的网点建设和管理安全等庞大的成本、节省了大量人力成本、节约了客户去银行网点的时间成本、大大提高了银行业务处理的效率。

2. **医疗**　"互联网+医疗"是指以互联网为依托、以信息技术为手段,与传统医疗卫生服务深度融合而形成的一种新型医疗卫生服务业态的总称。"互联网+医疗"可在医疗服务、公共卫生、医疗保障、药物管理、个人健康、医学决策管理等医疗卫生各个领域,包括远程医学诊疗、线上医疗支付、在线疾病风险评估和健康信息咨询、网上就诊预约、检验报告查询、电子处方、药品配送、在线健康监测、慢病管理、康复指导、基因检测等多种医疗服务形式进行创新融合,以及通过创新云医院、网络医院等提供医疗健康相关服务。由此可见,"互联网+医疗"代表着医疗服务领域新的发展方向,有利于解决我国医疗资源分配不均衡和人民日益增长的健康需求之间的矛盾;有利于居民及时、快速、方便地获得医疗健康服务;有利于建立基层首诊、双向转诊、急慢分治、上下联动的分级诊疗模式,引导优质的医疗资源向基层下沉,实现"小病在基层,大病到医院,康复回社区"的就医新格局。

3. **教育**　"互联网+教育"是互联网和教育的深度融合,不单把互联网看作在教育中使用的一种技术手段,更多的是利用"互联网+"带来的新思维、新理念来改善教育的形态,使教育发生质变,可以更好地培养学生,促进教育的发展。

第三节　数据库与数据挖掘

一、数据库技术

数据库技术是信息系统的一个核心技术。

(一)数据库的基本概念

1. **数据**　所谓数据(data)就是描述事物的符号。人们通过数据来认识世界、交流信息。

2. **数据库**　数据库(database,DB),是数据和数据库对象的集合。数据库中的数据有"集成"和"共享"的特点。数据库可以集中各种应用的数据,并对其进行统一的构造与存储,使它们能够被不同的应用程序引用。

3. **数据库管理系统**　数据库管理系统(database management system,DBMS),是用于管理数据的计算机系统软件。数据库管理系统使用户能方便地定义和操纵数据,维护与组织数据的安全性和完整性,以及进行多用户下的并发控制和恢复数据库。

4. **数据库系统**　数据库系统(database system,DBS),狭义地讲是由数据库、数据库管理系统和用户构成的;广义地讲是由计算机硬件、操作系统、数据库管理系统以及在它支持下建立起来的数据库、应用程序、用户和维护人员组成的一个整体。数据库系统具有集成性、高共享性、低冗余性、独立性、统一管理与控制的特点。

(二)数据模型

1. **概念数据模型**　概念数据模型是用以提供信息表示和操作手段的形式构架,是客观世界实体及其联系的数据抽象和描述。反映的是数据与数据之间的联系。由数据结构、数据操作、数据约束三部分组成。最典型的概念模型是 E-R 图(entity-relationship)模型。

2. **逻辑数据模型**　利用数据库技术进行数据处理时,还应该将概念模型转换成逻辑模型,使数据可以在数据库中进行表示。数据模型决定了数据库中数据之间联系的表达方式,目前被广泛使用的数据库逻辑模型有层次模型、网状模型和关系模型 3 种。关系模型是将数据组织成二维表的形式,并通过一张二维表来描述实体的属性,描述实体间联系的数据模型。

二、数据分析与数据挖掘

(一)数据分析

1. **相关概念**　数据分析(data analysis),是指用适当的统计分析方法对收集来的大量数据进行分析,提取有用信息和形成结论而对数据加以详细研究和概括总结的过程。目的是最大化地开发数据的功能,在实际应用中,数据分析可帮助人们作出判断,以便采取适当行动。数据来源包括搜索引擎蜘蛛抓取数据、网站基本数据、网站的 HTTP 响应数据等。

数据分析的数学基础在 20 世纪早期就已确立,但直到计算机的出现才使得实际操作成为可能,并使得数据分析得以推广。数据分析是数学与计算机科学相结合的产物。

数据分析主要包含简单数学运算、统计、快速傅里叶变换、平滑和滤波、基线和峰值分析等分析内容。

Excel 是最常用的分析工具,可以实现基本的分析工作,在商业智能领域有 Cognos、Style Intelligence、Brio、BO、Oracle、大数据魔镜、finebi 等软件,都可以进行数据分析工作。

在统计学领域,有些人将数据分析划分为描述性统计分析、探索性数据分析以及验证性数据分析;其中,探索性数据分析侧重于在数据之中发现新的特征,而验证性数据分析则侧重于已有假设的证实或证伪。

2. 分析方法　数据分析的方法主要分为两大类,一类是列表法,一类是作图法:

（1）列表法:将实验数据按一定规律用列表方式表达出来是记录和处理实验数据最常用的方法。表格的设计要求对应关系清楚、简单明了、有利于发现相关量之间的物理关系。

（2）作图法:作图法可以醒目地表达物理量间的变化关系。从图线上还可以简便求出实验需要的某些结果,读出没有进行观测的对应点或在一定条件下从图线的延伸部分读到测量范围以外的对应点。此外,还可以把某些复杂的函数关系,通过一定的变换用直线图表示出来。

数据分析过程的主要活动由识别信息需求、数据收集、数据整理、分析数据、评价改进组成。

（二）数据挖掘

1. 相关概念　近年来,大量数据的广泛使用,并且迫切需要将这些数据转换成有用的信息和知识,所以诞生了数据挖掘(data mining)的概念,它泛指半自动地分析大型数据库以发现有用模式的处理过程。类似于人工智能里的知识发现(也叫机器学习)或统计分析,数据挖掘试图从数据中发现规则和模式。然而,数据挖掘与机器学习和统计的不同在于,它处理主要存储在磁盘上的大量数据。也就是说,数据挖掘处理"数据库中的知识发现"。

数据挖掘与计算机科学有关,并通过统计、在线分析处理、情报检索、机器学习、专家系统(依靠过去的经验法则)和模式识别等诸多方法来实现上述目标。

数据挖掘的任务有关联分析、聚类分析、分类分析、异常分析、特异群组分析和演变分析等。主要应用在统计、情报检索、模式识别、零售业、制造业、财务金融保险、通信业以及医疗服务等领域。

2. 数据挖掘的功能　通过对大数据高度自动化地分析,做出归纳性的推理,从中挖掘出潜在的模式,可以帮助企业、商家、用户调整市场政策、减少风险、理性面对市场,并做出正确的决策。

数据挖掘的功能可分为三大类:分类区隔类、推算预测类、序列规则类。功能最广泛的应用是那些需要某种形式的预测的应用和寻找关联的应用。

3. 数据挖掘的步骤和方法　数据挖掘的步骤包括确定业务对象、数据准备(数据的选择、数据的预处理、数据的转换)、数据挖掘、结果分析、知识的同化等过程。

数据挖掘常用的方法有分类、回归分析、聚类、关联规则、神经网络方法、Web 数据挖掘等。这些方法从不同的角度对数据进行挖掘。

三、大数据与云计算技术

大数据是继物联网之后 IT 产业又一次颠覆性的技术变革,核心在于为客户从数据中挖掘出有价值的信息,并不是软硬件简单的堆砌。而云计算的核心是数据,云计算技术就是能实现海量、多类型、高负载、高性能、低成本需求的数据管理技术。

（一）大数据

1. 相关概念　大数据(big data),全球知名的咨询公司麦肯锡首次提出了"大数据"时代,它将"大数据"定义为一种特定的数据集合,其特点为无法利用传统的数据库软件工具在一定时间内进行处理时候,在使用的过程中,通过一种创新的数据处理模式才能获得更高价值的具有数据量巨大、高速增长和多样化等特点的信息资产。

大数据中隐含着未知的价值,而价值的发现需要依赖相应的大数据技术。从各种各样的数据中,快速地获得有价值信息的能力就是大数据技术。

大数据的来源非常广泛,如信息管理系统、网络信息系统、物联网系统、科学实验系统,等等。大数据分析采用的工具主要有 Hadoop、Spark、Storm、Apache Drill 等软件。

大数据的数据类型包括结构化数据、半结构化数据和非结构化数据,这三种类型可能同时并存,只是在不同场合会以其中一种结构为主导。

大数据具有四"V"一"O"的基本特征,即数据量巨大(volume)、数据多样化(variety)、价值密度化(value)、时效性高(velocity)、数据在线性(on-line)。

2. 大数据分析的主要技术

(1) 深度学习:深度学习是一种能够模拟出人脑的神经结构的机器学习方式,从而能够让计算机具有人一样的智慧。利用层次化的架构学习出对象在不同层次上的表达,这种层次化的表达可以帮助解决更加复杂抽象的问题。让计算机模仿人脑的机制来分析数据,建立类似人脑的神经网络进行机器学习,从而实现对数据有效的表达、解释和学习,深度学习具有广阔的应用前景。非常著名的谷歌阿尔法围棋(AlphaGo),简称阿尔法狗,主要工作原理是"深度学习",赢了很多世界冠军,德国用深度学习算法让人工智能系统学习绘画,都是最好的例子。

(2) 知识计算:知识计算是从大数据中首先获得有价值的知识,并对其进一步的计算和分析的过程。也就是要对数据进行高端的分析,需要从大数据中先抽取出有价值的知识,并把它构建成可支持查询、分析与计算的知识库。知识计算包括属性计算、关系计算、实例计算等。目前,世界各个组织建立的知识库多达 50 多种,维基百科的 DBpedia、Omega,谷歌的 Knowledge Vault,中国科学院计算技术研究所的 OpenKN 等,这些知识库必将使知识计算发挥更大的作用。

(二) 云计算

1. 云计算的概念　"云"概念最早诞生于互联网,随着其发展云技术在各行各业得到运用。"云"是一个比喻的说法,一般是后端,难以看见,这让人产生虚无之感,因此被称为"云"。云计算(cloud computing)的产生就是在当今数据存储量爆发,资源分配不当等问题的大背景下提出的。

云计算是通过网络提供可伸缩的、廉价的分布式计算能力。其代表了以虚拟化技术为核心、以低成本为目标的动态可扩展网络应用基础设施,是最具代表性的网络计算技术模式。美国国家标准与技术研究所(NIST)定义云计算是一种用于对可配置共享资源池(网络、服务器、存储、应用和服务),通过网络方便的、按需获取的模型,它以最少的管理代价或以最少的服务商参与,快速的部署与发布。

通过云计算,用户可以根据其业务负载快速申请或释放资源,并以按需支付的方式对所使用的资源付费,在提高服务质量的同时降低运维成本。云计算就是分布式计算、互联网技术、大规模资源管理等技术的融合与发展。

云计算按照资源交付的范围,分为公有云、私有云、混合云。

云计算是计算机技术和网络技术发展融合的产物,是动态的、易扩展且被虚拟化的计算资源通过互联网提供的一种服务。云计算的核心思想是将大量用网络连接的计算资源进行统一管理和调度,构成一个计算资源池,根据用户需求提供服务。云计算具有资源泛化、泛在接入、弹性服务、高扩展性、高可靠性的特征。

2. 云计算与大数据的关系　云计算是大数据分析与处理的一种重要方法,云计算是计算方法,大数据是计算对象。如果数据是财富,大数据就是宝藏,云计算就是挖掘和利用宝藏的利器。云计算与大数据相辅相成、密不可分。

云计算以大数据为中心,以虚拟化技术手段来整合服务器、网络、存储等各种资源,形成资源池并实现对物理设备集中管理、动态分配和按需使用。借助云计算的力量,可以实现对大数据的统一管理、高效流通和实时分析,挖掘大数据的价值,发挥大数据的意义。

云计算为大数据提供了有效的工具和方法,通过云计算可以高效、低成本的计算分析大数据的相关性,快速找到共性规律,促使人们对客观规律的认识。

3. 云计算核心技术　云计算可以分为两种不同的技术方法。第一种是分布式计算与存储的技术,以 MapReduce 为代表。第二种是将集中的资源分割后分散使用的技术,即实现资源集约与分配的技术,主要有两类,一类是虚拟化技术,包括对计算资源、网络资源、存储等的虚拟化;另一类是各种资源的精细化管理技术。

虚拟化与资源池化技术是云计算技术的核心,是可以将各种计算及存储资源充分整合和高效利用的关键技术。它们可以通过虚拟化手段将系统中各种异构的硬件资源转换成灵活统一的虚拟资源池,进而形成云计算基础设施,为上层云计算平台和云服务提供相应的支撑。

四、区块链技术

(一)概念提出

区块链技术诞生于 2005 年,从最开始中本聪先生开发的比特币加密到数字资产与智能合约再到区块链大社会化,在证券交易、电子商务、物联网、社交通信、身份验证等科学、医疗、教育以及人工智能多个领域都有广泛的应用。

区块链(blockchain)是比特币的一个重要概念,它本质上是一个去中介化的数据库,同时作为比特币的底层技术,是一串使用密码学方法相关联产生的数据块,每一个数据块中包含了一次比特币网络交易的信息,用于验证其信息的有效性(防伪)和生成下一个区块。简单来说,区块链是一种按照时间顺序将数据区块以顺序相连的方式组合成的一种链式数据结构,并以密码学方式保证的不可篡改和不可伪造的分布式账本。

我国工信部指导发布的《中国区块链技术和应用发展白皮书 2016》这样解释区块链:"广义来讲,区块链技术是利用块链式数据结构来验证与存储数据、利用分布式节点共识算法来生成和更新数据、利用密码学的方式保证数据传输和访问的安全、利用由自动化脚本代码组成的智能合约来编程和操作数据的一种全新的分布式基础架构与计算范式。"。

区块链的工作原理并不复杂,网络上的所有节点共同维护一个区块链账本,这个账本在所有的节点上都会存储,网络上的节点进行两种工作,一项是将自己的交易信息广播向网络中所有的节点,请求节点认证,然后写入区块,网络中的节点会计算网络中广播的交易,一项交易如果被网络中大多数节点认证通过(通常情况下是一半以上),则认为此交易是安全可行的交易,即将写入区块;另一项工作是网络中的节点共同计算一个问题,首先算出问题的节点拥有区块的记账权,负责收集此段时间内网络中的交易,将交易写入区块,然后将区块连接在区块链的尾部。通过这样的操作保证区块上的交易被网络集体验证,以此来保证本网络上交易都是安全可信的。

根据区块链在区域运行的授权特性将其分类为公有区块链、联盟(行业)区块链和私有区块链。

(二)区块链结构

区块是区块链的基本组成单位,通常用来存储交易记录。区块之间相互链接形成一条完整的区块链,每一个区块链都有一个创世区块,这是一个特殊的不包含上一区块哈希值的区块,代表区块链的开端。每个区块都含有指向前一区块的地址,即区块哈希值,区块之间的链接通过哈希值完成。每个区块都由两部分构成,区块头和区块体。区块头中存储了这个区块的基本信息,包含版本号、父哈希值、本区块哈希值、时间戳、Merkle 树根值等信息,是一个固定大小(比特币中每个区块头占 80 字节)。而区块体中包含了这个区块中的交易数量和交易详情两部分,大小不固定。

区块之间的链接通过哈希值来完成。本区块可以通过上一区块的地址链接到上一区块,以此类推,即可建立一条完整的数据链条。区块链具有链式数据结构、分布式节点、去中介化、安全可靠性、溯源性、开放性的特征。

(三)区块链核心技术

1. 哈希算法 哈希算法是区块链模型中最基础的组成技术,功能是可以将任意长度的输入值运算为指定长度的二进制值,输出的二进制值便是哈希值(也称为散列值)。哈希算法是具有很高安全性的加密算法,它的单向性,即由哈希结果几乎无法反推到原来的输入数据,保证了交易数据的不可篡改。它的随机性,对于输入端即使仅相差一个字节,运算后也会产生显著不同的输出值。

2. Merkle 树数据结构 Merkle 树是一种基于哈希数据构建的树状数据结构,一般为二叉树,区块链的底层数据均为二叉树,运算到最后生成唯一的"Merkle 根"。这样不仅可以溯源,还可在存储数据量较大时明显地降低所需验证时间。

3. 时间戳 区块链系统的设计初衷中有一项需要解决的问题是电子交易中的重复支付问

题,区块链系统给每一笔交易加上时间戳,以此证明其唯一性,如果同一笔资金再次出现在其他交易时就会报错。其次,每一个区块的区块头也会有自身的时间戳,有助于形成一个按照时间顺序发展的正确链表。

4. 分布式账本 就是交易记账由分布在不同地方的多个节点共同完成,而且每一个节点都记录的是完整的账目,因此它们都可以参与监督交易合法性,同时也可以共同为其作证。从而避免了单一记账人被控制或者被贿赂而记假账的可能性。另一方面,由于记账节点足够多,账目不会丢失,从而保证了账目数据的安全性。

5. 非对称加密技术 由于采用这一方案时在加密和解密过程中需要分别使用公钥和私钥两个非对称的密码,即如果使用其中任何一个密钥加密,则只能使用另一个密钥才能进行解密,这使得在代币交易中可以保证交易信息的私密性。

6. 共识机制 就是所有记账节点之间怎样达成共识,去认定一个记录的有效性,这既是认定的手段,也是防止篡改的手段。区块链提出了四种不同的共识机制,适用于不同的应用场景,在效率和安全性之间取得平衡。

7. 智能合约 是区块链技术一项非常重要的应用,其整个流程是签约各方就内容达成一致后封装合约的触发规则、转换规则等信息并部署在区块链上,当满足触发规则时系统将自动执行合约,这一过程不需要依赖任何中心机构的参与。智能合约的应用对于区块链系统而言是一项重要的创新,它提升了区块链技术去中介的优势,也赋予了区块链系统在更多复杂的金融交易和社会管理事务中应用的可能。

(四)区块链应用

1. 物流供应链 通过区块链各方可以获得一个透明可靠的统一信息平台,可以实时查看状态,降低物流成本,追溯物品的生产和运送整个过程,从而提高供应链管理的效率。当发生纠纷时,举证和追查也变得更加清晰和容易。该领域被认为是区块链一个很有前景的应用方向。

2. 教育行业 2018年4月,一群来自牛津大学的学者宣布创办世界上第一所区块链大学——伍尔夫大学。与其他传统高校不同,伍尔夫大学没有实体校园,取而代之的是一个允许学者向未来学生宣传其专业知识的应用平台,学生则可根据自己的需要和兴趣选择专业课程。学校的管理将全部依托于区块链平台进行,区块链技术将用于监管合同、学费支付,并记录学生的学术成就和学分。一旦学生修满学分,便可获得学位证书。

3. 金融业 2018年6月25日,全球首个基于区块链的电子钱包跨境汇款服务在香港上线。港版支付宝 AlipayHK 的用户可以通过区块链技术向菲律宾钱包 Gcash 汇款。在区块链技术的支持下,跨境汇款从此能做到像本地转账一样,实时到账、省钱、省事、安全、透明。

4. 医疗领域的应用 医疗领域已经成为区块链技术的第二大应用领域。区块链在医疗行业的应用模式主要是将区块链本身的普遍适用性和现有商业模式的简单组合。例如隐私保护主要基于区块链的安全性,电子健康病历和药品防伪是基于区块链的不可篡改性,而医疗互助平台则是依赖区块链的分布式计算特性。

思考题

1. 健康管理软件应该具备哪些基本功能?
2. 为什么制订 IPv6 地址? IPv6 地址的结构如何?
3. 为什么说信息检索不是数据挖掘?
4. 大数据与云计算的关系是什么?
5. 为什么说哈希算法是安全的?

(胡树煜)

第三章 医疗信息管理

🍃 本章要点 ──────────────────────────────

1. **掌握** 电子病历与医院信息系统的概念及其基本内容。
2. **熟悉** 医院信息系统的信息管理过程。
3. **了解** 医院信息系统的功能与组成。

第一节 病历与电子病历

一、病历

(一)病历的概念

病历是对患者发病情况、病情变化、转归和诊疗情况的系统记录,是医务人员在医疗活动过程中形成的文字、符号、图表、影像、切片等资料的总和,包括门(急)诊病历和住院病历。

医护人员在问诊、体格检查、辅助检查、诊断、治疗、护理等医疗活动所获得的资料在经过归纳、分析、整理后记录成病历。病历不仅记录病情,而且也记录医师对病情的分析、诊断、治疗、护理的过程,对预后的估计,以及各级医师查房和会诊的意见。因此,病历既是病情的实际记录,也是医疗、护理质量和学术水平的反映。病历为医疗科研提供了极其真实、可靠、详细的基本资料,也是处理医疗纠纷和诉讼的重要依据。

病历的书写有严格的规范。我国的病历书写规范首先必须符合《中华人民共和国执业医师法》《医疗机构管理条例》《医疗事故处理条例》和《中华人民共和国护理管理办法》的相关规定。病历作为一个载体,承接和包含了广泛的信息,包括患者、疾病、诊疗过程、医院、医务人员、国家政策法规等各种信息。病历归档以后最终形成病案。

(二)病历演变历史

1. 西方病历演变简历 早在公元前 5 世纪,西方就产生了较完整的病历,当时病历以著名的希腊籍医学奠基人希波克拉底的医学报告为代表。他提倡病历需要实现两个主要目标,首先是应该准确地反映疾病的过程;其次应指出疾病的可能原因。病历是以时间为序,详细记录患者及家属叙述的病情。它的病历记录理念和方法至今仍沿用。

中世纪(1096—1600 年),著名的英国圣巴德洛麦医院制定了病案保管制度,并建立了世界上第一个病案室。

1816 年,Laennec 发明了听诊器,这是临床诊断技术的一个进步,也是病历记录的一个重大进步。它体现了病历信息由患者或家属的叙述为主,演进为以医务人员自身的临床发现为主,医生更多地利用自己的眼、耳、鼻、手,以望、触、叩、听方式,或借助于先进的仪器设备来发现患者的医疗信息,并记录在案。

1880 年,美国外科医生 William Mayo 创造了著名的 Mayo 诊所,建立了各个医生自用的账簿式的医疗记录。1907 年,Mayo 诊所进一步建立了以每位患者一个单独文件夹的医疗记录,并规定这种医疗记录必备的一组基本数据,从而形成了现代病历的雏形。

1960 年前后,Weed 提出了以问题为中心的病历(problem-oriented medical record),并围绕病例中的一个或数个问题,形成 SOAP 的框架结构。S 为主观部分,即患者的主诉或自己的感觉;O 为客观部分,即医护人员通过体格检查的临床发现;A 为评估部分,即实验室检查结果或诊断;P 为计划部分,即医护人员的治疗处理,如医嘱。而在每一部分,仍以时间前后为序进行系统的记录,我国当前的病历属于此类型。

2. 中国病历演变简史　中国作为一个历史悠久的文明古国,具有中医中药及中国传统病历的长期演变历史。我国最早的比较完整的病案是汉初著名医学家淳于意(公元前 205—?)写的"诊籍",他那时就将患者的姓名、居里、病名、脉象以及治疗经过记载下来,其中一些病历被《汉史·扁鹊仓公列传》收录,保存至今。

宋代以前,医生看病基本上只记录治疗方药,不记录按语(即病情),所以中医药史上方剂多而病案少。但发展到唐代,"太医局"(医学教育机构)对学生结业考试科目中设有假令(试验证候方治)一项,相似于现代的案例分析,要求详细记叙每一疾病的按语(病情)及治疗的方药,标志了中国病案日趋完整。

到了明代,重视对问诊的记录。明代韩懋的《韩式医通》、吴昆的《脉语》,都对病案格式和内容做出了具体规定,大致包括患者的一般信息,如姓名、性别、年龄、机关、住址;患者就医时症状及体征信息,如神志、营养状况、面色、语音;患者诊断信息及治疗信息,如开出的方剂、调配方法、治疗经过等。明代、清代出现了很多名家医案著作,如江权的《名医类案》、叶天士的《临床指南医案》、喻昌的《议式式》等,中医病案的水平提高了。

中医病案自形成之日起,便带有自己鲜明的民族特点和科学内涵,例如体格检查的"望、闻、切"诊,与西医的"望、触、叩、听"在内容上、方法上、对疾病的判断上都有不同的意义。再如中医诊断的"辨证分析"与西医的疾病诊断也非一个概念。中医的辨证分析不仅包括了中医疾病诊断,还包括了证候诊断。

1992 年我国颁布了《中医病案书写规范(试行)》,它对于促进我国中医病历的规范化,加强临床医师基本功训练,提高中医医疗质量,促进中医医疗机构标准化建设起到了积极作用。以后,根据使用中出现的问题,在国家中医药管理局领导下进行修订工作,经过大量中医和中西医专家的调研、修订、论证工作,发布了《中医病案规范(试行)》,并自 2000 年 9 月 1 日起试行,它标志着我国中医病历走向了成熟。中国现代病历的建立起始于 20 世纪初,它不同于传统的中医病案,而是引进和借鉴了国外的"西医病历",并结合中国实际,逐步发展成熟的。1909 年美国在湖南省郴县开设的惠爱医院,设置了大型记录本,由医生对患者的问诊做简单记录。1914 年北京协和医院开始建立了比较简单的个人病历,内容主要为体温记录和一般医疗措施记录。1916 年协和医院增加了医嘱记录,形成中国现代病历的雏形。

新中国成立之前,美国、德国等在中国开设的教会医院,基本沿用了西方发达国家的病历格式和内容,通常用外文书写,这些规范化的病历对我国病历的发展起到积极的作用。

新中国成立之后,我国高度重视病案的规范化,吸收了欧美、前苏联等国家先进经验,使病案从格式到内容一步一步走向规范化。虽然 20 世纪六七十年代受"文革"的冲击,病历一度遭到破坏,但自 20 世纪 80 年代初期又重新步入规范化轨道。2002 年 9 月 1 日卫生部颁发了最新版的"病历书写暂行规定",它标志着我国病历水平达到一个新的高度。

为进一步强化医疗机构病历管理,维护医患双方的合法权益,使病历管理满足现代化医院管理的需要,国家对 2002 年下发的《医疗卫生机构病历管理规定》进行修订,形成了《医疗机构病历管理规定(2013 年版)》。

（三）纸质病历存在的问题

我国现行病历为纸质病历是以纸张作为病历的信息载体，用手工书写或录入的病历。纸质病历存在着如下一些问题：

1. **信息的独占性**　纸质病历通常是以患者的主治医师为主要完成者，一般只能为一所医院、一个专科或一个主管医师所独占。而现代医学的进步促使了专科的增加，医师护士专业化程度的提高，往往会导致一个患者身上存在的多种疾病的医疗信息分散在不同的病历中，即使是同一疾病信息也会因就诊医院和医师不同而分散在不同的病历中。当医生希望对这位患者总的患病情况有一个全面了解时，无法将相关信息汇总到一起。这会造成大量的患者和疾病信息无法被利用，甚至同样的信息又被重复采集、分析，导致医疗资源的大量浪费。

2. **信息的易损性**　用纸张作为患病信息的载体，容易发生破损、霉变、遗失等问题，例如在病历库的几十万份病历中，可能因为工作人员看错一个病历号，插入错误的行列中而使该病历永久不能再用。

3. **信息的不确定性**　由于纸质病历是自由文本形式，因此它的内容可变化，顺序可改动，字迹可随意潦草。它所包含的信息常因书写医师的个人主观因素而带有其不确定性，给疾病诊断和制订治疗方案带来困难。间隔一段时间重新阅读和摘抄时，可能对这些信息产生误解和遗漏。

4. **信息利用的被动性**　纸质病历通常是在记录完成并被医师重新阅读后才能达到参考和支持决策的作用。而无法在决策之前得到警告、提示作用。因而它是被动的、滞后的，直接影响到医护质量乃至患者安全。例如一位心肌梗死患者同时患有糖尿病，当他送达医院抢救时，可能因病危疏忽了糖尿病史，医师又无法详细阅读既往病历。仍旧使用葡萄糖液体作为给药的基本溶剂，这将造成极其严重的后果。

5. **信息再利用的障碍**　纸质病历最大的缺点是其中包含的信息是一次性的，不可再利用。当病案统计分析或患者再次住院需要使用病历时，必须重新阅读、理解并转抄。

纸质病历的局限性和存在的问题影响了医疗质量和医学科研，制约了医学的发展。随着计算机信息技术的发展，电子病历已成为病历发展的必然趋势，并将最终取代纸质病历。

二、电子病历简介

（一）电子病历的定义

不同阶段对电子病历的定义有所不同。2003 年，ISO/TC215 对电子病历（electronic medical record，EMR）给出了较完整的定义：电子病历是一个计算机可以处理，可安全存储和传输，能被多个授权用户访问，覆盖过去、现在和将来，与个体健康相关的信息库，具备独立于应用系统的标准化模型，目的是支持连续、高效、高质量的综合医疗保健。

2010 年原卫生部发布了《电子病历基本规范（试行）》，它的制定和落实对加强当时我国医疗机构电子病历管理，规范电子病历临床使用，促进医疗机构信息化建设起到了积极作用。2017年，为了适应新形势下电子病历的管理要求，国家卫生健康委员会同国家中医药管理局组织专家对《电子病历基本规范（试行）》进行了修订，并征求全国各省（区、市）意见，进一步修改完善，形成《电子病历应用管理规范（试行）》，同时废止《电子病历基本规范（试行）》《中医电子病历基本规范（试行）》。

（二）电子病历的本质

早期，医务工作者将病历内容手工录入计算机，将检验、检查图片、报告等扫描存入计算机，并将这种电子文档称为电子病历。这只是将病历由纸质介质移植为电子载体。真正意义上的电子病历所包含的信息能被计算机所识别和理解，并能由计算机进行处理。因此它应该具备自己独立的结构化模型，它所包含的数据应该是结构化的、标准化的。医务工作者"书写"电子病历

（或向电子病历录入信息）时，实际上是在调用、组织和运行电子病历系统独特的结构化模型和结构化数据。

每位患者在医疗单位所做的检查、治疗、用药、病情记录、护理记录、费用、主管医生等信息最终都要全部归入电子病历予以管理。

（三）电子病历的特点

1. **易检索**   电子病历使病案储存集中，占用空间小，信息传输快。
2. **数据利用广泛**   电子病历可用于日常诊疗、医学研究、预防保健、医院经营等。
3. **改善劳动强度**   医务人员、信息管理人员对电子病历的操作更加省力。
4. **具有通信功能**   电子病历可用于医学文献检索、医学专家会诊、医疗随访等。
5. **促进实现大规模医疗记录网**   从电子病历到电子健康记录，避免重复检查、治疗，使患者随时得到广域范围内的诊疗。

三、电子病历的管理与应用

（一）电子病历的管理

随着医疗信息系统的推广应用，需要存储和处理越来越复杂的数据关系和数据类型，临床数据的交互开始通过标准的消息进行传递，XML 数据格式能够满足需求。但是 XML 在满足医疗数据表达能力的同时也带来了数据存储的问题，对 XML 数据进行关系数据库的直接映射往往会限制 XML 本身的灵活性，特别是面向对象设计思想的引入使病历信息被建模成逐个对象，要求病历信息对象化存储，这显然不是传统的关系型数据库所能解决的，因此，目前电子病历领域的数据库选择开始逐渐离开纯粹的关系数据库。

信息交互的要求使得 XML 数据的管理和存储问题催生了支持 XML 的数据库——NXD（native XML database）。

NXD 数据库支持通过标准的 XML 技术来描述存储方案，将 XML 文档作为一个基本单元进行存储，而且对底层的物理存储模型没有限定，也就是可以基于关系数据库、层次数据库或面向对象数据库实现。

另外一种可用于电子病历管理的数据库技术是后关系型（post-relational）数据库。由于数据基础构架的特殊性，后关系型数据库有较明显速度优势。将后关系型数据库配合面向对象的开发模式也是一种比较有潜力的电子病历管理数据库技术。

从目前实际应用来看，电子病历系统所采用的管理和存储方案一般都依赖于所选定的病历信息表示模型。早期简化的结构化病历信息系统多采用关系型数据库来存储。

（二）电子病历的应用

在我国，为了规范医疗机构电子病历的应用管理，满足临床工作的需要，保障医疗质量和医疗安全，保证医患双方的合法权益，国家卫健委与国家中医药管理局根据《中华人民共和国执业医师法》《中华人民共和国电子签名法》《医疗机构管理条例》等法律法规，组织制定了电子病历应用的相应规范。适用于实施了电子病历的医疗机构的电子病历的建立、记录、修改、使用、保存和管理，并由国家卫健委和国家中医药管理局负责指导全国电子病历应用管理工作，地方各级卫生计生行政部门（含中医药管理部门）负责本行政区域内的电子病历应用监督管理工作。

1. **医疗机构应用电子病历应当具备的条件**   应具有专门的技术支持部门和人员，负责电子病历相关信息系统建设、运行和维护等工作；具有专门的管理部门和人员，负责电子病历的业务监管等工作；建立健全电子病历使用的相关制度和规程；具备电子病历的安全管理体系和安全保障机制；具备对电子病历创建、修改、归档等操作的追溯能力；其他有关法律、法规、规范性文件及省级卫生计生行政部门规定的条件。

2. 电子病历使用的基本要求 电子病历使用的术语、编码、模板和数据应当符合相关行业标准和规范的要求,在保障信息安全的前提下,促进电子病历信息有效共享;电子病历系统应当为操作人员提供专有的身份标识和识别手段,并设置相应权限,操作人员对本人身份标识的使用负责;有条件的医疗机构电子病历系统可以使用电子签名进行身份认证,可靠的电子签名与手写签名或盖章具有同等的法律效力;电子病历系统应当采用权威可靠时间源。

3. 电子病历的书写与存储 医疗机构使用电子病历系统进行病历书写,应当遵循客观、真实、准确、及时、完整、规范的原则。

门(急)诊病历书写内容包括门(急)诊病历首页、病历记录、化验报告、医学影像检查资料等。

住院病历书写内容包括住院病案首页、入院记录、病程记录、手术同意书、麻醉同意书、输血治疗知情同意书、特殊检查(特殊治疗)同意书、病危(重)通知单、医嘱单、辅助检查报告单、体温单、医学影像检查报告、病理报告单等。

4. 电子病历身份信息识别标志与使用 医疗机构应当为患者电子病历赋予唯一患者身份标识,以确保患者基本信息及其医疗记录的真实性、一致性、连续性、完整性。电子病历系统应当对操作人员进行身份识别,并保存历次操作印痕,标记操作时间和操作人员信息,并保证历次操作印痕、标记操作时间和操作人员信息可查询、可追溯。

医务人员采用身份标识登录电子病历系统完成书写、审阅、修改等操作并予以确认后,系统应当显示医务人员姓名及完成时间。电子病历系统应当设置医务人员书写、审阅、修改的权限和时限。实习医务人员、试用期医务人员记录的病历,应当由具有本医疗机构执业资格的上级医务人员审阅、修改并予确认。上级医务人员审阅、修改、确认电子病历内容时,电子病历系统应当进行身份识别、保存历次操作痕迹、标记准确的操作时间和操作人信息。

5. 电子病历归档与保管 电子病历应当设置归档状态,医疗机构应当按照病历管理相关规定,在患者门(急)诊就诊结束或出院后,适时将电子病历转为归档状态。电子病历归档后原则上不得修改,特殊情况下确需修改的,经医疗机构医务部门批准后进行修改并保留修改痕迹。

医疗机构因存档等需要可以将电子病历打印后与非电子化的资料合并形成病案保存。具备条件的医疗机构可以对知情同意书、植入材料条形码等非电子化的资料进行数字化采集后纳入电子病历系统管理,原件另行妥善保存。

门(急)诊电子病历由医疗机构保管的,保存时间自患者最后一次就诊之日起不少于15年;住院电子病历保存时间自患者最后一次出院之日起不少于30年。

6. 电子病历的使用 电子病历系统应当设置病历查阅权限,并保证医务人员查阅病历的需要,能够及时提供并完整呈现该患者的电子病历资料。呈现的电子病历应当显示患者个人信息、诊疗记录、记录时间及记录人员、上级审核人员的姓名等。

医疗机构应当为申请人提供电子病历的复制服务。医疗机构可以提供电子版或打印版病历。复制的电子病历文档应当可供独立读取,打印的电子病历纸质版应当加盖医疗机构病历管理专用章。

有条件的医疗机构可以为患者提供医学影像检查图像、手术录像、介入操作录像等电子资料复制服务。

7. 电子病历的封存 依法需要封存电子病历时,应当在医疗机构或者其委托代理人、患者或者其代理人双方共同在场的情况下,对电子病历共同进行确认,并进行复制后封存。封存的电子病历复制件可以是电子版,也可以对打印的纸质版进行复印,并加盖病案管理章后进行封存。

封存的电子病历复制件应当满足以下技术条件及要求:储存于独立可靠的存储介质,并由医患双方或双方代理人共同签封;可在原系统内读取,但不可修改;操作痕迹、操作时间、操作人员信息可查询、可追溯;其他有关法律、法规、规范性文件和省级卫生计生行政部门规定的条件及要求。

8. **电子病历封存后的使用**   封存后电子病历的原件可以继续使用。电子病历尚未完成,需要封存时,可以对已完成的电子病历先行封存,当医务人员按照规定完成后,再对新完成部分进行封存。

第二节   电子病历系统

一、电子病历系统概述

根据《电子病历应用管理规范(试行)》的规定,电子病历系统是指医疗机构内部支持电子病历信息的采集、储存、访问和在线帮助,并围绕提高医疗质量、保障医疗安全、提高医疗效率而提供信息处理和智能化服务的计算机信息系统。

电子病历系统根据使用目的和对象不同可分为医生电子病历和护理电子病历。

(一)医生电子病历

医生电子病历系统涵盖病历编辑与管理、医嘱管理、临床路径管理、检查检验申请单等内容。不仅实现了统一界面操作,统一业务流程协作,还实现了统一数据管理。

1. **病历编辑与管理**   覆盖各种医学文档的内容;主要内容包括病案首页、首次病程、病程记录、出院小结、住院记录、医嘱单、申请单、会诊单等。

2. **知识库查询**   提供丰富的知识库功能,方便医生查阅相关的医疗知识,也可直接引用到病历。

3. **病历模板**   电子病历系统提供模板格式,编辑简单,样式展现丰富,完全满足病历表现复杂的特性。

4. **病历打印输出功能**   具有重打、套打及续打等功能,医生可以根据需要打印文档的任意部分,所有的打印提供详尽的打印日志。

5. **医嘱管理及合理用药**   医嘱管理功能包括新开医嘱、医嘱模板管理、医嘱查询、停医嘱管理等内容,合理用药包括药物相互作用检测、重复用药检测、药物禁忌证检测、药物剂量检测等。

(二)护理电子病历

护理电子病历能够协助护理人员对患者进行病情观察和实施护理措施的原始记载,包括体温单、生命体征记录单、出入量记录单、入院评估单、日常评估、护理评估、护理措施、护理记录、护理健康宣教表、病区护理交班簿等项目,并能够根据相应记录生成各类图表。

1. **科室交班记录**   系统根据当前科室统计信息、患者诊疗信息,自动生成当前时段的科室交班记录。

2. **护理记录单**   系统可以方便地填写患者的各类护理单。能根据医院要求,提供各类护理记录模板,包括一般护理记录、入院护理记录、出院护理记录、转入(转出)护理记录、术前(后)护理记录、手术护理记录、观察项目记录、微量血糖测试记录单、危重患者护理记录、抢救补记、输血记录、各种特殊检查护理记录、健康教育、饮食指导等,填写方便,并能够打印存档。

3. **体温单录入**   提供表单式体温单数据录入,系统自动根据体征数据生成体温单表。

4. **护理记录录入**   系统支持结构化护理记录录入,录入完成后自动排版护理表格,样式可自由定制。

5. **科室通知**   系统支持护士输入科室记事,注意事项、患者事件、通知之类的信息都可以在科室通知内发布。系统欢迎界面默认显示科室通知。

（三）电子病历的核心价值

1. 方便患者和增进群体健康　对患者而言,拥有一份完整的个人电子健康档案,再次就诊时便无需再提供他们的个人资料,诸如过敏史、药物史、医疗史,尤其是对慢性病和记忆有障碍的人群。对群体健康而言,至少可从疾病预防评估和慢性病管理两个途径增进健康水平。

2. 降低医疗差错率,提高医疗品质　电子化、结构化使电子病历书写更为规范和方便有效,病历信息资源得到充分共享,在规范医疗行为的同时提高了医疗效率和医疗质量,降低医疗风险。

3. 为现代医疗管理提供新手段　改变传统的事后管理模式,实现实时、智能、全过程管理,促进医疗服务流程的优化,实现全病历质控和医疗任务管理,减少医疗缺陷发生。

4. 为政府部门宏观医疗管理提供依据和手段　为相关行政部门和科研机构提供丰富的原始数据,管理部门可从中提取各种分析数据以指导管理政策的制定。建立日常疾病监测系统,实现区域集中病情的监控,提升疾病发展的控制和管理能力。

二、电子病历数据格式

（一）电子病历系统的数据采集与数据展现

在电子病历系统中,将收集汇总大量有关患者的主客观资料,这些资料与信息都将通过系统进行完整、客观、准确的记录。同时,电子病历系统借助其对数据与信息的分类汇总与分析进行多种形式的数据与信息的组织,通过各种数据与信息的展现手段,将各类主客观资料按照以方便数据利用、辅助了解患者实际病情状态、符合患者病情特点等进行数据展现。

按照我国的《医疗事故处理条例》,病历资料分为主观病历和客观病历。主观病历包括:病程记录、三级查房记录和病历讨论(疑难、危重病历讨论、死亡病历讨论)。客观病历包括:门诊病历、住院志、体温单、医嘱单、化验单(检验报告)、医学影像检查资料、特殊检查同意书、手术同意书、手术及麻醉记录单、病理资料等护理记录。在条例中所规定的主观病历和客观病历以临床文档为单元进行限定与规定。

在信息系统进行数据采集与数据汇集利用时,文档主客观的判定只能在文档级确定其应用的方式。由工具、仪器、设备以及人能观察到的各项数据为客观数据,如体温、血压、医学影像资料;而由患者、医务工作者通过临床数据的综合加工和利用分析后做出的主观判断与结论均属于主观数据,包括对症状程度的描述、诊断、对病情的推测描述。

1. 客观资料的数据采集　由医务人员测量观察的数据,简单的工具或者非数字化信息输出设备获得的临床数据需要人工录入到信息系统中。随着科学技术的发展,如带数字输出的血压计、体温计、数码设备等普及使用,此类数据正逐渐减少手工录入,但部分临床客观资料还需要通过数据填报的方式输入到信息系统之中。

通过仪器、设备或其他信息系统获得的客观资料,往往通过数字化接口或者自有的信息系统完成临床数据与信息的采集,电子病历系统只需要完成对这些数字类设备或信息系统完成数据接口的开发,定义好数据采集、数据映射接口就能完成临床数据的自动化采集。

2. 主观资料的数据录入　主观资料数据的录入方式分为纯结构化数据录入与结构化文档录入两种。纯结构化数据录入方式,如诊断的录入,诊断本身已经完成了很好的信息建模,并且按照信息模型构建了纯结构化的方式进行诊断数据的输入与存储。并且由于诊断在临床数据中的决定性作用,使其从很早的信息化建设中就将其进行了详细的研究,具备一套完整的信息模型。但是纯结构化的数据在结构化文档录入方式之中仍然能被继续使用。

结构化文档录入方式是指,按照自然语言描述方式,将其中重点关注的临床数据元素节点按照结构化的方式进行录入,这种录入方式既保证了自然语言对临床情况描述的连贯性,也提供了对重点关注的临床数据的结构化,以方便随时对临床数据元素在自然语言描述中的提取。

3. **电子病历的展现形式** 电子病历系统在对临床各个业务系统采集的大量数据与记录进行展现时,主要有两种展现形式:一种是按照病历展现习惯进行的类纸质病历展现形式;另一种是根据临床数据特点、规律或者主观设定的数据组合进行的信息综合汇总、对比展示。

纸质病历的临床信息展现方式本身经过了近百年时间的不断积累,很多信息按照时间叙述的方式组织临床发生的各种事件、观测到的各种指标、下达的各种医嘱。类纸质电子病历的归档方式、对病案输出都沿袭纸质病案的信息展示形式。临床资料中的主客观资料的录入和显示、病案首页、入院记录、病程记录甚至对电子病历修改的痕迹保留等展现形式。电子病历系统的电子病历编辑器可以满足所见即所得的病历录入方式。

临床医疗信息是关于患者的各种信息的综合汇总,要准确充分地掌握临床事务处置对处置对象的影响,分析临床事务间的相关性,提供智能化与自动化的临床事务辅助功能,需要将各种不同信息系统中患者的各类临床过程记录以及临床过程中产生的各种数据进行综合展示与展现。

(二)数据结构化与建模

电子病历中产生的大量信息如果只是进行简单的文字记录,其数据的可利用度比较差。只有通过对数据进行结构化分析并进行结构化存储,才能使通过各类信息系统保存下来的数据得到最大程度上的利用。

结构化信息是指信息经过分析后,可分解成多个互相关联的组成部分,各组成部分间有明确的层次结构,其使用和维护通过数据库进行管理,并有一定的操作规范。而医学领域的自然语言描述必然涉及大量的需要结构化的数据,如对症状体征、现病史、既往病史的描述等。

1. **临床数据结构化方式** 目前借助信息技术解决临床数据结构化问题通常分为预结构化与后结构化两种类型。

预结构化类型是指通过预先设置好带有结构化数据元素数的临床文档录入模板的方式进行临床结构化数据的录入。这种结构化的方式能带来临床数据结构化数据的完整性以及临床数据质控的优势,但由于需要设置大量的预制临床文档结构化模板库,增加了系统实施前准备工作的复杂性。

后结构化类型是指先完成自然语言临床信息的录入,然后借助后台关键词或结构化临床数据元素知识库自动分析文本中需要结构化的关键词,设置需要补充的结构化数据元素。这种结构化方式通常需要将文档块进行提前定义,符合临床结构化数据进行分割存储到数据的设计模式,而且不需要预制模板。但是会带来临床数据结构化元素识别率低,临床数据录入质量等一系列问题。

2. **数据元与元数据** 所有需要进行结构化的数据,都可以将其设计为数据元。数据元根据国际标准的定义是指用一组属性规定其定义、标识、表示和允许值的数据单元。数据元的基本模型由数据元概念和数据元两部分组成。一个数据元概念由对象类和特性两部分组成,是能以一个数据元形式表示的概念,其描述与任何特定表示法无关。一个数据元由对象类、特性和表示三部分组成。

对象类是可以对其界限和含义进行明确的标识,且特性和行为遵循相同规则的观念、抽象概念或现实世界中事物的集合。对象类是概念,在面向对象的模型中与类相对应,在实体-关系模型中与实体对应,例如,患者、医生、卫生机构等。对象类可能是一般概念,当对象类所对应的对象集有两个或多个元素时,就是一般概念,患者、医生、卫生机构等就是一般概念。对象类也可以是个别概念,当对象类对应的对象集仅有一个元素时,就是个别概念,例如"北京市医疗机构集合"。

3. **数据结构化与标准、术语** 有了完善的结构化数据的数据元与元数据的定义以后,为了使数据具有可用、可比、可交换等互操作性方面的特性,在进行系统设计时,要考虑数据元定义与标准的映射、数据元与多种术语体系之间的映射等因素。使用一个比较完备的电子病历系统,在数据元定义时也要准备和术语、标准体系的映射工作。

(三)数据结构化与自然语言处理

在进行临床数据结构化过程中,不论采用预结构化还是后结构模式,都存在需要对自然语言识别的阶段,对尚未进行数据结构化的文本进行结构化分析,在结构化分析过程中自然离不开术语体系、受控医学词汇、分词技术、自然语言处理等技术的应用。

目前数据语义化技术尚不完善,大量工作仍属于探索阶段,实际系统中应用还比较少。数据语义化比数据结构化是数据应用的更高层次,也是未来电子病历系统应用模式的一个重要发展方向。

1. **受控医学词汇** 受控医学词汇源自受控词表,受控词表是指一种是以采集、存储、交换、查询、分析数据为目的,用于标准化信息的工具。一般来说,受控词汇选择那些便于使用搜索进行检索的字或词汇来标记信息单元。受控词表方案强制要求采用预先确定且经过权威认定的术语,而这些术语是由词表的设计者原先选定的。

使用受控医学词汇的目的是解决许多医疗保健的需求和信息架构的限制,包括减少歧义、交换信息保持一致性、实现符号操作和自动推理等临床决策支持。

2. **自然语言处理** 自然语言处理是计算机科学领域与人工智能领域中的重要方向,实现人与计算机之间用自然语言进行有效通信的各种理论和方法。自然语言处理是一门融语言学、计算机科学、数学于一体的科学。实现人机间自然语言通信意味着使得计算机既能理解自然语言文本的意义,也能以自然语言文本来表达给定的意图、思想等,前者称为自然语言理解,后者称为自然语言生成。因此,自然语言处理大体包括了自然语言理解和自然语言生成两部分。

3. **医学本体与语义** 在计算机科学与信息科学领域,本体是指一种形式化的,对于共享概念体系的明确而又详细的说明。本体提供的是一种共享词表,也就是特定领域之中那些存在着的对象类型或概念及其属性和相互关系;或者说,本体就是一种特殊类型的术语集,具有结构化的特点,且更加适合在计算机系统中使用。

医学本体,简单来说也就是医学术语集,在医学术语集中最主要由 GALEN、SNOMED CT、UMLS 三大术语体系组成。这三大术语体系不仅包含了大量的医学概念术语,也包含了术语的层次结构、属性等级等方面的定义。在 UMLS 中还涉及了多术语系统中的等于与相似等逻辑关系表达。

结合医学本体与语义学,以及现阶段关于语义网络的研究是电子病历系统在结构化数据表达、存储、推理、数据利用方面的重要前沿探索方向。

4. **数据加工与处理** 电子病历系统通过各大临床信息系统,收集并产生了大量的临床数据。收集数据的目的不仅仅是完成对数据的存储,还需要完成数据在病情描述、病程进展动态描述中的动态利用,为分析病情二次数据加工。

数据元通常只对通用的结构化数据进行定义,比如血压、身高、年龄等,这些数据元在实际利用时还必须经过加工。通过数据元定语与描述场景能对我们需要分析的数据进行更准确的定义,在数据演算、对比时保证数据的一致性。这样进行利用的数据才具备可信性和准确性。比如,血压的主体是谁,当时有没有什么干扰因素等。这些都对数据元的数据利用产生直接的影响。

数据元与时间之间也有密不可分的关系,作为数据元与数据值,如果没有与之相关的时间,这样的两个数据值就不具备可比与可演算能力。例如,两次血压值如果有相同的定语与描述场景,而没有相关时间数据情况下,只能做数值的高低比较而无法进行数值的趋势分析。而在临床工作中,对很多治疗效果和病情的判断都是需要使用趋势分析才更有意义。

　　通常在采集数据时可以获得相对精确的数据,比如,精确到日、时、分、秒的数据,这样的数据可以通过时间轴组织数据的自然数据队列。完成数据的组织与对比。同时也会获得一些模糊而无法精确的数据,如入院前一个月内查的血转氨酶值。这时候通常在数据之前进行了一些相对时间的定义,不同的相对时间之间存在前后的逻辑关系,这样也可以将这些数据进行前后参考对比。

　　在数据利用时,大量具备精确时间定义的数据仍然需要转化为相对时间定义数据元才具备可比性,如不同的人群往往会对比同时入院前或者术后一周的某一生化指标值。这样的数据元对比在精确的时间数据方面没有比较意义,而只有进行了相对时间转换后才具有数据的可利用性。只是相对时间的数据元利用也给数据利用带来了另一个问题,如何在绝对时间队列中获取需要的相对时间定义。也就是说,相对时间的定义往往需要定义一个完善的可操作的数据获取逻辑。

　　电子病历中通过录入获取的原始数据进行一次或者多次演算后得到数据,称为数据的一次、二次加工。比如身高体重指数(BMI)是通过同一时间或时间段获得的身高值与体重值进行运算的结果,另一种表现形式量表的应用。

　　在电子病历系统中会涉及各种各样的临床数据的一次、二次加工,如何充分地满足数据一次、二次加工能力也是电子病历数据处理能力的重要表现。

三、电子病历安全

　　电子病历系统不但承载着医疗机构运行的必要临床数据,而且需要满足服务质量保证医学伦理、患者隐私、司法举证等各方面的需求,因此用户对电子病历系统的安全有更高的要求。

　　人的因素是保证电子病历信息安全的首要因素。只有相关人员都充分认识到电子病历系统的重要性以后,才能在机构建立、规章落实和法律制定、执行等各方面达到要求。在比较完善的法律和规章前提下,完善的产品功能必要的信息安全技术机制才能发挥出效果。

　　从整个电子病历系统的规划设计角度出发,信息安全的要求需要在软件功能、硬件配置和网络规划方面有相应的考虑。最终从信息保密性、业务系统可靠性和数据内容一致性方面保障整个电子病历系统的信息安全。

　　1. **保密性**　保密性是指保护系统内的信息,避免信息泄露给非系统授权人员。系统在数据做广域网传输的时候使用数据加密技术,在数据存储的场所设定门禁装置,在系统应用的客户端设定系统策略加强密码保护,在应用系统中设定精细且实用的用户权限机制等措施都是信息保密性的体现。

　　2. **可靠性**　可靠性是指系统能够保证信息在需要的时候能够到达用户的面前。对服务器进行硬件故障冗余设置,在机房建设的时候配备双电源,对空调、网络系统做定期巡检和故障预案演练等措施都是对系统可靠性的保障。

　　3. **一致性**　一致性是指系统需要有能力探测和记录数据的变化。数据内容一致性要求系统不但有内部机制保护数据加工处理过程中的完整性,而且要求在数据通过网络传输时,通过加密和冗余验证机制保证数据不被篡改。

第三节　医院信息系统

一、医院信息系统概述

　　医院信息系统(hospital information system,HIS)是指利用计算机软硬件技术、网络通信技术等现代化手段,对医院及其所属各部门的人流、物流、财流进行综合管理,采集、存储、处理、提取、传输、汇总在医疗活动各阶段产生的数据进行,加工成各种信息,为医院的整体运行提供全面的自动化的管理及各种服务的信息系统。医院信息系统是现代化医院建设中不可缺少的基础设施与支持环境。

（一）医院信息系统的特性和要求

1. 医院信息系统的建立。建立医院信息系统是一项艰巨复杂的系统工程。它涉及了现代管理科学、系统论、信息论、计算机技术、网络通信技术、医院管理学和各部门管理业务、医学科学技术等许多学科范畴。现代化医院管理体系,必须要有信息系统支持,要求医院管理者由经验管理向现代化科学管理转变。

2. 实用性是评价医院信息系统的主要标准。它应该符合现行医院体系结构、管理模式和运作程序,能满足医院一定时期内对信息的需求。它是现代化医院管理工作中不可缺少的重要组成部分,并能对提高医疗服务质量、工作效率、管理水平以及为医院带来一定的经济效益和社会效益产生积极的作用。

3. 医院信息系统不是简单地模拟现行手工管理方法,而是根据医院现代化管理模式采用科学化、信息规范化、标准化理论设计建立的。在建设医院信息系统之前,医院必须首先规范自身的管理制度及运行模式。医院信息系统建设的过程,应是自身规范管理模式和管理流程、提高工作效率、不断完善运行机制的过程。

4. 医院信息系统是一个综合性的信息系统,它的应用软件功能涉及国家有关部委制定的法律、法规,包括医疗、教育、科研、财务、会计、审计、统计、病案、人事、药品、保险、物质、设备等。因此,评价医院信息系统首先必须保证与我国现行的有关法律、法规、规章制度相一致,并能满足各级医疗机构和各级卫生行政部门对信息的要求。

（二）医院信息系统的体系结构

医院信息系统从网络拓扑结构来划分一般可以分为集中式体系结构、分散式体系结构、分布式体系结构和混合式体系结构等四种类型。

集中式体系结构采用多工作站/单服务器模式,在网络拓扑结构中更像星形网络结构。分散式体系结构适用于单机或小型局域网络的用户程序开发。随着局域网络技术、宽带网络技术,尤其是国际互联网技术的成熟和发展,推出了分布式(B/S模式)体系结构的HIS。在医院信息系统的开发与实际应用中发现,许多情况下信息响应的速度要求是由实时的、移动的、独享的或共享的多种信息体系结构的混合模式组成的。因此,现在大多数医院信息系统的开发都根据实际需要采用了C/S模式、B/S模式、无线移动网络模式、内网与外网互动模式、远程网络模式等相结合的模式来构建医院信息系统。

二、医院信息系统中的信息管理过程

（一）医院信息系统信息处理层次

现代化医院是高度依赖信息采集、信息处理、信息传递与信息存储的线下实体,医院信息系统是支撑医院正常业务、医院战略决策与医院经营管理的重要基础设施。现代化医院系统从信息处理功能和服务对象上来划分,可以分决策层、管理层与业务层三个层次结构。从系统功能上划分为分析决策系统、业务信息系统与管理信息系统三个重要系统。

1. **医院业务信息管理系统**　在医院整个信息系统中,医院业务信息系统是重要的信息采集点,主要通过对医院日常业务、药品的流动记录、用户信息等重要基础信息的采集,实现医院的正常运转。在医院业务信息系统中医院知识管理系统为核心系统,是医院业务系统对其他业务系统实现对接的重要平台。医院知识管理系统与信息系统的医院业务支持是密切相关的,能够有效实现医院日常业务信息的采集与存档,辅助医院治疗方案的制定以及指导重要决策的制定。医院业务系统是医院决策系统与管理系统正常运营的重要基础,是重要信息采集的重要渠道,在医院信息管理系统中具有不可替代的重要地位。

2. 医院管理信息系统　医院管理信息系统是整个医院信息系统建设的关键,是医院各部门中层管理人员实现医院正常业务管理工作,汇集客户原始数据及对医院动态与客户动态的实时监控。在现代信息化医院建设过程中,医院管理信息系统能够有效实现对医院自身运转与客户业务工作的动态管理,是医院中层管理人员实现医院管理的重要辅助平台,在实践工作与医院正常运营的过程中发挥着不可替代的重要作用,是实现医院业务正常采集,整合医院信息资源的重要系统。管理信息系统在整个医院管理系统中具有上下衔接的重要作用,是信息管理决策系统的关键执行层,同时也是信息管理业务系统的重要管理层,是整个系统中的中流砥柱,发挥着重要的管理作用。

3. 医院信息分析决策系统　医院分析决策系统是医院实现全方位科学、系统化管理的核心系统,主要辅助医院高层管理人员进行医院发展方向与重大决策的制定。实践工作中,医院分析决策系统能够全面、有效的辅助医院高层管理人员对原始数据与原始数据处理结果进行深层次的分析与研究,通过数据处理结果掌控整个医院的运营状态与存在的问题,进而提出符合医院自身发展特色的战略决策,确定医院发展的重要方向。医院信息分析决策系统是整个医院管理系统的核心与灵魂,战略决策的制定直接关乎整个医院的发展方向、技术开发方向、面对客户群等,是决策医院科学发展的重要决策系统,是整个医院管理系统建设的重中之重。医院信息分析决策系统、医院业务信息管理系统以及医院管理信息系统是现代化医院能够有效进行信息管理的关键。业务系统、管理系统与决策系统的有效配合是医院信息管理系统正常运行的关键。医院信息管理系统能否正常运营关乎医院的可持续发展,关乎医院管理体系能否正常运行,关乎医院自身的经济利益与社会效益。

（二）医院信息管理体系的构建策略

医院传统管理模式中医院信息管理系统的构建与实践能够有效实现医院适应现代信息化发展与社会需求。医院管理系统包括临床门诊、部门科室与医院后勤等重要模块。医院内部各个部门间的互动与资源共享在医院信息管理系统设计中得到有效的实现,通过有效采集与处理各种数据,管理系统执行接受、汇总、传递的命令后,达到传统管理模式到信息化管理模式的转变。医院的信息化进度随着国内医疗制度的改革与完善也不断提高,医院信息管理系统是改善医院的管理水平、工作效率、医疗水平和服务质量的重要手段,渐渐成为医院信息化程度的重要标识。

1. 医院信息资源共享　医院信息管理体系的建设与发展与医院各个管理部门密切相关,而各个部门之间相互联系紧密,各个部门信息系统建设以及信息系统子系统建设涉及数据的共同采集与业务交叉。医院信息系统多个子系统间如何实现信息资源共享、实现各个部门业务的有效融合是医院信息管理体系建设过程中的重要问题。医院各个部门业务最大限度的融合能够保证数据的准确和一致,确保信息的最小冗余和程序的最小限度浪费。医院信息管理系统的正确应用是医院实现正常运营管理的重要环节。医院信息管理系统建设存在独立开发、委托开发、合作开发、购买软件等四种途径,根据医院的实际需求选择正确的医院信息管理系统的建设途径。医院信息管理系统涉及医院重要的业务信息、运营信息甚至是决策信息,所以系统信息安全也是医院信息管理系统建设的重要问题。医院管理系统是信息的载体,医院信息管理系统要进行权限设置,对重要业务信息执行加密处理,应用信息传输的验证技术,确保整个系统高效、安全、流畅的运行,使患者和医院感受到信息化、无纸化的快捷方便。

2. 医院信息管理体系的整合策略　医院信息管理体系的整合是医院各个相关元素有机结合,是医院信息管理体系重新构建的关键。医院信息管理体系的整合过程就是医院实施信息管理程序流程重建的过程。医院信息管理可以从医院自身的特色与可持续发展需求出发,审视医院长期发展战略与管理体系的信息需求,论证制定的战略与医院信息管理体系建设的匹配度。科学、合理规划管理层次,构建综合性医院管理信息系统结构。科学的设置管理信息系统结构能够迅速、准确的传递信息,有效传递医院的战略决策、医院技术开发方向、医院整体发展方向等。

医院管理系统涉及各个管理部门,每个部门不是孤立存在的,在建设包含多个子系统的管理系统中,需要考虑各个子系统都能相互联系,信息能够共享,并且保证数据的准确和一致,确保信息的最小冗余和程序的最小限度浪费,这就是医院信息系统的集成思想。医院在医院信息系统实施之前,需要进行可行性分析,选择相应的适当的策略。医院信息管理是一个重要的系统工程,贯穿于医院的战略决策、信息管理、业务管理等各个关键环节,医院管理体系各职能部门既要相互合作,又要分工明确,责任落实到个人。从医院长期可持续发展的角度出发,医院管理的战略需求与职能管理策略都要求明确各职能部门的信息管理责任,建立科学、合理的激励体系,保证信息资源的全面采集、专业处理与科学运用。

三、医院信息系统的功能与组成

（一）医院信息系统结构

医院信息系统的总体结构包括:临床信息系统、管理信息系统、外部接口系统。

1. **临床信息系统**　临床信息系统(clinic information system,CIS)是医院信息系统的组成部分,其对在医疗活动各阶段产生的数据进行采集、储存、处理、提取、传输、汇总并加工生成各种信息,支持医院医护人员的临床活动,丰富和积累临床医学知识,并提供临床咨询、辅助诊疗、辅助临床决策,以提高医疗质量和工作效率。临床信息系统涵盖患者诊疗过程的所有环节,包括电子病历系统、医生工作站、护士工作站、检查检验系统、治疗系统和手术麻醉系统等。

临床信息系统还必须实现与管理信息系统的流程交互及数据共享。围绕着临床信息系统和管理信息系统,还要有相应的网络、硬件、软件、安全、标准等支撑体系平稳运转,达到对内信息资源广泛共享、对外互联互通的目标。

以患者为中心的临床信息系统,业务上要求围绕患者诊疗活动的全过程。临床诊疗业务可归纳为门急诊业务、病区诊疗业务、辅诊检查业务、检验业务、药品与手术麻醉业务等内容的医疗服务业务,并分解各个业务的具体内容,提出对应的需求。

以临床医师诊疗为基础的临床信息系统,功能上要求围绕电子病历的内容进行规划与设计,确保临床医师能够全面、完整、集成化地获取来自于各类子系统的电子病历数据,并在一体化界面上进行操作与处理,在满足信息操作与获取的基本功能基础之上,实现临床业务处理的过程化与实时化,并提供在临床路径、循证医学等功能支持下的临床决策与质量控制。

2. **管理信息系统**　医院管理的内容覆盖患者从入院到出院的全过程医院管理活动,包含两大部分核心组成,分为医疗管理和运营管理两部分。

医疗管理围绕患者诊疗活动而发生的医院管理活动,医疗管理主要包括门诊管理、急诊管理、住院管理、体检管理、辅诊管理、手术麻醉管理和护理管理等。

运营管理是指与医疗管理直接或间接相关的,基于对医院运营业务进行支撑的管理范畴。运营管理的主要构成包括人力资源管理、服务管理、财务管理、物资及供应链管理、预算管理、成本管理、绩效管理、运营决策支持。

现代化医院管理从质量、效率、效益和安全等四个关键维度实现管理目标。管理信息系统以支撑医院医疗管理与运营管理为核心,通过对两大业务主线的科学组织,实现医院在医疗和运营两个层面的高效协同、科学决策并持续改进。

3. **外部接口**　外部接口实现医院信息系统与其他部门进行信息交换的功能,包括下载、上传和处理患者在医院中发生的各种费用、诊疗信息等内容,并做到及时与其他系统进行通信并协助处理接口的程序,如医保接口、院感监测平台接口等。

（二）医院信息系统功能与流程

随着我国医药卫生体制改革的深入及医院服务模式的改变,现代医院信息系统已经逐渐成为医院现代化的基础。医院信息系统要逐步实现从以经济财务为主线的管理信息系统,向以患者为中心的临床信息系统转变,实现与医保系统的双向交互,并利用远程医疗技术,为患者提供多种形式的医疗服务。

医院信息系统的结构设计和流程再造是对传统医院管理模式重新规划、定位以及标准化和规范化的过程。医院信息系统结构设计和流程再造是充分利用信息技术,改造和规范医院管理流程以降低医疗成本,增强管理效率,提升医院的竞争能力和服务水平。

医院信息系统中的主要功能模块包括:

1. 门诊挂号收费系统   门诊挂号收费系统是用于医院门急诊挂号工作的功能模块,包括诊疗卡管理、挂号、收费管理、退号管理、门急诊病历管理、财务管理、统计查询管理,以及门急诊预缴金管理等基本功能。门急诊挂号系统直接为门急诊患者服务,通过建立患者标识码,减少患者排队时间,提高挂号、收费工作效率和服务质量。门诊挂号收费系统包括挂号业务、收费业务、查询统计、字典维护和系统维护功能等五大模块。门诊挂号收费系统业务流程图如图 3-1。

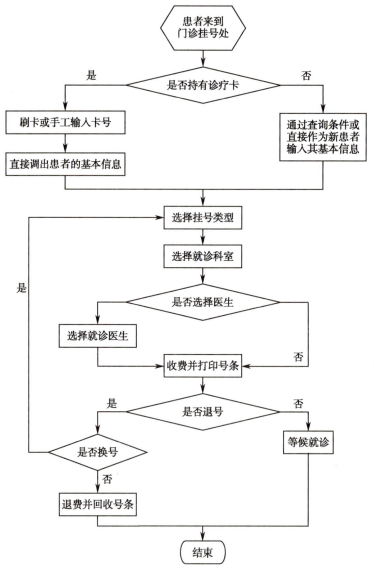

图 3-1 门诊挂号收费系统业务流程图

2. **出入院管理信息系统** 出入院管理信息系统是用于医院住院患者入院登记、出院管理的功能模块，能方便患者办理住院、出院手续。严格住院预交金管理制度，支持医保、新农合患者就医。促进医院合理使用床位，提高床位周转率是该系统的主要任务。其主要功能包括入院登记、病历号管理、资料变动、预交金管理、出院管理和床位管理等模块。出入院管理信息系统业务流程如图 3-2。

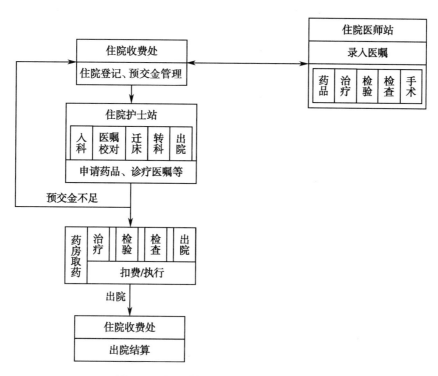

图 3-2 出入院管理信息系统业务流程图

3. **医生工作站** 医生工作站是协助医生完成日常医疗工作的功能模块。从医院信息化的整体来看，医生工作站处于现代医院信息系统的中心地位，是临床信息系统功能的最集中体现。医疗工作是医院工作的主体，是医院一切活动的中心，而在医疗工作中，医生是各项医疗活动的发起者。医生根据诊断的需要，提出各项辅助检验、检查申请，由检验、检查等辅助科室配合完成；医生根据治疗的要求下达观察、用药、护理、治疗等各类医嘱，护士根据医生的医嘱执行观察、治疗等操作，而药房、血库；手术室等部门根据医嘱完成各类医疗物品的供应和准备，划价收费部门则依据医生的医嘱进行计价收费。

医院各个部门之间依靠信息的传递而协同工作，医生依靠从患者、辅诊科室收集得到的信息作出诊断，在这样的信息收集处理链条中，医生既是最主要的信息记录和提供者，也是信息的最主要使用者，医生理应成为医院信息系统关注的焦点，医生工作站是临床信息系统乃至整个医院信息系统的出发点和落脚点。

医生工作站是医院信息系统由管理信息系统为中心发展到以临床信息系统为中心的重要标志。在信息系统的建设中强调一个原则，即信息在发生地采集。缺少医生工作站，就缺少了直接的信息源和服务目标，对信息的获取也只能是间接的、片段式的，医生工作站的应用使医院信息管理由"扭曲"回归到"自然"。

根据医院临床业务的特点，医生既需要在门诊为患者提供服务，也需要在病房为患者提供服务。医生工作站相应分为门诊医生工作站和住院医生工作站两类，虽然都是提供临床信息服务，但由于对象和功能需求不同,两种医生工作站的功能结构和业务流程有明显的区别。门诊医生与住院医生工作站系统业务流程见图3-3和图3-4所示。

4. **护士工作站**　护理工作是医院工作的重要组成部分,由于医疗工作与护理工作紧密联系,在病房的工作流程中几乎无法将医疗和护理工作严格区分开来,因此提高护理质量和服务质量对医疗工作的提高有重要意义。

护士工作站的主要任务是帮助护士核对并处理医生下达的临时和长期医嘱,对医嘱执行情况进行管理,同时协助护士完成护理及病区床位管理等日常工作。护士工作站基本功能模块包含患者管理、医嘱管理、统计查询和费用管理等。护士工作站系统业务流程如图3-5。

5. **药品管理系统**　药品管理系统需要对分布于医院各个部门的药品的物流和相应的财流进行管理,涉及药库、药房和制剂室等各个部门。药库(房)是医院一个重要部门,是保证医院各部门正常用药的基地,药品收入也是医院一大经济来源。通过药库(房)管理系统对全院中、西药库(房)的药品进行管理,建立全院共享的药品字典、目录并将其分发到可能的药房,可以进行药名、

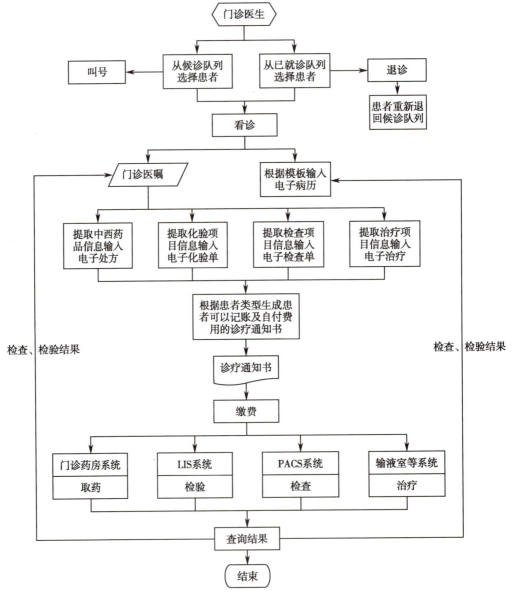

图3-3　门诊医生工作站系统业务流程图

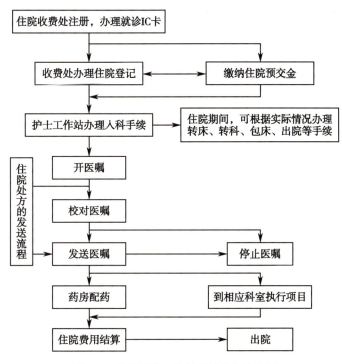

图 3-4　住院医生工作站系统业务流程图

药名医学科目、药品管理科目等方面的维护;依据预警数据生成采购计划,提供采购计划管理与采购管理,药品入库,药品出库(门诊药房领药、病区药房领药、科室领药单的自动生成、院内外调

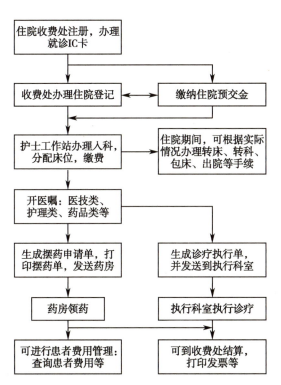

图 3-5　护士工作站系统业务流程图

拨等),库房灵活盘点,效期药品管理,毒麻贵重药品管理,药品价格调整,库存干预(主要是出入库秩序),药品会计事务处理(冲销账目、账页管理、汇款单管理、账业结存等),并提供药库需要的财务报表等药品相关活动。药品管理系统业务流程如图 3-6。

6. **辅助决策支持系统**　辅助决策支持系统涵盖各部门中心业务的查询,利用直观的表格统计图对门诊、住院、库房的收入与支出情况进行核算与分析,可提供对业务部门营运的评估与业绩的参考。可以加强医院领导对各业务部门费用使用的控制掌握,避免不必要的资源浪费,辅助医院领导决策。

7. **医技信息系统**　医技信息系统是对各种医疗辅助检查、检查信息系统的统称。根据使用部门和系统功能的不同,可分为:实验室信息系统(laboratory information management system,LIS),输血信息系统(blood transfusion information system,BTIS),放射科信息系统(radiology information system,RIS),医院影像存储与

传输系统(picture archiving and communication systems,PACS),超声信息系统(ultrasound information management System,UIMS),内镜信息系统(endoscopic information system,EIS)和心电信息系

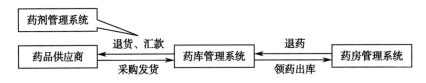

图 3-6　药品管理系统业务流程图

统(ECG information system,ECGIS)等。

　　虽然不同的医技信息系统在结构和功能上各有不同,但总体上均会完成:接受医生检验/检查申请信息,患者登记,检验/检查,审核发布报告的业务流程。下面以 LIS 和 RIS/PACS 为例进行介绍。

　　LIS 是指专门为医学实验室而设计的信息系统。完整的 LIS 包括所有实验室研究的学科内容,例如血液学、生化学、免疫学、微生物学等。LIS 利用信息技术对检验流程实现智能化、规范化、自动化的管理,辅助生成检验报告,提高工作效率,是医院信息系统的重要组成部分。LIS 系统业务流程如图 3-7。

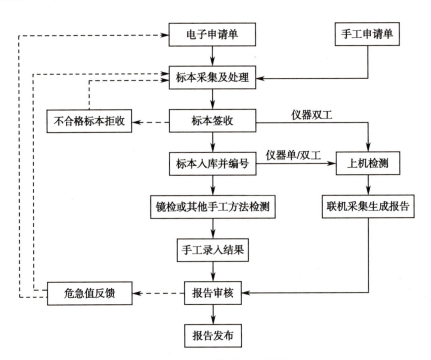

图 3-7　LIS 系统业务流程图

　　RIS/PACS 是相辅相成、不可分割的两个系统,共同应用于放射科,以实现成像、诊断的快速一体化,辅助科室工作流程的优化和检查质量、效率的提高。

　　RIS 主要负责处理放射科的日常业务流程,实现放射科内患者的预约登记,诊断报告的书写、审核、发布,工作量及疾病的统计,患者跟踪,胶片跟踪,诊断编码,科研教学和管理等功能,并承担与医院信息系统中患者信息的交换。

　　PACS 是利用现代放射技术、数字成像技术、计算机及通信技术,准确、高效地采集、存储、归档、传送、显示和管理医学影像信息与患者人口信息的数字化影像系统。根据美国国家电器制造商协会(National Electrical Manufacturers Association)对 PACS 的描述,PACS 的体系结构主要包括:图像采集、图像传输、图像存储/归档、图像处理显示和数据库管理五个部分。RIS/PACS 系统业务流程如图 3-8。

　　8. 医院信息平台　如果说上面介绍的每一个业务系统都是支撑医院信息化发展的一根柱

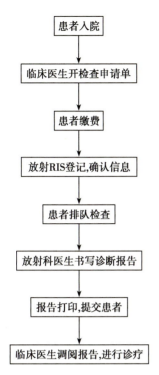

患者入院

↓

临床医生开检查申请单

↓

患者缴费

↓

放射RIS登记,确认信息

↓

患者排队检查

↓

放射科医生书写诊断报告

↓

报告打印,提交患者

↓

临床医生调阅报告,进行诊疗

图3-8　RIS/PACS 系统业务流程图

石,那么医院信息平台则是连接每根柱石的纽带,它承担起信息交换、信息规范、信息展现的作用,克服了"信息孤岛"的弊病,使得各种医疗信息能有序的围绕患者就诊的全过程进行收集、整理、组合和展现。

医院信息平台以患者电子病历的信息采集、存储和集中管理为基础,连接临床信息系统和管理信息系统的医疗信息共享和业务协作平台,是医院内不同业务系统之间实现统一集成、资源整合和高效运转的基础和载体。医院信息平台也是在区域范围支持实现以患者为中心的跨机构医疗信息共享和业务协同服务的重要环节。医院信息平台的建立实现医院信息系统基础设施和应用整合的需求。

医院的信息化进度随着国内医疗制度的改革与完善也不断提高,医院信息系统是改善医院的管理水平、工作效率、医疗水平和服务质量的重要手段,渐渐成为现代高水平医院的重要标识。医院信息管理体系的科学构建是衡量其信息化程度的重要标志,也是现代化医院信息化建设中不可或缺的重要组成部分。医院的信息系统能够提升医院的管理水平,促进医院各个职能部门处理业务信息的工作效率,创新了传统的信息管理模式,节省了现代化医院的信息管理成本,给医院带来良好的经济效益与社会效应。现代化医院建设过程中,要高度重视医院信息管理体系的构建,从医院自身特色与医院长期发展方向出发,构建符合医院长期可持续发展的信息管理体系,为医院带来良好的经济效益与社会效益。

 思考题

1. 电子病历的发展方向?
2. 医疗信息管理中可能遇到的问题?
3. 健康信息管理的必要性与发展前景?
4. 医疗信息管理的社会效益与经济效益?
5. 医疗信息系统的建设和运用在实践中可能会遇到哪些瓶颈?

（蔡永铭）

第四章 | 居民健康档案与健康管理系统

本章要点
1. **掌握** 居民健康档案、电子健康档案的概念。
2. **熟悉** 居民健康档案的管理、电子健康档案的组成及应用。
3. **了解** 慢性病管理系统、妇幼保健系统、重症精神疾病管理系统等健康管理系统。

根据党的十八届五中全会战略部署制定的《"健康中国 2030"规划纲要》，为推进健康中国建设，提高人民健康水平，要完善人口健康信息服务体系建设，全面建成统一权威、互联互通的人口健康信息平台，持续推进覆盖全生命周期的预防、治疗、康复和自主健康管理一体化的国民健康信息服务。居民健康档案与健康管理系统的应用会越来越广泛。本章主要介绍了居民健康档案、电子健康档案与常用健康管理系统。

第一节 居民健康档案

建立居民健康档案是改善民生不可或缺的一部分，它不仅体现了公共卫生服务的公平性，也是医疗卫生机构提供高质量医疗卫生服务的有力保障，更是建立健全基本医疗卫生制度的重要举措，同时也是医疗卫生领域信息化的一个重要内容。

一、居民健康档案的概念

居民健康档案（resident health records，RHR）这一概念是在社会发展过程中逐步得到完善的。早在 2009 年 12 月，卫生部就印发了《关于规范城乡居民健康档案管理的指导意见》，将健康档案进行了明确的定义，健康档案是医疗卫生机构为城乡居民提供医疗卫生服务过程中的规范记录，是以居民个人健康为核心、贯穿整个生命过程、涵盖各种健康相关因素的系统化文件记录。

居民健康档案系统的记录了居民的健康状况及其发展变化，以及影响健康的有关因素和接受卫生保健服务的过程，可为社区医生提供完整的、系统的居民健康状况数据，是社区医生掌握居民健康状况的基本工具，也是进行社区卫生服务管理的重要前提。

居民健康档案主要包含了个人基本信息、健康体检、重点人群健康管理记录和其他医疗卫生服务记录四个方面。其中个人基本情况包括居民姓名、性别等基础信息，以及既往史、家族史等基本健康信息。健康体检包括一般健康检查、健康状况、用药情况、健康评价等；重点人群健康管理记录包括国家基本公共卫生服务项目要求的 0~6 岁儿童、孕产妇、老年人、慢性病和重症精神疾病患者等重点人群的健康管理记录；其他医疗卫生服务记录包括接诊、转诊、会诊记录等信息。

二、居民健康档案的管理

建立健康档案的主体为乡镇卫生院、社区卫生服务中心、村卫生室、社区卫生服务站等卫生服务部门的门诊、住院、预防保健等科室的医务人员。居民健康档案不由患者自行保管，也不由医院病案室保管，而是由基层卫生服务机构医务人员兼管和利用。

（一）居民健康档案的内容

居民健康档案主要包括家庭基本信息和个人基本信息、个人生活行为习惯及预防接种情况表、周期性健康体检表、健康评价及处理意见、服务记录表、健康问题目录等。

1. **家庭基本信息和个人基本信息**　首次就诊时，基层医疗机构填写所在家庭基本信息，按照居民个人健康档案首页内容，逐项进行询问并填写相应内容：询问个人一般情况，包括姓名、性别、出生日期、民族、身份证号、家庭住址、联系电话、血型、文化程度、从事职业、婚姻状况、医疗费用支付方式等。询问个人健康史，包括过敏史及过敏物质、慢性病既往史、手术史、外伤史、输血史、家族史、遗传病史、有无残疾等。填写并核查档案各项记录的完整性和准确性，填写居民健康档案封面。发放居民健康档案信息卡，以备复诊或随访时使用。

2. **个人生活行为习惯及预防接种情况表**　询问现阶段个人生活行为习惯和预防接种情况。

3. **周期性健康体检表**　主要依托卫生服务部门开展健康检查，体检后由医务人员向体检对象反馈体检结果，体检结果一式两份，一份留存于个人健康档案处，一份交受检居民。

4. **健康评价及处理意见**　根据现阶段个人生活行为习惯、周期性健康体检情况进行健康评价，包括现患疾病、异常生理状态、危险因素的评价和处理意见，并填写下次检查日期。

5. **服务记录表**　包括各类疾病管理人群随访表、孕产妇和 0～3 岁儿童健康管理记录表、就诊记录、日常随访记录、转诊记录、会诊记录等。

6. **健康问题目录**　根据上述表格记录内容，填写主要健康问题目录，主要指建档对象存在的能够长期影响其健康状况的慢性病、危险生活行为方式、不良心理状态以及相关的家族病史和遗传病史等。

（二）居民健康档案管理的基本原则

居民健康档案管理的基本原则应体现在以下几点：

1. 在自愿与引导结合的原则下建立居民健康档案，在居民健康档案的使用过程中要着重保护居民的个人隐私。

2. 卫生服务部门应通过多种信息采集方式建立居民健康档案，要及时更新，以保持健康信息的连续性。

3. 应以国家统一的行政区划编码为基础，对居民健康档案统一采用 17 位编码制进行编码，保证每一份居民健康档案都有唯一编码。

4. 居民健康档案的填写应规范、完整、真实、准确。各类检查报告单据和转诊、会诊的记录都应留存归档。

5. 居民健康档案的保存必须按照要求妥善保管健康档案，指定专（兼）职人员负责健康档案管理工作，保证健康档案完整、安全。

因此，科学、规范地进行健康档案的管理包括健康档案的建立、保管和使用三个方面。

（三）居民健康档案的建立

居民健康档案通常由乡镇卫生院、社区卫生服务中心、村卫生室、社区卫生服务站等卫生服务部门的医务人员建立，可采用群体建档和个体分别建档相结合的方式。基本流程是先确定建档对象，接着对建档对象进行个人健康检查、家庭调查等方法获取基本资料，然后填入个人健康档案和家庭健康档案信息。如果有新居民加入，则采取个别建档和更新家庭成员基本情况的方式建档。

1. **结合健康体检，建立健康档案**　在居民自愿基础上开展健康检查，建立个人健康档案和家庭健康档案，筛选个人和家庭的主要健康问题，确定辖区内的妇女、儿童、残疾人、60 岁以上老人等人群为重点服务对象。

2. 结合日常医疗卫生服务内容,针对重点人群建立健康档案   在门诊工作中逐步开展首次就诊时建立居民健康档案,居民再次就诊更新资料,实行连续性跟踪记录。因为高血压、糖尿病患病率呈逐年上升的趋势,所以 35 岁以上就诊居民首诊测血压,45 岁以上就诊居民首诊检测血糖,一旦发现高血压、糖尿病等慢性非传染性疾病患者要建立随访表,并且制定慢性病随访管理计划,进行系统管理。60 岁以上老年人全部建档,随时掌握他们病情的动态变化。这种建档方法,有目标人群明确,针对性强,把疾病诊疗与预防保健结合起来,体现防治结合的特色。这样建立起来的居民健康档案有覆盖面广、更新及时、利用率高等优点。

3. 结合入户调查,建立居民健康档案   此种方式需要专职人员来完成,可作为结合日常门诊和体检方式建档的补充。

（四）居民健康档案的保管

居民健康档案所包括的资料较多,居民健康档案的排列顺序为:个人一般情况、主要健康问题目录、周期性检查记录、接诊记录或重点管理人群的随访记录、会诊和转诊记录、辅助检查资料等。这些资料最好以活页的形式装订成册,便于补充记录,合订本的最后应留有空白页,供辅助检查资料的粘贴。

居民健康档案的存放和保管可根据其规模、人员编制和人员素质情况而定,原则上由乡镇卫生院、社区卫生服务中心、村卫生室、社区卫生服务站等卫生服务部门保管。存放档案的柜子要符合防尘、防火的要求,档案应按编号顺序排放。每次使用完毕,要准确地放回原处,并定时进行整理,保持档案摆放的整齐有序。

（五）居民健康档案的使用

1. 首次建档   在居民首次接受健康体检或就诊时,为同意建立健康档案的居民建立健康档案并发放居民健康档案信息卡,以备复诊或随访时使用。首次建档建议由乡镇卫生院、社区卫生服务中心、村卫生室、社区卫生服务站等卫生服务部门的医务人员协助完成。

为建档居民准备文件袋,在文件袋外面填写家庭地址、户主姓名、联系电话等信息。文件袋内包括家庭每位成员的居民个人健康档案和家庭健康档案。与建立档案的居民约定下一次就诊时间,录入管理随访记录表。首次建档完成后,可将健康档案存放于居民居住地所在乡镇卫生院、社区卫生服务中心、村卫生室、社区卫生服务站等卫生服务部门。

2. 疾病复诊   居民在复诊时出示居民健康档案信息卡,由医护人员根据信息卡信息调取健康档案并转给接诊医生。

日常复诊或随访,由导诊人员到健康档案室调取复诊或随访者的个人健康档案并转交给接诊医生,接诊医生应首先通过阅读健康档案熟悉患者基本情况,了解患者既往病史,然后针对本次就诊情况填写接诊记录、更新健康档案相关内容,最后负责健康档案的归档。

对于需要转、会诊的患者,接诊医生应同时填写转诊、会诊记录、住院记录(需转入上级医院的患者,需要填写双向转诊二联单,并将存根粘贴在转诊记录表中)。对于住院的患者,应在患者出院 3 天后进行随访并将各项记录补充完整,放入居民健康档案文件袋中存档。

对周期性健康检查的服务对象,档案的调取与居民日常复诊或随访时相同。接诊医生应根据周期性检查表的内容,为就诊居民进行检查,填写新一轮的周期性检查表,同时更新个人生活行为习惯及预防接种情况表,并根据情况补充或更新居民健康档案中的主要健康问题目录。接诊完毕,由接诊医生将居民健康档案进行汇总和归档。

3. 健康随访   当确定了入户服务和随访对象后,由提供入户服务的医护人员到健康档案室调取相应服务对象的个人健康档案,按本次随访情况填写相应健康档案内容,并与管理对象约定下一次随访日期,记入管理随访记录表。

责任医生每天应核查当日应完成的随访对象的个人健康档案,如随访对象没有按期复诊,医生需要按照有关管理规范主动进行随访,保证健康管理的连续性。

对无特殊随访要求的人群,责任医生或护士应按年度进行健康风险评估,要有辖区随访对象目录,并按随访要求对随访责任人进行监督。

4. **整理**　责任医生或护士应当在每年年底将所负责的家庭和居民的所有健康档案进行核查、补充、更新。

三、居民健康档案的标准化

我国卫生部于 2009 年颁布的《健康档案基本架构与数据标准(试行)》,旨在统一和规范健康档案的信息内涵,指导健康档案数据库及相关健康管理信息系统的开发设计,支持健康档案与相关卫生服务活动以及其他信息资源库之间的数据交换与共享;同时为相关卫生服务活动的信息管理规范化与标准化提供依据,为构建整体的卫生信息模型和国家卫生数据字典提供基础信息资源。

国家卫计委在 2011 年颁布了《国家基本公共卫生服务规范》,在 2017 年印发了《国家基本公共卫生服务规范(第三版)》,提出 12 个业务规范所涉及的信息内容。卫生部制定了《城乡居民健康档案基本数据集》(WS 365-2011)。目的是从标准层面在全国范围内统一规范居民健康档案填写项目的元数据属性,指导城乡居民健康档案的信息收集、存储、共享及健康档案系统的建设。

由于人的主要健康和疾病问题一般是在接受相关卫生服务过程中被发现和被记录,所以健康档案的信息内容主要来源于各类卫生服务记录。从信息来源可以看出,建立健康档案是一个跨业务系统、跨生命时期、跨行政区域,持续积累、动态更新、共建共用的一个长期过程。因此制定全国统一、科学合理、满足基层、灵活适用的健康档案数据标准,是建立健康档案的关键。

健康档案数据标准目前主要包括:健康档案相关卫生服务基本数据集标准;健康档案公用数据元标准;健康档案数据元分类代码标准。

(一)健康档案相关卫生服务基本数据集标准

健康档案相关卫生服务基本数据集是指构成某个卫生事件记录所必需的基本数据元集合。与健康档案相关的每一个卫生服务活动均对应一个基本数据集。标准规定了数据集中所有数据元的唯一标识符、名称、定义、数据类型、取值范围、值域代码表等数据元标准。

针对健康档案的主要信息来源,卫健委目前已制定出健康档案相关卫生服务基本数据集标准共 32 个。按照业务领域分为 3 个一级类目:基本信息、公共卫生、医疗服务,其中"公共卫生"包含 4 个二级类目:儿童保健、妇女保健、疾病控制、疾病管理。

(二)健康档案公用数据元标准

健康档案 32 个相关卫生服务基本数据集中共包含 2 252 个数据元标准,其中两个或两个以上数据集中都包含的数据元,称为公用数据元。公用数据元是不同业务领域之间进行无歧义信息交换和数据共享的基础。健康档案公用数据元标准规定了健康档案所必须收集记录的公用数据元最小范围及数据元标准,目的是规范和统一健康档案的信息内涵和外延,指导健康档案数据库的规划设计。根据《卫生信息数据元目录》,健康档案公用数据元标准中共包含公用数据元 1 163 个。

(三)健康档案数据元分类代码标准

健康档案中的数据元之间存在着一定的层次结构关系。从信息学角度对数据元进行科学分类与编码,目的是记录健康档案中产生的所有信息,建立一个统一的、标准化的信息分类框架,使得不同的信息根据其不同的特性,能够分别定位和存储在相应的层级结构中,方便健康档案信息利用者的快速理解和共享。

第二节　电子健康档案系统

一、电子健康档案的概念

电子健康档案(electronic health records,EHR)是人们在健康相关活动中形成的具有保存备查价值的电子化历史记录。它是存储于计算机系统之中、面向个人提供服务、具有安全保密性能的终身个人健康档案,是以居民个人健康为核心,贯穿整个生命过程,涵盖各种健康相关因素、实现多渠道信息动态收集,满足居民自我保健、健康管理和健康决策需要的信息资源。

电子健康档案中的个人健康信息包括个人基本信息、主要疾病和健康问题摘要、主要卫生服务记录等内容。电子健康档案信息主要来源于医疗卫生服务记录、健康体检记录和疾病调查记录,并进行数字化存储和管理。

二、电子健康档案的历史回顾

世界发达国家卫生信息标准化工作起步较早,普遍以建立信息模型和元数据规范为主要技术路线和方法,以指导信息系统建设,规范数据收集,增进共享为最终目标。一些国家和国际组织的卫生数据标准研究方法和成果在卫生信息领域产生了深远影响。

自 1997 年《中共中央、国务院关于卫生改革与发展决定》发布以来,各大中型城市开始积极探索和发展社区卫生服务工作。作为社区卫生服务内容之一的健康档案工作也发展迅速,一些经济发达的部分省市根据本省/市健康档案内容分别建立各自的健康档案计算机管理软件/系统。

我国电子健康档案的建设和应用,在经济发达地区发展速度较快,政府推动力度大,技术较先进,覆盖范围较广。其中北京、上海、深圳在社区卫生信息化建设和居民电子健康档案建立方面做出了显著的成绩,并逐渐成为全国的示范。浙江省有多个地区已经启用居民健康信息系统并实现了市、县、镇、村四级医疗机构联网,已有八成以上的城乡居民拥有个人电子健康档案。江苏省苏州、江阴、吴江、镇江、徐州等市均已开始为离退休职工、老年人和农民等人群建立了电子健康档案,医疗机构根据健康档案信息开展定期的随访和病情监测,从而更有针对性地为居民提供医疗保健服务。

2016 年发布的《"健康中国 2030"规划纲要》,作为新中国成立以来首次在国家层面提出的健康领域中长期战略规划,纲要中提出"2030 年人人拥有规范化的电子健康档案"。

三、电子健康档案的组成

根据《健康档案基本架构与数据标准(试行)》规定,电子健康档案的主要组成部分有两类:一类是个人基本信息,包括人口学信息、社会经济学信息、亲属信息、社会保障信息、基本健康信息和建档信息;另一类是主要卫生服务记录,包括儿童保健、妇女保健、疾病预防、疾病管理和医疗服务。

电子健康档案由以下六部分组成:

1. **个人基本信息**　这是电子健康档案中最基本的要素信息,电子健康档案系统通过个人信息的识别,可以判定就诊人员的身份,其中包括姓名、性别、身份证号、文化程度、婚姻状况、户籍性质、联系方式、工作单位、子女数、父母亲姓名、血型、医疗保险类别、医疗保险号码、残疾证号码等信息内容。

2. **个人病史记录**　通过查看个人病史记录有利于提高医生确诊的准确率,其中包括过敏史、既往疾病、家族遗传病史、残疾情况、重大手术记录等内容。

3. **个人保健活动记录**　居民进行自我保健活动的记载可称为个人保健活动记录,这部分内容可以按照不同生理年龄划定生命周期进行分类,如婴儿期、幼儿期、学龄前期、学龄期、青春期、青年期、中年期、老年期。

4. **个人诊疗记录**　个人诊疗记录中既包括身体上的诊疗记录,也包括精神上的诊疗记录,其中包括就诊时间、地点、主治医生、疾病种类、诊断报告、医疗影像和医嘱等内容。

5. **个人用药记录**　个人用药记录是医生对病情准确诊断的一项决策支持,关乎疾病的控制。正常情况下用药是和疾病紧密联系的,个人用药记录体现了居民的健康状况,对医生的判断决策起到辅助性作用。

6. 账单记录　此类信息属于凭证性材料,用于医疗保险的报销和意外伤害的赔偿。

四、电子健康档案系统的基本问题

电子健康档案系统在使用过程中存在以下问题:

(一)行业标准不统一,制约系统间的信息交换与共享

2009 年我国制定了《健康档案基本框架与数据标准(试行)》,2017 年制定了《医学数字影像通信基本数据集》,但这些仅仅是单一的数据元、框架标准和试行的规范。目前存在的电子健康档案主要由软件公司开发或者医疗卫生机构自行开发,由此造成系统的标准、目标、要素、功能与构成均不一致的情况。信息不标准则联通难,数据不统一则共享难,系统不一致则接口难,业务不规范则衔接难。在互联网如此发达的信息社会,医疗数据互联互通只有 3%,发达城市也不到 10%,并且各地区医疗个性化服务,产生了信息孤岛,使得信息的交换共享困难。

(二)居民健康意识薄弱,导致电子健康档案建档率低

到 2018 年,农村地区的人们还没有足够的体检意识,大多居民对分级诊疗没有深入的了解,仍然习惯到二、三级医院就诊,对社区卫生服务机构的基本医疗保健服务认识还不够到位。除此之外由于电子健康档案涉及众多隐私,在建立档案过程中,也会采取回避的方式。这些原因直接导致了居民建档不积极,电子健康档案建档率低。

(三)资金投入不足,导致电子健康档案发展缓慢

居民电子健康档案的建设、应用以及发展是一项长期的系统工程。从前期的建成到后期的维护、软件的更新等,都需要持续、大量的资金投入。虽然我国每年在医疗卫生信息化的投入在大幅度的增加,从 2010 年的 27 亿增加到了 2015 年的 333.4 亿,但不可否认的是,电子健康档案系统除了开发,还有后期的建档、更新等都需要大量的资金,其中启动资金与后续资金的投入不足,已成为制约电子健康档案应用和推广的主要因素。

(四)地方经济状况不同,导致电子健康档案发展不平衡

在经济发达地区,电子健康档案的建档率普遍较高,如北京、上海、广州,厦门等城市,电子健康档案的建设已经走在全国前列。然而在经济欠发达地区,特别是农村地区基层卫生服务部门,受资金投入的限制,对电子健康档案系统的建设还不够。由此可见,受经济因素的影响,是导致电子健康档案地区发展不平衡的极大因素。

(五)电子健康档案利用率较低

有些地方建立的电子健康档案没有实现信息的共享,不能在日常工作中发挥应有的作用。主要原因:其一是系统间标准不统一,不能实现数据的交换;其二是居民流动性大,导致随访难度增加;其三是有些居民到医院就诊使用虚假个人信息。以上原因增加了电子健康档案的更新的难度,中断了电子健康档案应有的连续性,从而造成了部分电子健康档案利用率较低。

五、电子健康档案系统的发展与挑战

(一)电子健康档案系统的发展

1."大数据"技术为电子健康档案的开发利用提供了广阔前景　首先,物联网技术的发展为电子健康档案提供了更为直接、精确、实时的数据源。其次,云计算的发展减轻了电子健康档案的存储成本和压力。目前,一些医疗机构存储的包括电子健康档案在内的数据往往已经达到了PB 级,今后还会以更快的速度增长。第三,大数据分析技术的发展使电子健康档案信息资源可以在临床业务、付款/定价、研发、新的商业模式、公众健康等方面发挥巨大的作用。

2. 电子健康档案建设已成为国家医疗信息化重点任务　在卫生部《2011—2015 年卫生信息化发展规划》中指出,要"以建立居民健康档案为重点,构建乡村和社区卫生信息网络平台",并将"推进电子健康档案和电子病历数据资源建设"作为重点任务,尽快建成电子健康档案和电子病历数据两大基础数据资源库。在发改委制定的《国家政务信息化工程建设规划》中,将"全民安全

保障信息化工程"作为国家信息系统建设首要任务,通过建立城乡居民电子健康档案,完善公共卫生管理系统等措施,提高医疗卫生服务能力,促进医疗卫生公共服务均等化。国家各部门相应政策的出台为电子健康档案健康、持续发展提供了保障。

3. 多方参与实现电子健康档案发展的共赢　电子健康档案系统的建立与应用不仅依靠政府,也需要医院、企业乃至公民个人的积极参与。多方参与有利于分担风险,同时各方能发挥出自己的专长,节约成本,提高效率。在"大数据"时代,由于涉及的领域众多,这种多方参与就更为必要。目前,包括 IBM、惠普、华为、东软、万方在内的近百家公司已经开始涉及医疗"大数据"领域,有的已经开展了相关应用。例如东软为海南省澄迈县居民建立电子健康档案,并利用物联网技术进行数据的实时更新,居民的手机还会收到针对健康情况的医生建议,实现了政府、企业和居民的共赢。

（二）电子健康档案系统的挑战

1. 数据安全面临挑战　电子健康档案中包含个人基本资料,诊疗记录,日常健康管理记录等信息,若在网络环境下发生信息泄露,将会对个人隐私造成威胁,并可能因此而产生灰色产业链。另一方面,电子健康档案的存储设备如若发生故障,且不能迅速恢复,将会使临床诊治、数据的快速分析及预测、远程应用等系统发生中断,若因此造成数据丢失还将会对个人今后的健康管理造成很大影响。

2. 电子健康档案配套的法律制度还不健全　电子健康档案的管理涉及政府的各个部门,还有企业和医院的参与。目前还没有一个统一的部门对它们进行管理,当然也没有制定配套的规章制度协调各个部门的关系,明确各方职责。这样很容易出现电子健康档案管理的真空,也可能出现不同地区之间规定相互抵触的现象,不利于电子健康档案的全面发展。另外,电子健康档案在法律上的地位还没有明确,电子健康档案中的原始记录是否具有法律效力、电子健康档案涉及的各方的权利与义务等问题也还没有明确的规定,这些也许会成为电子健康档案系统今后发展中的阻碍。

第三节　健康管理系统

健康管理的目的是针对个体的健康,对身体进行全方位的监测与评价分析。通过对用户的调查访问,对影响身体与心理健康的风险因素进行合理的干预,达到实现健康管理的目的。

健康管理系统主要包含慢性病管理系统、妇幼保健系统、重症精神疾病管理系统及家庭医生签约服务信息系统。

（一）慢性病管理系统

慢性病又称慢性非传染性疾病(noninfectious chronic diseases,NCDS),不是特指某种疾病,而是对一组起病时间长,缺乏明确的病因证据,一旦发病即病情迁延不愈的非传染性疾病的概括性总称。

慢性病管理是指组织慢性病专业医生、药师及护理人员,为慢性病患者提供全面、连续、主动的管理,以达到促进健康、延缓慢性病进程、减少并发症、降低伤残率、延长寿命、提高生活质量并降低医药费用的一种科学管理模式。

慢性疾病管理系统是一种为综合性医院及专科医院开发设计的慢性疾病管理网络系统。它全面导入疾病管理的概念,针对常见慢性病的诊疗与科研,帮助科室快速实现慢性病病历的系统管理,辅助医生护士的日常诊疗护理工作,并为医院向患者提供多样化诊疗服务创造条件。

目前主要的慢性病为高血压、糖尿病、冠心病、脑卒中等慢性疾病。慢性病导致的死亡率高达总死亡的百分之八十以上,慢性病不仅给患者带来了身体和精神上的痛苦,而且也是导致相当一部分患者经济贫困的主要原因。随着工业化,城镇化,老龄化的进度加快,慢性病患者的数量也不断持续走高,现如今我国已经确认的慢性病患者已经达到了 2.6 亿,中老年人患有慢性病的概率相当高。

慢性疾病的危害非常严重,治疗慢性疾病已经得到了社会广泛的关注,现如今慢性疾病的治疗手段也多种多样,同时慢性疾病治疗和管理的人力投入也不可忽视,为严格控制慢性疾病的得病率,提高慢性疾病的治疗效率,一套完善、高效的慢性病疾病管理系统尤为重要。

慢性病管理系统是一个多交互的平台,它包括慢性病服务与评价、生活习惯、慢性疾病指标监测,医嘱处方,费用管理和系统管理六个部分,从而达到多功能,全方位对慢性疾病的管理和监督。

慢性病管理系统的功能主要包括个人健康档案管理、人群分类、疾病管理。

1. **个人健康档案管理**　个人健康档案用于维护慢性病患者个人健康档案信息,包含"新建档案""档案管理""健康档案查询统计""健康档案双因素查询"等功能。"新建档案"用于添加慢性病患者个人健康档案信息;"档案管理"用于对用户输入条件查询出需要的个人健康档案信息;"健康档案查询统计"方便用户对本社区的个人健康档案信息统筹查询以及统计相关结果;"健康档案双因素查询"方便用户对本社区的个人健康档案信息从两个方面综合起来统筹查询以及统计相关结果。

2. **人群分类**　人群分类将居民分为患病人群、高危人群、一般人群三类,用于对本辖区内所有的个人健康档案信息的分类查询。

（1）患病人群:在"患病人群"模块中可以根据用户输入的条件查询出有疾病管理卡的个人健康档案,可查询出所有符合"患病人群"条件人的健康档案记录列表。慢性病患者的筛查标准:

①问题目录含有 K86 高血压无并发症、K87 高血压有并发症或者收缩压≥140mmHg 或者舒张压≥90mmHg 显示"高血压"。

②问题目录 T89 胰岛素依赖型糖尿病、T90 非胰岛素依赖型糖尿病或者餐后 2h 血糖≥11.1mmol/L 或者空腹血糖≥7mmol/L 显示"糖尿病"。

③问题目录含有 K90 脑卒中/脑血管意外显示"脑卒中"。

④问题目录含有 K74 缺血性心脏病伴心绞痛、K75 急性心肌梗死、K76 缺血性心脏病无心绞痛显示"冠心病"。

（2）高危人群:在"高危人群"模块中可以根据用户输入的条件查询出有某种疾病倾向的个人健康档案,可以查询出所有符合"高危人群"条件的人的健康档案记录列表。高危人群主要筛查血压、血脂、血糖、体重、吸烟数量等指标。例如高血压、高血脂、高血糖高危人群的筛查标准为:

①130mmHg≤收缩压<140mmHg 或者 85mmHg≤舒张压<90mmHg 显示"临界高血压"。

②1.7mmol/L≤甘油三酯≤2.25mmol/L 或者 5.18mmol/L≤胆固醇≤6.21mmol/L 显示"血脂边缘升高"。

③6.1mmol/L≤空腹血糖<7mmol/L 显示"空腹血糖受损（IFG）"。

④7.8mmol/L≤餐后 2h 血糖<11.1mmol/L 显示"糖耐量异常（IGT）"。

（3）一般人群:一般人群用于根据所选的辖区查询出没有疾病的个人健康档案。个人健康档案的问题目录的不包含（T89、T90、K90、K86、K87、K74、K75、K76 或者舒张压≥85mmHg 或者收缩压≥130mmHg 或者甘油三酯≥1.7mmol/L 或者胆固醇≥5.18mmol/L 或者餐后 2h 血糖≥7.8mmol/L 或者空腹血糖≥6.1mmol/L 或者 BMI≥24 或者平均吸烟≥20 支/天）的条件。

3. **疾病管理**　疾病管理主要对患有高血压、糖尿病、冠心病、脑卒中患者的信息进行维护。系统赋予不同级别的用户权限不同,于是不同用户看到的信息范围就不同。

（1）高血压管理:对于没有建立"高血压管理卡"的人员,需要填写管理卡表中的信息。对于新建卡用户"身高""体重""血压值""胆固醇""腰围""高密度脂蛋白""甘油三酯"等信息必须填写。

对于已经建立"高血压管理卡"的人员,可以进行"随访记录"的添加和查看。在修改随访记录的时候,"吸烟数""饮酒数""运动频率""每次持续时间"等均应做详细记录。

（2）糖尿病管理：对于没有建立"糖尿病管理卡"的人员，需要如实填写管理卡中的信息。糖尿病并发症情况中的"肾脏病变年数""神经病变年数""心脏病变年数""视网膜病变年数""足部病变年数""脑血管病变年数""身高""体重""血压值""餐后2h血糖""胆固醇""腰围""高密度脂蛋白""空腹血糖""甘油三酯"需要详细填写。

对于已经建立了"糖尿病管理卡"的人员，可以进行"随访记录"的添加和查看。其中"吸烟数""饮酒数""运动频率""每次持续时间""餐后2h血糖""糖化血红蛋白""体重""血压""胆固醇""腰围""高密度脂蛋白""空腹血糖""甘油三酯"等均应做详细记录。

（3）冠心病管理：对于没有建立"冠心病管理卡"的人员，需要填写管理卡表中的信息。"身高""体重""心率""血压""空腹血糖"必须填写。

对于已经建立了"冠心病管理卡"的人员，可以进行"随访记录"的添加和查看。"吸烟""饮酒""运动频率""每次持续时间"等均应做详细记录。

（4）脑卒中管理：对于没有建立"脑卒中管理卡"的人员，需要填写管理卡表中的信息。"MRS评分""身高""体重""腰围""血压值""空腹血糖""餐后2h血糖"必须填写。

对于已经建立"脑卒中管理卡"的人员，可以进行"随访记录"的添加和查看。"吸烟情况""饮酒情况""运动频率""每次持续时间""餐后2h血糖""高密度脂蛋白""低密度脂蛋白""甘油三酯""胆固醇""血压值""空腹血糖"等均应做详细记录。

（二）妇幼保健系统

妇女儿童是一个国家卫生保健的重点，其健康水平代表着人口的总体健康状况。中国历来重视和关心妇女儿童健康问题，中国历史上形成的高生育率、高死亡率的传统生育模式已经改变，实现了低生育率和低死亡率的良性循环。妇幼保健包括妇女保健和儿童保健，其中妇女保健包括婚检、孕妇的产前检查、叶酸的发放、高危孕产妇的监控、生殖健康的宣传、分娩的一系列检查和产后访视。儿童保健包括婴幼儿的产后访视，体检，疫苗接种，体弱儿的监控，新生儿筛查等。

妇幼保健工作是公共卫生工作不可或缺的组成部分，对于依法保障妇女、儿童身心健康，提高出生人口素质具有重要作用。妇幼保健服务作为一项预防保健与临床医疗并重的公共卫生条线业务，有着跨度大、周期长等特点。随着我国医疗卫生体制改革的深化和经济的全面发展，居民对妇幼保健服务质量的要求越来越高。

妇幼保健系统是指按照国家有关法律法规和政策、标准的要求，以计算机技术、网络通信技术等现代化手段，对妇幼保健机构及相关医疗保健机构开展的妇幼保健服务工作各主要阶段所产生的业务、管理等数据进行采集、处理、存储、分析、传输及交换，从而为卫生行政部门、妇幼保健机构及社会公众提供全面的、自动化的管理及各种服务的信息系统。是妇幼保健机构对其服务对象进行长期、连续的追踪管理和开展优质服务的基础，是妇幼保健机构现代化建设中不可缺少的基础设施与支撑环境。

我国妇幼保健工作的信息化已经历时十余年，取得了一定的成果。目前妇幼保健信息管理系统主要包含了《妇女儿童基础档案管理子系统》《婚前保健服务管理子系统》《计划生育技术服务管理子系统》《妇女病查治管理子系统》《孕产期保健服务管理子系统》《孕产妇高危管理子系统》《出生医学证明管理子系统》《产前筛查与诊断管理子系统》《孕产妇死亡报告管理子系统》《新生儿疾病筛查管理子系统》《儿童健康体检管理子系统》《体弱儿健康管理子系统》《出生缺陷监测防治管理子系统》《母婴预防艾滋病传播管理子系统》等二十余个子系统。本节仅介绍孕产妇保健管理信息系统和儿童保健管理信息系统。

1. 孕产妇保健管理信息系统　孕产妇保健管理信息系统主要是查看居民健康档案中的孕产妇保健信息，以便对辖区内孕产妇的健康状况有详细的了解。孕产妇保健管理信息系统主要提供用户记录早孕登记、产前复查、分娩情况、产后访视等相关功能，记录孕妇从怀孕到分娩再到产后访视的全过程。同时还提供产前筛查、高危管理、死亡监测等异常情况处理功能。孕产妇保健信息要在医疗服务机构之间进行及时的交换,如查出妇女怀孕的医院应将妇女怀孕数据及时传送到怀孕妇女所在地的社区卫生服务机构,由社区卫生服务机构的医生提供产前保健服务,社区卫生服务机构将产前保健数据传送给助产机构,助产机构将孕妇产前检查、分娩数据传送回社区卫生服务机构,社区卫生服务机构可获知产妇分娩并及时上门进行产后访视服务。具体功能如下:

(1) 基本情况登记:完成孕产妇围产保健卡基本信息的录入,包括一般情况、月经史、孕产史、既往史、家族史、体格检查、妇科检查等信息,根据孕产妇末次月经日期自动计算预产期和孕周。

(2) 产前检查管理:完成产前检查信息的录入,包括一般体检、产科检查、辅助检查、诊断、处理、指导,给出预约时间,进行复诊登记。根据产前检查数据生成并打印妊娠图,打印产前检查记录单和产检预约单,对多胎情况进行记录。

(3) 高危孕产妇预警与确诊:根据孕产妇的基本情况,妊娠合并症及妊娠并发症对孕产妇的围产保健数据进行高危因素评判,显示相关高危因素,确定高危对象。

(4) 分娩记录管理:记录产妇的分娩信息,包括出入院登记、分娩过程、新生儿情况、产后诊断、产后观察等,可打印分娩记录单,记录多胎婴儿信息。

(5) 产后访视管理:记录产妇产后的一般情况,乳房、子宫、腹部伤口恢复等情况。

(6) 新生儿访视:完成新生儿访视信息的登记,包括体温、体重、皮肤、黄疸、大小便、脐部、喂养情况、指导及异常情况处理等。

(7) 孕产妇保健管理结案:记录产后 42 天检查信息,终止妊娠和孕产妇死亡的情况下进行结案处理,自动产生相关统计指标。

(8) 查询:支持个案查询,查询孕产妇完整的围产保健档案,具备与其他系统相应档案的关联查询功能。可以根据单个或多个条件组合查询孕产妇基本情况、产前检查、分娩记录、产后访视及检查信息等。

2. 儿童保健信息管理系统　儿童保健是研究小儿不同时期生长发育规律及其影响因素,采取有效措施,加强有利条件,防止不利因素,促进和保证小儿健康成长的综合性防治医学。儿童保健工作的目的是要增强小儿体质,促进儿童生长发育,提高儿童健康水平,使儿童身心得到全面发展,培育品德优良、智力发达、体格健全的下一代,降低小儿发病率和死亡率。

儿童保健信息管理系统通过记录保健儿童定期检查情况,采用 WHO 标准和国标两种类型的量表,得出科学的生长发育检测与评价结果,对儿童的疾病、缺点、缺陷做到早预防、早发现、早治疗。对孩子的体格及精神发育能做出全面评估,对营养与膳食、早期教育、疾病防治及护理提供相应指导,特殊儿童可专案管理。具体功能如下:

(1) 儿童基础档案:儿童保健档案以儿童为中心,以个人档案的形式组织整个档案。作为进入系统的首页,以书页的形式展示儿童的基本情况,直观地显示儿童姓名、性别、照片、建档年龄、父母信息、户口地、住址、联系电话、已检次数、应检日期、体检信息等。

(2) 基本资料:记录和管理儿童 42 天首次建档信息,涵盖出生情况、出生孕周、出生身长、出生体重、孕次、产次、分娩方式、胎数、胎次、窒息、破伤风、血型、阿氏评分、出生地分类、出生医院、户口地址、喂养方式、六个月内纯母乳、辅食添加、父母基本情况、母亲孕期情况、孕产史等信息。

(3) 体检资料:包含下次预约日期、体格检查、化验检查、疾病结论与诊断、保健与喂养指导、历次体检。

(4) 生成预约日期、评价生长发育情况:自动生成下次预约日期,可根据需要选择 WHO 97、WHO 2006 以及儿童九城市身高发育评价标准自动评价 H/A 评价、W/A 评价、W/H 评价、头围评价。

(5) 自动绘制发育曲线:根据儿童历次体检身高、体重、年龄等信息自动绘制身高/年龄、体重/年龄、体重/身高的生长曲线图。

（6）专案儿童管理：系统可以根据儿童年龄、身高、体重、红细胞数、血红蛋白量或血细胞比容等条件匹配系统中的体弱因素、疾病因素、缺点因素，从而自动建立体弱儿、疾病儿、缺点儿的专案档案。系统可以提供肥胖症专案、营养不良专案、佝偻病专案、贫血专案、体弱儿专案、疾病儿专案、缺点儿专案等七种专案儿童管理。每种专案管理都由专案资料、专案复诊、结案/转归结构，并对不同的专案有针对性地提供专案儿保健指导服务。

（7）预约管理与追访管理：健康体检儿童及专案儿童每次体检时，自动生成下次体检的预约日期，系统可依据时间段内的预约日期、姓名、预约目的（保健体检、专案复诊）、按到期时间、已到检、过期过检等条件查询预约体检的儿童信息，方便科室医生了解近期可能的工作量，合理安排人员与作息时间。对超预约日期未到检的儿童，系统提供追访管理功能，记录保健医生通过电话、家访等方式的追访记录。

（三）重症精神疾病管理系统

重症精神疾病，是指精神活动严重受损导致对自身健康状况或者客观现实不能完整辨认，或者不能控制自身行为的精神疾病。患者由于大脑功能失调导致认知、情感、意志、和行为等精神活动出现不同程度障碍，表现有幻觉、妄想、思维障碍、行为紊乱等，并且社会生活能力严重受损。主要包括精神分裂症、分裂情感性障碍、偏执性精神病、双相障碍、癫痫所致精神障碍、精神发育迟滞伴精神障碍等疾病。

在重症精神病管理系统中，本着分级负责与属地管理的原则进行重症精神病的报告，由责任报告单位的责任报告人负责填写基本数据的相关表格，并由数据质控员进行患者信息的审核、基本数据录入及质量的管理。具体功能如下：

1. **用户分配及权限职责**   系统根据用户级别，分配不同的用户权限，主要分为直报用户、县级精防机构、区县级数据质控员、市级精防机构、市级数据质控员 5 类用户。各级精防机构负责本级的系统用户安全管理。未经同级卫生行政部门批准，不得擅自扩大系统使用与查询范围和权限。其他部门和机构如需查询系统相关信息，需出示相关证明并经同级卫生行政部门批准后备案。卫健委或省级卫生行政部门可依法发布全国或本省（区、市）重性精神疾病管理治疗相关信息。其他责任报告单位、责任报告人和数据质控员以及精神疾病防治相关人员无权向社会发布相关信息，不得向无关人员透露患者信息。各级业务管理员应当按照《国家重性精神疾病基本数据收集分析系统用户与权限管理规范（试行）》规定履行职责，遵守国家法律法规，熟悉国家保密制度有关规定，责任心强，未经许可不得透露系统相关信息。

2. **信息上报**   具备网络直报条件的责任报告单位直接将基本数据录入系统；不具备网络直报条件的社区卫生服务中心/乡镇卫生院，可由所在地县级精防机构使用该社区卫生服务中心/乡镇卫生院的直报用户账号代为录入。责任报告人和数据质控员对基本数据的准确性、完整性负责。责任报告人须对纸质表格进行错项、漏项、逻辑错误检查，确保信息准确。数据质控员对可疑信息应核实后再行录入。县级精防机构的数据质控员应当在 2 周内对本辖区网络报告的基本数据进行审核，对可疑信息应当及时返回责任报告单位核实。责任报告单位对失访后再次纳入管理或其他信息有变化的患者，应及时进行系统信息更新。

3. **信息整理及统计**   县级精防机构每隔 2 周对辖区内的系统网络报告信息根据姓名、性别、有效身份证号码进行查重，如发现报告患者信息相同，应当及时与责任报告单位的数据质控员取得联系并进行核实，如确为重复信息应当及时予以删除。

系统可以统计出某段时间内某地区的在管患者人数、实际到访人数，以及危险性评估、随访病情分类等。还可以统计各种危险行为（轻度滋事、肇事、肇祸、自伤、自杀）等的人数，将趋势进行标识。

4. **精神卫生管理简报**   系统还可以做出精神卫生管理简报、在册患者一般情况简报，要求区县每个季度将总体概况、基本信息、各社区情况通报、附件等上报市精神卫生防治办公室、区县卫生行政部门。

5. **考核与评估** 各级卫生行政部门定期组织对本辖区重性精神疾病信息报告管理工作进行考核。各级精防机构协助同级卫生行政部门制订考核方案,并定期对相关医疗机构进行指导与评估。有关医疗机构应当将重性精神疾病基本数据收集分析工作纳入本单位考核范围,定期进行自查。

(四)家庭医生签约服务信息系统

家庭医生签约服务是以家庭医生为核心,以健康管理服务团队为依托,以社区为范围、家庭为单位,以全面健康管理为目标,在自愿选择的基础上,家庭医生与居民家庭签订协议,通过契约服务的形式为签约家庭成员提供全程、连续、适宜的综合医疗卫生和健康管理服务。

2015 年 11 月,国家卫计委、国家中医药管理局印发的《关于进一步规范社区卫生服务管理和提升服务质量的指导意见》中指出:到 2020 年,各地要力争实现让每个家庭拥有一名合格的签约医生。2016 年 4 月 18 日,习近平总书记在主持召开的中央全面深化改革领导小组第二十三次会议上要求推进家庭医生签约服务。由国务院医改办、原国家卫生计生委、国家发展改革委、民政部、财政部、人力资源社会保障部和国家中医药管理局联合发布,自 2016 年 6 月 6 日起实施的《关于推进家庭医生签约服务的指导意见》中明确要求"加快推进家庭医生签约服务,2017 年家庭医生签约服务覆盖率达到 30% 以上,重点人群签约服务覆盖率达到 60% 以上,2020 年基本实现家庭医生签约服务制度全覆盖。"

作为签约服务信息化建设的产物——家庭医生签约服务信息系统是基于人力社保和卫生计生业务需求,将双方原有签约服务系统进行融合,形成统一的签约服务系统,可实现参保人员和非参保人员签约、解约、续约、变更等业务的在线办理和查询、统计的信息化管理平台,让居民选择家庭医生服务更加便捷高效。

家庭医生签约服务信息系统建立"签约机构数据库""签约居民数据库""医联体数据库"以及"服务项目数据库",可随时查询、分析签约工作进展情况,并满足签约医保结算和考核评价需求,夯实签约管理基础。家庭医生签约服务信息系统依托"互联网+"和大数据技术,完成预约诊疗、诊间结算、双向转诊等功能,通过健全签约服务"闭环",不断提升家庭医生签约服务的便利性,让签约居民享受更加优质的医疗服务。

签约服务首先应明确服务对象、服务项目和范围、服务提供者、提供方式、服务费用等。家庭医生签约服务信息系统主要包含签约管理、任务管理和居民服务管理。

签约管理主要针对居民家庭医生制签约、解约和家庭关系维护等。

任务管理包括签约、随访、体检、健康档案规范建档等任务的生成。任务的产生方式可以分为系统自动推送、自定义生成、团队工作分配、健康干预任务自动生成等。通过任务的执行情况分析,实现对家庭医生工作情况的统计和监控管理。

居民服务管理主要针对已签约居民为对象,开展各类家庭医生服务具体内容的信息采集,包括居民个人或家庭健康档案调阅和维护、基层医疗卫生服务信息录入、健康评估、个人及家庭健康管理服务信息提示、预约转诊等。

 思考题

1. 简述居民健康档案和电子健康档案的区别和联系。
2. 如何对居民健康档案进行管理?
3. 电子健康档案系统存在哪些问题和机遇?
4. 简述健康管理系统包括哪些系统?
5. 简述慢性病管理系统的功能。

(喻 勇)

第五章 公共健康信息管理

1. **掌握** 公共健康信息的内涵及形式,突发公共卫生事件及传染病数据的采集。
2. **熟悉** 公共健康信息的传输、公共健康信息的利用与发布;公共健康信息系统的基本概念、构成及特点;常见公共健康信息系统的基本架构。
3. **了解** 国家健康信息网络概述;我国健康信息网络及其发展方向。

第一节 公共健康信息的采集与获取

一、公共健康信息的内涵及形式

(一)公共健康信息的内涵

"公共健康(public health)是通过有组织的社会力量,高效率地预防疾病、延长寿命、促进心理和身体健康的科学和艺术",概括来讲:公共健康是关系到一个国家或地区大众健康的公共事业。该概念是由 Winslow 提出,并被 WHO 认可。

国内外关于"公共健康"的概念大都是在不同的背景和阶段下提出的,首先,国内对"public health"的翻译就有"公共卫生"与"公共健康"两种,有其时代特点。其次,内涵方面不断得到丰富,其定义就有:"公共健康是指导维持和改进所有人健康的科学、实际技能和信念的综合""公共健康是地方、国家、民族和国际资源的组织形式,旨在强调影响各个社会的主要的健康问题""公共健康就是指公众的健康"等。

公共健康信息(public health information)是指公共健康领域中各类疾病预防、职业健康保健、疾病监测的数据采集、登记、存储、统计分析与检索及其管理资料,是指能够被卫生行政管理部门利用的信息。这些信息不会具体到某个人,相对而言是一个群体的健康信息,卫生管理部门根据这些信息做出相应的行政决策。

(二)公共健康信息的形式

公共健康信息管理过程中通过信息系统及平台的建设及应用,不断收集和整理公共健康系统各领域相关信息,以便提高公共健康服务质量,所收集管理的信息包括监测信息和响应信息。

1. **监测信息** 包括疾病信息监测和卫生信息监测。疾病信息监测主要包括对法定传染病、疾病监测点、专病报告系统、实验室网络及监测和临床症状监测所收集的信息进行及时有效的监测;而卫生监测信息主要是对环境危险因素、食品卫生与中毒、放射、职业卫生及医疗服务监督等方面的信息进行收集和整理。

2. **响应信息** 主要是针对医疗救治和政府的指挥决策而言。医疗救治信息包括院前急救信息系统、应急医疗及患者转运信息系统救治专家和人力资源信息系统及药品、医疗物资储备信息系统所进行的信息收集和整理。指挥决策信息系统管理主要包括突发事件评估及预警信息系统、预案启动及趋势预测信息系统、指挥调度和部门协调信息系统所收集的信息。

公共健康信息在形式上还包括对上述可获性信息进行加工处理,提供有效数据,为决策者提供制定相关法律、法规的管理依据。

二、公共健康信息的采集

公共健康信息的采集与获取实际上就是数据的采集,关于健康信息采集详见本书的相应章节,在此将重点介绍突发公共卫生事件信息的采集内容。

1. 突发公共卫生事件相关概念

(1) 突发事件(emergency):突发事件是指突然发生,造成或者可能造成严重社会危害,需要采取应急处置措施予以应对的事件。根据发生过程、性质和机制,突发公共事件主要分为四类:①自然灾害,主要包括水旱灾害、气象灾害、地震灾害、地质灾害、海洋灾害、生物灾害和森林草原火灾等;②事故灾难,主要包括工矿商贸等企业的各类安全事故、交通运输事故、公共设施和设备事故、环境污染和生态破坏事件等;③公共卫生事件,主要包括传染病疫情、群体性不明原因疾病、食品安全和职业危害、动物疫情以及其他严重影响公众健康和生命安全的事件;④社会安全事件,主要包括恐怖袭击事件、经济安全事件和涉外突发事件等。各类突发公共事件按照其性质、严重程度、可控性和影响范围等因素一般分为四级:Ⅰ级(特别重大)、Ⅱ级(重大)、Ⅲ级(较大)和Ⅳ级(一般)。

(2) 突发公共卫生事件(public health emergencies):突发公共卫生事件是指突然发生、造成或者可能造成社会公众健康严重损害的重大传染病疫情、群体性不明原因疾病、重大食物和职业中毒以及其他严重影响公众健康的事件。

2. 突发公共卫生事件信息收集内容　从概念界定中可以看出,突发公共卫生事件信息收集内容主要包括病因信息和疾病信息两大类:

(1) 病因信息及其特点:病因信息是指可能对社会公众健康造成损害的各种有毒有害因素信息,包括:①物理因素,如核辐射、高温高热;②化学因素,如农药中毒;③生物因素,如各类病原生物和媒介生物;④自然因素,如地震、洪涝、海啸;⑤社会因素,如人口流动、战争、恐怖事件。

病因信息的特点:①内容多,它包括上述五大因素,而各类因素中又包含了丰富的内容;②分布广,且有呈地区性、季节性分布和长期变化的趋势;③隐藏性强,难以发现,一些化学因素和生物因素通常经空气、水、食物等媒介作用于人体,由于其个体微小,肉眼无法观察到,因此,这类致病因素容易引发疾病,而人类要发现它们,必须借助于一定的工具;④突然发生,难以预料,有些致病因素对人类的侵袭很突然,即使在当今高科技水平下也难以预测到它们,让人始料不及,例如地震、海啸等;⑤只有机体接触到致病因素才能产生致病作用,若致病因素发现在先,人类避免与之接触,就能预防相应疾病的发生。

(2) 疾病信息及其特点:疾病信息是指各种有毒有害因素已经造成公众健康损害所表现出来的群体和个体的反应信息,包括临床表现,如患者的症状、体征、实验室检查及其他有关检查结果,也包括症状,可能预示存在某种危险或发生某种疾病的信息。

疾病信息的特点:①疾病信息主要来源于患者,有时可首先来源于人畜共患的动物;②医院是疾病信息的主要来源,但发现的疾病仅是冰山一角,由于受经济等因素的制约,在来医院的就诊者中,大都是一些发病严重者,而那些轻型患病者或传染病中的隐性感染者大多无法来院诊治;③疾病信息能提供病因线索。由于一些致病因素具有隐蔽性的特点,当机体与之接触时,人们往往感觉不到,待到疾病发生而表现出临床特点后,才知晓当时已染上相关致病因素。可见,疾病信息能够为我们提供病因线索,若这一信息发现于早期,这对于社会人群相关疾病的预防控制具有重要意义。

3. **突发公共卫生事件信息来源**　突发公共卫生事件的信息源主要有 3 类:

(1) 事件发生现场:突发公共卫生事件现场收集到的病因和疾病信息属于原始信息,主要内容有:事件发生的地点、对象、时间,发生的程度,发生的经过、原因及因素,临床表现,现场处理情况等。

(2) 各类报告:基层将所采集到的原始信息经过整理形成报告后,通过一定途径递送上级部门。由于受医疗条件等因素的制约,基层报告的信息具有不完整性和不确定性的特点,报告信息仅提供一些临床方面的内容,且缺乏流行病学调查方面的信息。在报告的信息中,大多是一些症状、体征,如"某校发生一起出疹性疾病的流行","某地发生一起不明确原因的腹泻流行"等。显然,依据这些信息是不能确定是何种病因引起的流行。查清这些问题,只有通过现场调查才能解决。

(3) 各类传媒:从各类媒体中可获取大量突发公共卫生事件的有关信息。特别是从传媒信息中可获取其他地区发生的突发公共卫生事件信息,这些信息有助于本地区相关突发公共卫生事件发生的预防和控制。如 COVID-19 流行期间,从媒体中可随时了解到 COVID-19 疫情的信息,包括发生的地区、人数和发生时间等。这些信息是制订预防 COVID-19 措施的重要依据。此外,有些原始信息通过疾病控制部门不能直接获得,但从媒体可间接获得,可大大扩大信息采集的范围。

4. **突发公共卫生事件信息采集途径**

(1) 原始信息搜集:

1) 病因信息的搜集:由于致病因素广泛存在于外界环境中,如空气、水、土壤、动植物等,人们要获得环境中的病因信息,就必须随时对环境中的各类物质进行监测,获得原始信息。如食物中毒、职业中毒事件以及环境污染引发的中毒事件,如果我们平时加强监测和防范,绝大部分是可以避免发生的。

2) 疾病信息的搜集:①绝大多数的疾病信息来源于医院,患者提供的疾病信息记录于门诊日志、门诊病历和住院病历中。②疾病监测。有些疾病信息,仅通过常规的医院途径是获取不了的,例如:艾滋病、职业危害、高血压、糖尿病等。这些疾病信息只有通过对一定人群的检查才能发现。例如:开展健康体检、职业体检、特殊人群检查等。③其他途径。在来医院的就诊者中,大都是发病严重者,而那些通过自己处理就可获得痊愈的轻型疾病患者,大多没有到医院诊治,例如:流行性感冒、感染性腹泻患者,这时要了解这些疾病的人群发病情况,可通过对药店相关药品或商店卫生纸的销量来判断。

(2) 报告信息的收集:可通过电话、网络和卡片报告等形式,获得基层单位报告的原始信息,报告信息是疾病控制部门获得突发公共卫生事件信息来源的主渠道。

(3) 传媒信息的收集:通过网络、报纸、电视等方式收集,关注自媒体,舆情分析也是关键点。

5. **突发公共卫生事件信息采集的特殊要求**　在突发公共卫生事件信息采集过程中,对以下几个方面应该给予特殊的关注。

(1) 变被动监测为主动监测:在最近的两年中,通过开发症状监测系统对公共卫生事件进行早期预警,已经引起了很大的重视。目前,我国大多数的疾病监测系统实际上只是对事件发生后的报告,难以做到对事件的预警。因此,不仅要收集已经发生的疾病信息,而且更应注重收集包括症状、可能预示存在某种危险或发生某种疾病的信息。

(2) 开展对重点单位和重大事件的主动监测:在我国发生的突发公共卫生事件中,有相当一部分是中毒事件,如食物中毒、化学中毒(职业中毒)事件,还有一批由于环境污染导致的人员中毒事件。这样的突发公共卫生事件,只要加强监测与防范,是完全可以避免发生或将危害降低到最小。对毒物的重点生产单位和使用单位进行监测,对重大节日(如长假)、重大事件(如大型宴会)等采用类似哨点监测的方法进行随机监测,对监测数据和信息进行及时统计分析,有助于对相关事件的预报、预警。

（3）信息的多渠道：突发公共卫生事件的突发性决定了只有通过多渠道的信息采集，才有可能捕捉到蛛丝马迹，提供早期预警。医院是采集突发公共卫生事件信息的重要渠道，但不是唯一的渠道。由于事物之间是有联系的，因此，信息采集过程中要认真研究事物之间的这种联系以确定信息采集的渠道。

第二节　公共健康信息的传输

一、公共健康信息传输的模式

信息传输是从一端将命令或状态信息经信道传送到另一端，并被对方所接收。包括传送和接收。信息传输过程中不能改变信息，信息本身也并不能被传送或接收。必须有载体，如数据、语言、信号等方式，且传送方面和接收方面对载体有共同解释。

信息传输包括时间上和空间上的传输。时间上的传输也可以理解为信息的存储，比如，我国的中医思想通过书籍流传到了现在，它突破了时间的限制，从古代传送到现代。空间上的传输，即我们通常所说的信息传输，比如，我们用语言面对面交流、用网络聊天、发送电子邮件等等，它突破了空间的限制，从一个终端传送到另一个终端。

对于公共健康信息来说是大众所关注的信息，在信息传输方面会更迅速，覆盖面会更大。对于公共健康信息在传输过程中，要保证其真实性、有效性、可靠性、安全性。

二、公共健康信息传输网络

卫生主管部门对所辖区域的数据能及时进行收集、统计分析，使卫生主管部门能够在掌握大量数据的前提下制定科学合理的管理策略与方法，使各医疗机构能够在主管部门的统一规划管理下发展。有效推动公共健康信息传输网络的建设，逐步建立健全的区域化卫生信息系统，包括电子政务、医保、农保、社区服务、农民养老保险、转诊、远程医疗、网络健康教育与咨询等系统，实现预防保健、健康教育、医疗服务和卫生管理一体化的信息化应用系统；建立和完善地区公共卫生资源、健康与疾病、预防保健服务数据库，使区域卫生资源能够得到有效利用。通过统筹规划，使区内相应资源得到整合，达到信息全面共享，使政府部门随时得到全面真实的各项数据，并做到政务公开；能够为医务人员提供患者的病史信息，减轻医务人员的劳动强度；能方便人民群众。

三、公共健康信息与个人健康信息的融合

信息融合是一种多层次的、多方面的处理过程，这个过程是对多源数据进行检测、结合、相关、估计和组合以达到精确的状态估计和身份估计，以及完整、及时的态势评估和威胁估计。

在信息化的过程中，每个公民的个人健康信息需要有机融合，这就需要计算机技术，结合信息融合技术，对按时序获得的多源的观测信息在一定准则下加以自动分析、综合以完成所需的决策和估计任务而进行的信息处理过程。

目前，手机的普及以及传感器技术的不断发展，获取个人健康数据的方式更加便捷，但传感器系统只是信息融合的硬件基础，多源信息是信息融合的加工对象，协调优化和综合处理是信息融合的核心。

信息融合的基本原理就像人脑综合处理信息一样，充分利用多源信息，通过对这些多源的观测信息的合理支配和使用，把多源信息在空间或时间上的冗余或互补依据某种准则来进行组合，以获得被测对象的一致性解释或描述。信息融合的关键问题是数据转换、数据相关、态势数据库、融合推理和融合损失等。

第三节　公共健康信息的利用与发布

信息的价值在于使用。换言之,一切与信息有关的活动,如搜集信息、存储信息、组织信息、检索信息,其最终的目标是为了利用信息。而信息分析则是使信息得以利用的主要途径。

一、公共健康信息的分析方法

信息分析和其他科学研究一样,是人类认识世界和能动地改造世界的活动,只不过信息分析是针对某一特定问题和需求对有关信息进行定向选择和科学抽象的一种研究活动。它初步可以分成课题选择、制订课题研究计划、信息收集、信息整理鉴别与分析、报告编写 5 个步骤。这些步骤既是相互独立的,又是互相联系的。

信息分析的关键是针对合适的对象采用合适的方法。随着信息分析研究和应用的不断发展,信息分析的方法日益丰富和强大,信息分析过程中可供选择的方法也越来越多。信息分析研究的方法大体上可以分为定性研究方法、定量研究方法以及定性和定量相结合的方法。

定性研究方法是指获得关于研究对象的质的规定性方法,包括定性的比较、分类、类比、分析和综合、归纳和演绎等方法,其中主要使用的是逻辑学方法,如分析与综合、相关与对比、归纳与演绎等。定性方法适用于那些不需要或者不可能应用定量方法进行分析研究的课题,对于信息分析研究而言,定性分析主要用于把握信息分析研究的重心和方向,侧重于物理模型的建立和数据意义的阐述。

定量研究方法是指获得关于研究对象的量的特征的方法。一门科学只有成功地运用数学方法才能达到完善的地步。信息科学的定量研究方法强调对数据的分析,通过建立数学模型等可重复检验的手段表达数据的内涵。定量研究为信息分析结果提供数量依据,侧重于数学模型的建立和求解。

信息分析工作中较常用的定量研究方法包括文献分析法、回归分析法、趋势外推法、专家调查法等。相对于健康信息而言,根据当前健康信息的特点和健康信息分析的任务,目前公共健康信息分析研究中较为常用的方法:时间序列分析、关联规则挖掘和聚类分析(具体参见相关内容)。

二、公共健康信息的利用

信息的利用是关键,动员全社会参加,人人关注健康,做自己健康的第一责任人,政府为主导,建立多部门联席制度“为健康”谋划长远,逐步形成了“为健康、想健康、要健康、能健康、保健康”的格局。

以健康宣传教育为先导,充分利用好公共健康信息,营造全社会参与的“想健康”的社会氛围。可以借助多种媒体形式,加强对群众的健康教育,全方位、立体地构建健康舆论氛围。

三、公共健康信息的发布

人民群众对健康的需求越来越高,对于健康信息、健康知识的内容和形式、平台渠道也更加的复杂多样、多元。而与此同时,各传播平台上的健康知识信息质量水平参差不齐,广大的健康教育工作者和社会各界做了很多的努力,但是和人民群众日益增长的对于健康信息的需求相比较还有明显的不足。加强组织领导,增强能力建设,严格督导检查,建立公共健康信息新闻发言人制度,确保健康信息的权威性、可信性和时效性。

《国家卫生计生委办公厅 关于加强健康教育信息服务管理的通知》包括四个方面的内容,一是要加大健康信息供给服务力度;二是规范健康教育信息生成与传播;三是加强健康教育信息监管;四是强化健康教育信息服务管理组织领导。其中最重要的部分就是加大服务供给和加大内容规范。在健康信息系统内平台要开设健康教育的栏目,同时还要和相关部门合作推进健康教育信息服务工作,因为健康教育信息的服务不光是卫生计生系统内部的事情,还要进行高层倡导,要在全社会形成"都来传播准确的健康教育信息的内容",所以我们要积极地协作、动员全社会来不断提高健康教育信息的服务能力。

建立健全健康教育信息的舆情收集和研判工作机制,通过公共卫生"12320"热线、举报电话和电子邮箱,接受对健康相关虚假信息的举报,对重要线索及时查处,对突发事件及时回应。同时在加强内部监管的同时要深化与相关部门的合作,完善日常的沟通协作机制,积极配合相关部门打击健康信息领域的谣言。

第四节 公共健康信息系统

公共健康信息系统(public health information system,PHIS)是现代健康信息管理的有机组成部分。本节将介绍公共健康信息管理领域几大主干系统的框架及其应用情况。

一、公共健康信息系统概述

(一)公共健康信息系统的基本概念

1. **公共健康管理** 是指对保持人口健康信息、环境保护、预防和控制疾病、健康促进和健康教育、制定卫生法律和法规以及特殊公共卫生服务(诸如学校卫生、职业卫生以及妇幼卫生和卫生检验等)法律和法规的管理和规范。

2. **公共健康信息管理** 是为了达到对公共健康信息的最佳采集、加工、存储、流通和服务效果的一种管理,也是对信息本身实行的计划、预算、组织、引导、培训和控制。公共健康信息管理也是一种将各种专门管理适应于标准管理程序和控制,来实现公共健康信息活动价值和效益的一种管理。

3. **公共健康信息系统** 是为了给公共健康服务系统的各层次机构提供公共健康服务管理决策的信息而建立的一种职能组织机构,即在公共卫生各部门内部,以社区人群为基础,收集人群的疾病发生情况和健康状况的历史记录资料,成为卫生管理者制定有关公共健康计划、控制、决策功能的支持系统。

(二)公共健康信息系统的构成

公共健康信息系统大体由公共健康资源、信息的产生过程、信息的管理和管理者四部分组成。但其具体的结构形式尚无定式,每个系统部门可根据自身的具体情况和其系统的发展趋势来设计适合于需要的健康信息系统。(图5-1、图5-2)

(三)公共健康信息系统的特点

1. **整体性** 构成公共健康信息系统的各部分具有不同的功能,各部分之间存在着有机的联系,是一整体。

2. **动态性** 公共健康信息可以通过各种有效途径和介质进行传输和交换,只有通过广泛的动态交流才能发挥它的作用。

3. **有序性** 公共健康信息的采集、组织、存储、检索、分析与综合及传递等过程,只有通过严密而有序的组织,才能保证管理的有效和调控效应的发挥。

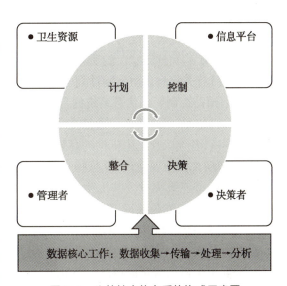

图 5-1 公共健康信息系统构成示意图

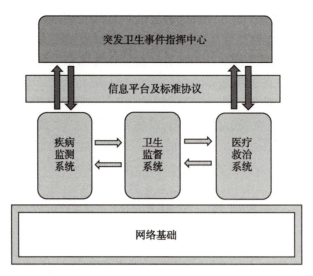

图 5-2　我国公共健康信息系统建设框架

4. 环境适应性　对于传递到管理者或决策者手中的公共健康信息,可以通过各种方法处理,同时将信息及时准确应用于相关领域,以增加信息的效用性。

5. 经济性　为了使信息系统有效而可持续性运行,既要重视信息系统的先进性,又要强调技术的实用性和经济性,避免一味追求脱离实际需要的现象。

6. 共享性　信息的共享是时代的要求,共享同时也有利于各部门和各层级准确及时地掌握正确的信息,其主要表现为不同的管理领域和管理层次都可共同使用同一信息,并对信息的准确性进行监督,以便决策者产生相应正确的决策信息。

二、常见公共健康信息系统简介

(一)疾病预防控制管理信息系统

1. 疾病预防控制管理信息系统的概念　目前国际上对疾病预防控制管理信息系统(disease prevention and control management information system)尚无明确的界定,但根据疾病预防控制业务的功能和性质,疾病预防控制管理信息系统主要是以卫生服务为基础的。因此,疾病预防控制管理信息系统可定义为:为了给疾病预防控制服务业务系统的各层次机构提供疾病预防控制管理决策信息而建立的一种职能型管理信息系统,即在医疗卫生各部门内部,以社区人群为基础收集人群的疾病发生和健康状况的数据资料,在进行归纳和处理后,向疾病预防控制部门的各管理层提供有关人群疾病和健康状况的历史记录信息,如周报、月报或年报的统计结果等,从而支持卫生管理者制订有关疾病预防控制计划、控制、决策功能的信息系统。

2. 疾病预防控制管理信息系统的目标　疾病预防控制管理信息系统建设的总体目标是:综合运用计算机技术、网络技术和通信技术,构建覆盖各级卫生行政部门、疾病预防控制中心、卫生监督中心、各级各类医疗卫生机构的高效、快速、通畅的信息网络系统,网络触角延伸到城市社区和农村卫生室;加强法制建设,规范和完善疾病预防控制信息的收集、整理、分析,提高信息质量;建立中央、省、市三级突发公共卫生事件预警和应急指挥系统平台,提高医疗救治、公共卫生管理、科学决策以及突发公共卫生事件的应急指挥能力。

(二)公共卫生监测信息系统

监测是公共健康领域中有关病因研究、疾病干预、健康促进及项目评价的基础方法之一。

1. 公共卫生监测信息的概念　公共卫生监测信息就是利用描述和监控健康事件的数据进行持续系统的收集、分析和解释,快速地把资料分发给有关部门,并将这些数据用于规划、完善和评价公共卫生干预措施和方案的过程。

公共卫生监测的定义包括三个基本特征：

（1）系统地收集有关资料：只有长期、连续、系统地收集资料，才能发现疾病和健康状况的分布规律和发展趋势。

（2）汇总、分析所收集的资料：只有将原始资料整理、分析、解释后，才能转化为有价值的信息。

（3）监测的结果发布：要通过描述性流行性报告形式进行发布。

2. 公共卫生监测的内容 公共卫生监测信息系统包括三个方面信息的监测：基础公共卫生信息、疾病相关信息、突发公共卫生事件信息。基础公共卫生监测信息主要是收集、分析和整理环境卫生监测、食品卫生监测、劳动卫生监测、放射卫生监测、饮用水卫生质量监测、学校卫生监测、化妆品卫生质量监测、公共场所卫生监测的信息，并及时进行信息的反馈和发布。疾病相关监测信息内容包括传染病监测、慢性非传染病（如恶性肿瘤、精神病等）的监测、地方病及寄生虫病监测、性病、艾滋病、结核病等的监测。突发公共卫生事件监测主要是指对突然发生的公共卫生事件的监测还包括其预警机制（如 SARS 爆发、大范围爆发的禽流感、强烈地震后疫病的监测等）。

3. 公共卫生监测的目的

（1）描述有关疾病的发生和发生强度，预测疾病的流行，估计卫生服务需求。

（2）整合相关疾病信息，查明原因，改善和评估防治疾病的相关措施。

（3）评价干预效果，为决策者提供科学依据。帮助决策者减少失误发生率，完善卫生服务计划和措施。

4. 公共卫生监测的步骤

（1）资料收集：由于监测的内容广泛，监测资料的来源也是渠道众多。因而在监测目标明确的前提下，还要求数据的收集要建立统一的表格，制定规范的工作程序，并要求有专业人员进行相关数据的管理，以满足信息的及时上报和共享。

（2）资料分析和有效整理：实际上就是把原始资料加工成有价值的信息过程，它包括以下步骤：①将收集到的原始资料认真核对、整理，这是由于错误或不完整的资料是无法用统计技术来纠正的，只有质量符合要求的资料才能提供分析使用；②利用统计学技术把各种数据转变为有关的指标；③进行相关的统计学描述，说明相关问题。

（3）信息交流与反馈：通过建立反馈信息的渠道，使公共卫生监测信息的单位和个人都能及时获得相应信息，以使对疫情迅速作出反应，提出解决方案和产生防制效应。信息的反馈分为纵向和横向两个方向，纵向包括向上反馈给卫生行政部门向下反馈给下级监测机构；横向包括反馈给有关的医疗卫生机构、科研单位以及社区相关机构。

5. 公共卫生监测信息系统 2003 年 SARS 爆发流行后，国家开始进行卫生监测和预警系统的全面建设，2019 年的 COVID-19 流行再次对信息化预警提出更高要求，建设主要是运用现代通信技术计算机技术和网络技术以及广泛的社会力量和各级卫生医疗机构，及时快速地将疾病尤其是传染病信息和其他公共卫生信息反馈给突发公共卫生事件监测数据库及各级疾病控制中心，以达到早发现、早预警、早采取措施。国家也通过监测系统获得相关基本数据，确定当前公共卫生工作重点，制定相应的政策和措施。

公共卫生事件信息监测按照属地化管理原则，由当地疾病预防控制机构负责，通过相应的信息平台，对信息进行报告和管理；同时设置专门的举报、咨询热线电话，对疫情和突发公共卫生事件进行报告、咨询和监督；设置专门的工作人员收集各种疫情和公共卫生信息，并及时分析信息质量，提高监测的灵敏性，适时预报和预警，进行有力指挥和快速反应。

经过多年的建设，目前建成和在建的信息监测系统包括：疾病监测报告管理信息系统（2004.01）、突发公共卫生事件报告管理系统（2004.01）、基本公共卫生信息管理系统（2004.01）、死因监测系统（2004.04）、结核病监测防治信息管理系统（2005.01）、艾滋病监测信息管理系统

（2000.01）、鼠疫监测信息管理系统（2005.01）、流感/人禽流感监测信息系统（2005）、救灾防病信息报告系统（2006.08）、健康危害因素监测信息系统（2006）、重点控制传染病监测自动预警信息系统（2008）、儿童免疫接种信息管理系统（2008）等。

（三）突发公共卫生事件应急系统

2003 年 5 月国务院颁布《突发公共卫生事件应急条例》，规定县级以上地方人民政府应当建立和完善突发事件监测与预警系统，此条例的实施，标志着我国突发公共卫生事件应急处理工作纳入了法制化管理轨道。

我国突发公共卫生事件监测系统是以多类突发公共卫生事件报告为基础的国家法定的突发公共卫生事件报告管理信息系统。系统覆盖各级卫生行政部门、疾病预防控制中心、卫生监督中心、各级各类医疗卫生机构。网络延伸到城市社区和农村卫生室，按照《国家突发公共卫生事件相关信息报告管理工作规范（试行）》的要求实现对突发公共卫生事件的网上报告、确认、上报、审批、预警等功能。

1. 突发公共卫生事件应急组织系统 突发公共卫生事件应急组织系统是一项涉及多部门，甚至需要全社会参与的工作，是制订自然灾害管理计划，开展应对突发事件项目（预防、缓解、准备、紧急处理、恢复和重建）的国家体系的一个组成部分。应当建立一个完善的预防控制和快速处理危机的系统机制，而且要形成常规运行机制，融入日常工作，形成职责分明、科学有效的处理体系。

突发事件应急组织系统的主要任务有：建立突发事件信息系统和预警系统；制定与突发事件相关的法律框架和可实现的政策；成立专门的突发事件工作机构和领导体系；搞好突发事件工作人员的培训工作，提高公众的突发事件意识；制定各种突发事件的应对计划；加强突发事件的学科建设，做好相关课题的研究；监督和评价突发事件准备的水平等。

2. 突发公共卫生事件应急管理信息系统 突发公共卫生事件应急管理信息系统由应急指挥中心、监测预警信息系统、应急处理信息系统、人力资源系统、物资储备系统五部分构成。这五个部分分布在应急管理机构、信息中心、物资储备中心、疾病控制中心和医疗保健机构。

（1）应急指挥中心：应急指挥中心是突发公共卫生应急指挥决策的心脏，是整个处理突发公共卫生事件应急措施的神经系统。

（2）监测预警信息系统：监测预警信息系统是整个应急系统的基础。只有通过系统、全面、细致、有效地监测才能进行及时、准确地信息收集、分析、处理、报告突发公共卫生事件信息，实现分级预警，使指挥机构对可能发生的突发公共卫生事件进行科学、准确地预测。

（3）应急处理信息系统：根据预警信息，及时发送信息至疾病控制机构和指定医疗机构，快速果断地进行现场处置，有效组织医疗救治，力争避免或减轻突发卫生事件的危害。

（4）人力资源系统、物资储备系统：这两个系统对任何医疗、卫生保健机构是应急处理的保障系统。2003 年 SARS 的流行和 2020 年 COVID-19 的流行，在应急处理过程中充分地暴露了医疗、卫生、保健机构人力物力储备不足的状况和缺乏整合处理问题的能力，应引起各级政府和卫生系统的高度重视。

3. 突发公共卫生事件应急管理系统工作流程 目前，突发公共卫生信息主要通过网络直报系统，由应急指挥中心直接对其作出应急响应。（图 5-3）

4. 突发公共卫生事件预警信息发布 突发公共卫生事件的预警是指由卫生行政部门根据监测网络提供的信息，通过对信息的分析，并结合国内外资料监测结果及相关数据，预测可能发生的公共卫生事件及事件发展变化的趋势和可能危害的程度，及时向社会发出突发公共卫生事件可能发生的预警报告。这种预警报告，不仅应有准确及时的检测信息作基础，而且要以运用科学预测的方法所得到的预测结果为依据，这样的预警报告才能在预防控制突发公共卫生事件中发挥重要作用。

突发公共卫生事件的预警，根据事件性质、危害程度、涉及人群范围分为 4 级，特别严重的是 I 级，严重的是 II 级，较重的是 III 级，一般的是 IV 级，依次用红、橙、黄、蓝色表示。当监测到的突

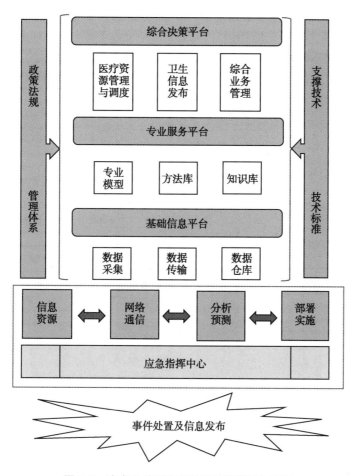

图 5-3 突发公共卫生事件应急管理工作流程

发公共卫生事件发生时,按照突发公共卫生事件应急预警分级标准进行信息发布,同时启动相应的应急预案,并通过政府和应急指挥中心,作出相应的应急响应。例如:2020 年全国省(市、自治区)政府为应对 COVID-19 疫情均启动 I 级响应,之后根据疫情形势及防控要求进行了相应调整。

《突发公共卫生事件应急条例》对突发公共卫生事件的预警和监测问题作了明确规定,把对危机的预防提到战略高度,同时要求多部门共同协调作战。按照《条例》规定,监测与预警工作应当根据突发事件的类别,制订监测计划,科学分析、综合评价监测数据。对早期发现的潜在隐患以及可能发生的突发事件,应当依据条例规定的报告程序和时限及时报告。

5. 突发公共卫生事件报告管理信息系统 加强突发公共卫生事件报告的管理,是保障突发公共卫生事件监测系统有效运行的主要手段,是公共卫生信息系统建设的重要组成部分,也是各级政府和卫生部门及时掌握突发公共卫生事件信息、提高应急处理速度和效能的保证。

(1) 组织管理:突发公共卫生事件监测与报告信息,应遵循"网络直报、分层管理、逐级审阅、分级处置"的原则。各地疾病预防控制机构具体承担突发公共卫生事件信息的日常监测工作,包括对信息的监督、管理和建档等。县以上各级政府卫生部门应设置专门的报告、举报电话,接受社会对突发公共卫生事件的报告、咨询和监督,并指定专门机构、配备专门人员收集、核实、分析各种来源的突发公共卫生事件信息。

(2) 信息管理:按照属地化管理要求,政府部门接到原始或未确认的事件报告,应指定相应的机构或部门调查,核实确认后,由调查单位通过网络上报系统进行上报。

各地预防控制机构和医疗机构负责突发公共卫生事件常规监测的部门,发现符合突发公共卫生预警指标的事件时,应及时向当地政府行政部门报告,核实确认后,由信息归口部门进行网络直报,上一级监测管理机构按照突发公共卫生事件分级分类管理原则,对事件进行调查、核实和处置,并按照有关要求形成事件进程报告,完善信息,直至结案。在信息上报过程中,应逐级及时审核信息,确保信息的准确性,并汇总统计、分析,逐级形成信息报告。

(3)报告管理信息系统:国务院卫生行政部门制定突发事件应急报告规范,建立重大、紧急疫情报告系统。突发公共卫生事件网络直报系统流程。(图5-4)

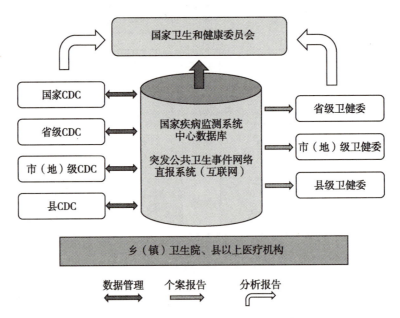

图5-4   突发公共卫生事件报告系统示意图

综上,为了更好地做好突发公共卫生事件应对和处置工作,对于卫生应急业务工作按应急准备、监测预警、应急处置、总结评估的流程进行运行,循环反复,不断提升应急处理能力(图5-5)。

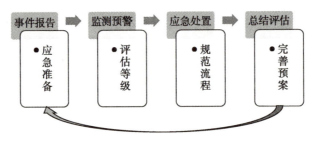

图5-5   卫生应急业务工作流程图

(四)卫生监督信息系统

卫生监督信息系统是指利用计算机技术和网络通信技术,对在履行卫生监督职责各阶段中产生的数据进行采集、存储、处理、提取、传输、汇总、加工生成各种信息,从而为卫生监督管理的整体运行提供全面的、信息化的、规范化管理的信息系统。

1. **卫生监督信息系统的种类**   "卫生监督信息报告系统""卫生行政许可审批系统""卫生监督检查和行政处罚系统"三个应用系统是卫生监督业务信息系统的主要组成部分。这三个系统可实现卫生监督的日常监督检查、行政处罚和卫生许可等主要业务工作的信息化和工作信息的上报,是卫生监督信息业务系统的基本框架,既相对独立,又密切联系。其中卫生监督信息报告系统是核心和主干,是卫生监督信息报告、数据库建设和数据共享的关键,是全面掌握卫生监督信息资源的重要手段,其他系统是报告系统的基础和延伸,可有效地改进工作方式,提高卫生监督信息的采集、处理和报告效率。

2. 卫生监督组织管理信息系统功能　国家级和省级卫生监督信息网络平台是卫生监督信息的数据传输和数据交换的基础平台,保证各级卫生监督信息准确及时的采集、存储和传输(上报、反馈、发布);是卫生监督信息数据中心,为卫生监督信息存储、使用和各业务应用系统的运行奠定基础。

(五)医疗救治信息系统

2003 年 9 月,国务院转发了发改委、原卫生部编制的《突发公共卫生事件医疗救治体系建设规划》,要求通过加强基础设施建设、提高装备水平、深化管理体制和运行机制改革、提升专业人才技术能力等措施,基本建成符合国情、覆盖城乡、功能完善、反应灵敏、运转协调、持续发展的医疗救治体系。

1. 医疗救治信息系统建设目标　完善卫健委、省、市三级医疗救治数据中心实现各级医疗救治体系之间信息的互联互通,形成覆盖全行业的医疗救治信息网络,及时掌握突发公共卫生事件信息,有效调度医疗资源,充分发挥医疗救治体系整体应急功能,进一步提高国家对突发公共卫生事件的快速反应能力和资源利用效率,提高医疗救治能力。

根据项目建设要求,中央、省、市三级卫生管理部门将分级建设医疗救治数据中心,部署应用系统,满足本级医疗救治管理需求。共有七个应用系统,分别是应急医疗资源管理系统、应急救治专家管理系统、病情统计分析系统、应急响应与培训系统、综合统计查询系统、信息发布系统和医学信息检索系统。

2. 医疗救治体系结构　突发公共卫生事件医疗救治体系框架由医疗救治机构、医疗救治信息网络和医疗救治专业技术队伍组成。

(1) 医疗救治机构:医疗救治机构包括急救、传染病和职业中毒、核辐射救治及后备医院等机构。

1) 急救机构:包括紧急救援中心和医院急诊科,构成纵横衔接的急救网络。

2) 传染病救治机构:包括传染病医院、医疗机构传染病病区和传染病门诊(含隔离留观室)或后备医院。

3) 职业中毒、核辐射救治基地:建立完善的职业中毒医疗救治和核辐射应急救治基地,承担职业中毒、化学中毒、核辐射等突发公共卫生事件的集中定点收治任务。

(2) 医疗救治信息网络:医疗救治信息网络包括数据交换平台、数据中心和应用系统。通过统一的公共卫生信息资源网络,实现医疗卫生机构与疾病预防控制机构和卫生行政部门之间的信息共享。

(3) 医疗救治专业技术队伍:省、市(地)两级政府从当地医疗机构抽调高水平的医疗技术人员,建立应对突发公共卫生事件的医疗救治专业技术队伍。其组成人员平时在原医疗机构从事日常诊疗工作,定期进行突发公共卫生事件应急培训、演练,突发公共卫生事件发生时,接受政府卫生部门统一调度,深入现场,承担紧急医疗救援任务。

3. 医疗救治管理信息系统功能

(1) 应用系统:医疗救治信息系统的建设内容主要包括应用系统,中央、省、地市三级数据中心,安全信息传输网络、医疗救治信息系统主要由应急医疗资源管理系统、应急救治专家管理系统、病情统计分析系统、应急响应与培训系统、综合统计查询系统、信息发布系统和医学信息检索系统七个子应用系统组成。

(2) 数据中心:建立国家、省、市三级医疗救治数据中心。实现医疗救治信息的快速、有序的交换和汇总。并在此基础上实现信息的整理、统计和分析,辅助对突发应急事件的决策和指挥。数据中心包括医疗资源信息、医疗救治活动信息、医疗救治专家信息、地理信息 4 个集群数据索引库及接口标准等。

(3) 网络:根据业务需求和各类互联机构的特点,我们将医疗救治信息系统网络分为两部分,即连接卫健委、省、市三级数据中心的医疗救治信息系统骨干网和市数据中心到该市所各级医疗卫生机构的数据采集报告网。数据采集网由市数据中心与本地医疗卫生机构互联构成,实现市以下医疗卫生机构到市卫生局数据中心的互联系统构建在互联网基础上,采用虚拟专用网络技术,按属地化原则建设与管理,实现纵向(中央到地方)、横向(部门、单位之间)的数据交换和资源共享,构成完整的突发公共卫生事件医疗救治信息系统。

(六)社区卫生服务系统

社区卫生信息系统是建立在社区卫生服务技术规范、公共卫生学、全科医学、公共卫生管理学等专业学科基础之上,利用现代计算机技术及网络通信技术,对社区卫生服务过程中产生的信息进行采集、处理、传输、存储与分析的计算机信息系统。

社区卫生服务功能与社区卫生服务的管理职能,决定了社区卫生信息系统主要由下述子系统组成:社区健康档案管理系统、各业务子系统、突发事件直报系统、社区卫生服务评价系统、社区卫生服务管理系统与社区卫生服务决策支持系统。社区卫生服务信息系统经过近年来的发展,已初步取得了些成果,要使社区卫生信息系统更好地为社区卫生工作服务,还需要各级行政职能部门与各类专业人员共同努力。(图5-6)

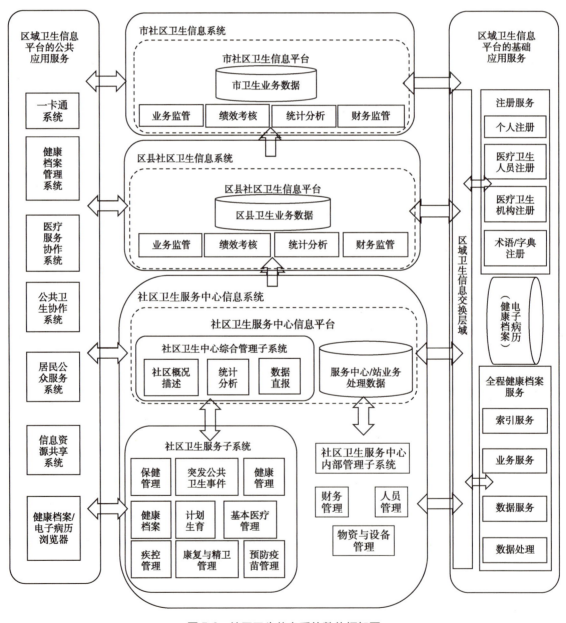

图5-6   社区卫生信息系统整体框架图

第五节　国家健康信息网络

本节通过介绍国家健康信息网络的基本概念、组成、特征和作用,简述我国健康信息网络基本构架及国家人口健康信息平台,以及国家健康信息网络的发展方向,力图让大家对健康信息网络在宏观层面的有所了解。

一、国家健康信息网络概述

(一)国家健康信息网络的概念

国家卫生信息网定义为"利用计算机网络技术、卫星通信技术、多媒体技术等各种信息技术形成的卫生信息技术计算机网络传输系统,其功能是连接中央、省、市、县(区)各级卫生主管部门和卫生单位及相关组织机构的多向数字信息传输网,即国家卫生信息网络系统平台"。狭义的国家健康信息网络是指在国家层面联通各类医疗卫生服务和管理机构信息系统的物理网络和协议标准;广义的国家健康信息网络是以实现全国健康信息的共享与系统间业务协同为目标,遵循统一的信息标准与功能规范,联通各省、区域健康信息网络的一整套国家健康信息基础设施和在其基础上建立的健康信息系统应用。本节讨论的国家健康信息网络是指其广义概念。

(二)国家健康信息网络的组成

从系统组成的角度看,国家健康信息网络可分为网络硬件、网络软件以及部署在其之上的业务系统。信息网络的有效运行还有赖于健全的信息管理体系。除以上各类软硬件设施和业务系统外,规范的健康信息管理制度、组织机构、标准规范和安全保障体系也是国家卫生信息网络的重要组成部分。

1. **健康信息网络管理制度**　建立完善的健康信息网络管理制度,可以使卫生业务信息系统在国家健康信息网络上规范、有序的运行,主要包括法律法规和运行维护制度两部分。

2. **健康信息组织机构**　健康信息组织机构是负责卫生信息的采集、加工、储存、利用、传播和服务等有关信息管理活动的载体,包括管理机构和专业机构两类。

3. **健康信息标准**　卫生信息标准是为满足国家卫生信息网络资源共享的目的,实现不同系统以及不同区域之间的互联和通信而建立的具有普适性的接口、协议、体系结构等标准,可以使卫生信息的生产者和使用者在统一的语境中进行交流。国家卫生信息标准主要包括基础类标准、数据类标准、技术类标准和管理类标准。

4. **健康信息安全保障体系**　国家健康信息网络承载了大量的个人医疗隐私数据,保障隐私数据不被泄露是健康信息网络运行的基本要求。强化健康信息网络数据的保密性、真实性以及系统的可靠性是国家健康信息网络建设的重中之重。

(三)国家健康信息网络的特征及作用

1. **国家健康信息网络的特征**　根据各国多年来国家健康信息网络建设的实践经验,国家健康信息网络的主要特征可以归纳为:①国家层面上进行整体规划和设计;②遵循全网统一的管理、控制和通信的网络协议和标准;③互联分布在不同地理位置的多个独立的区域卫生信息网络(平台),具有信息共享能力;④以共享全国居民电子健康档案(electronic health record,EHR)或电子病历为基本目的。

从管理角度来看,国家健康信息网络由国家层面统一管理、设计和规划。从技术实现来看,国家健康信息网络的技术基础是统一的网络协议、互联互通的网络基础设施以及共建共用的信息资源。从业务角度来看,国家健康信息网络支持多种业务应用,并非仅仅服务于某种特定应用。从功能角度来看,国家健康信息网络既提供单个业务系统的独立应用,也支持业务系统间的业务协同。

2. 国家健康信息网络的作用　国家健康信息网络在卫生事业管理中的作用主要体现在以下几个方面：

（1）对医疗服务的作用：主要作用包括：①有效、合理地利用医疗资源；②避免重复检查，控制医疗费用；③节约诊断时间，提高抢救成功率。

（2）对社区卫生服务的作用：国家健康信息网络能够辅助疾控中心、妇幼保健机构等业务部门及时对社区卫生服务机构进行业务指导；通过共享不同部门的临床诊疗、疾病监测、健康档案等信息，能够充分发挥社区卫生服务六位一体的服务功能，提高社区卫生服务的效率和质量。

（3）对公共健康服务的作用：主要作用包括：①有针对性的疾病预防与控制管理，了解和掌握辖区内居民的基本健康状况及其变化趋势，有效开展针对重点人群、重点疾病的防治工作；②有效控制突发公共卫生事件，可以做到即时监测，提高国家应对突发公共卫生事件的能力，降低突发公共卫生事件带来的损失。

（4）对综合卫生管理的作用：国家健康信息网络通过信息数据共享和业务整合，为政府开展卫生事业的宏观管理、宏观调控和决策提供数据支持，增强卫生行政部门的管理能力。

二、我国健康信息网络

通过多年的建设，我国健康信息网络将形成"纵向到底、横向到边"的一体化国家健康信息网络，实现健康信息资源的整合和信息系统的互联互通。我国健康信息网络的基本框架主要包括各级健康信息平台、相关业务领域应用系统、基本数据库和健康信息专网（图5-7）。

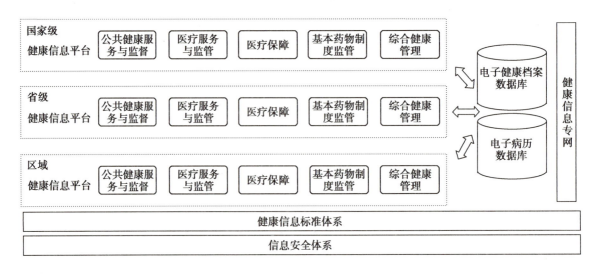

图5-7　我国健康信息网络框架图

（一）综合健康管理信息平台

健康信息平台包括国家、省（自治区、直辖市）、市（地）和县等各级健康信息平台。国家级和省级健康信息平台一般统称为综合健康管理信息平台，主要为卫生行政管理人员提供服务。地市级、县级健康信息平台一般统称为区域健康信息平台，主要为医疗机构、基层卫生服务机构和居民提供信息服务，同时服务于药品供应、医疗保障、公共健康和医疗服务监管业务。我国建立健康信息平台的目标是通过多级平台建设，整合信息资源，消除信息孤岛，实现信息共享和业务协同；改进信息报送方式，提高信息报送的及时性和准确性，满足精确管控和科学决策的需求；促进信息化标准的应用，带动健康信息化全面发展。

1. 综合健康管理信息平台的概念　综合健康管理信息平台是通过遵循统一的信息标准，整合信息资源，部署通用信息分析工具，搭建信息安全与共享技术支撑环境，实现各卫生管理部门的信息共享,为实现科学化卫生管理提供重要的技术支撑。其主要目标是促进卫生管理部门间的业务协同,提高卫生管理工作效率和决策水平,提高对各项医疗卫生数据的动态监测、宏观调控和科学管理的能力,为各级政府部门提供及时、准确、全面的信息。

2. 综合健康管理信息平台的构成　按照工作性质的不同,综合卫生管理信息平台划分为综合健康管理系统、业务协同子系统、基础数据子系统三部分。综合健康管理系统是根据卫生管理各项具体业务需求,利用现代信息分析方法和工具,提供制订各项工作计划的分析预测模型和支持各项卫生改革效果评价模型等。业务协同子系统,主要支持跨区域健康档案整合与医疗卫生业务协同应用,提供跨地区的健康档案管理、健康卡管理、医疗和公共卫生业务协作、卫生信息资源共享等服务。基础数据子系统,主要提供健康档案和电子病历等基础信息资源的注册、存储、索引、传输以及跨区域的基础公共服务。

3. 综合卫生信息平台的功能　综合卫生信息平台的功能可以分为信息资源服务与业务协同服务两类。信息资源服务,是采集和聚合各级卫生行政部门、基层卫生机构的异构数据,建立可共享的综合数据信息库,实现信息的综合管理。信息资源服务主要包括数据获取、数据整合和数据利用三个环节。

4. 综合卫生信息平台的作用　综合卫生信息平台的作用主要包括以下四个方面:①联通省、市级平台,支撑跨区域业务应用;②实现全国或全省范用的综合卫生管理;③通过信息交换层,联通基础资源数据库和业务信息平台;④通过综合卫生信息平台互联其他外部系统。

(二) 区域卫生信息平台

1. 区域卫生信息平台的概念　区域卫生信息平台是连接区域内的各种卫生信息系统的数据交换和共享平台,是不同系统间进行信息整合的基础和载体。区域卫生信息平台可以将分散在不同机构的数据,整合为逻辑完整的信息,满足相关的机构和人员的需要。我国区域卫生信息平台通常是指基于电子健康档案的市级卫生信息平台。

2. 区域卫生信息平台的构成　区域卫生信息平台从逻辑上分为辖区卫生机构层、区域卫生管理层和应用访问层。辖区卫生机构层是指为各类医疗卫生机构的业务活动提供服务的业务应用信息系统,又称服务点(point of service)系统。区域卫生管理层是区域卫生信息平台的管理中心和数据中心。区域卫生管理层主要提供注册服务、公共卫生数据服务、医疗数据服务、全程健康档案服务、数据仓库服务等功能。应用访问层又称健康信息访问层(health information access layer, HIAL),负责区域卫生管理层和辖区卫生机构层之间的信息交互,是实现健康档案的互联互通性的关键部分,可以使异构的信息在区域卫生信息平台中共享(图5-8)。

3. 区域卫生信息平台的功能　区域卫生管理层的功能包括注册服务、健康档案存储服务、健康档案信息共享和业务协同服务、全程健康档案服务、信息接口服务、数据仓库和健康档案浏览器。注册服务是辨别患者、医务人员和服务地点的真实性,包括对个人、医疗卫生人员、医疗卫生机构、医疗卫生术语的注册、管理和认证;健康档案存储服务是应用一系列存储库,存储健康档案的信息;健康档案信息共享和业务协同服务是基于健康档案存储服务,提供医疗卫生机构之间的信息共享服务;全程健康档案服务是从各种来源采集患者的数据,并产生综合的全程记录,帮助临床医师作出决策;信息接口服务是提供原有业务数据的采集服务和整合服务,并为机构之间以及业务系统之间的联动提供支持数据仓库对业务数据进行综合统计分析,以辅助进行相关决策;健康档案浏览器是为终端用户提供用于访问个人电子健康记录的应用程序,提供健康档案的输出。

4. 区域卫生信息平台的作用　区域卫生信息平台的作用主要包括以下三方面:①业务管理和辅助决策。区域卫生信息平台通过采集辖区内各医疗卫生机构系统内部产生的数据,对各机构的业务数据、卫生资源使用情况、工作量等信息进行汇总分析,为行政管理机构开展绩效考核、财务管理、资源配置等工作提供数据依据和辅助工具。②协同医疗卫生业务。通过提供专家门

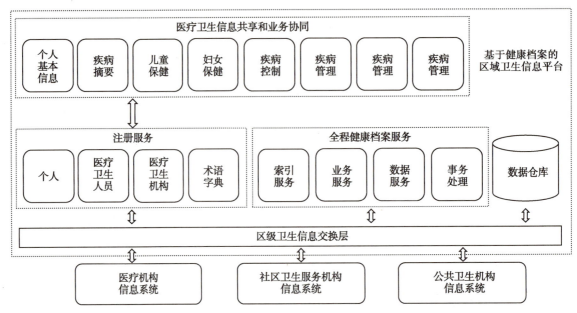

图 5-8　区域卫生信息平台逻辑架构示意图

诊预约、专家远程咨询会诊、跨医院转诊、双向转诊、治疗安全警示、药物过敏示、重复检验提示等功能,在各医疗机构之间实现业务协同;通过整合和共享医疗机构信息,促进区域内医疗机构与妇幼保健、疾控预防等公共卫生机构间的信息共享,实现医疗业务联动。③共享健康档案。采集患者就诊信息、实验室检验报告、医学影像检查报告、住院病历等诊疗信息,整合为以单个患者为中心的健康档案,为获得授权的医疗机构和患者提供数据调阅服务。

（三）人口健康信息平台

2013 年 12 月,国家卫生计生委和中医药管理局联合印发《关于加快推进人口健康信息化建设的指导意见》,明确人口健康信息化的建设原则、总体框架、重点任务以及重点工程。《指导意见》提出,按照"制度先行、统筹设计、强化应用、互联共享、业务协同"的原则,在保证原有卫生信息化和人口计生信息化工作连续性的基础上,全面统筹建设以全员人口信息、电子健康档案和电子病历三大数据库为基础,公共卫生、计划生育、医疗服务、医疗保障、药品管理、综合管理六大业务应用为重点,国家、省、地市和县四级人口健康信息平台为枢纽,居民健康卡为载体,信息标准和安全体系为保障,互联共享和业务协同为关键的人口健康信息化工程。其中,人口健康信息平台是卫生信息平台建设中最重要最基础性的平台。

1. **人口健康信息平台主要功能**　人口健康信息平台包括"一中心,两平台,共计十五个应用系统"。

（1）"一中心":配合医联体建设,依托市一级医院,利用互联网技术建设的县域影像远程诊断、远程医疗中心。依此实现乡镇卫生院与县域内二、三级医院的紧密业务联系和技术支持。

（2）"两平台":一是以网上就医咨询、预约挂号服务,检查检验结果查询及网上支付为主要内容的"互联网医院平台"。二是为实现居民电子健康档案在县域内的动态更新及检查、检验结果的互认等功能而建设的规范统一的数据交换和共享平台。

（3）"各应用系统":主要有实现系统内医学影像数据和检验数据的采集、诊断、传输、存储、交换和共享等功能的区域 PACS、LIS 系统;集视频监控、GPS 定位及安全预警于一体的卫生应急指挥系统;依托数据交换和共享平台建设的卫生、计生业务监管和绩效评价系统;以促进合理诊疗和合理用药为目的建设的药品在线监管系统;为加强计划生育管理和服务而建设的计生管理系统;以及为方便群众而部署的实现个人档案的查询、就诊记录、体检、随访信息查询及检验检查结果查询等功能的手机 App。

2. 人口健康信息平台应用价值 "看病难、看病贵"一直是困扰医疗事业发展的瓶颈,更是全社会关注的焦点,医疗资源匹配不均匀的问题也颇为突出。"互联网+"时代的来临,为破解这些难题提供了全新的思路和参考。人口健康信息平台建成后,充分依托"互联网+"的优势资源,实现健康信息共享、远程医疗、慢病管理、分级诊疗等功能,患者及时就医便捷。

在人口健康信息平台上,各级医疗机构依托互联网实现在线健康咨询、预约诊疗、候诊提醒、划价缴费、诊疗报告查询等便捷服务。有了这些功能,患者告别大排长龙的医院缴费窗口、水泄不通的就诊室通道和医疗专家一号难求的窘境,未来的就医问诊便捷、智能和低成本。

计生部门通过人口健康信息平台进一步动态掌握卫生服务资源和利用信息,控制医疗费用的不合理增长、减少医疗差错。另一方面,医疗服务人员和公共卫生工作者掌握人口健康信息,做好疾病预防、控制和健康促进工作,广大居民掌控和获取自己的健康资料,参与健康管理,享受持续、跨地区、跨机构的医疗卫生服务。

同时依托人口健康信息平台,各级医疗机构实现信息化、智能化的升级换代,面向基层、偏远和欠发达地区,依托互联网开展远程病理诊断、影像诊断、专家会诊、监护指导、手术指导等远程医疗服务等举措也让这些地区享受到与发达地区同等的医疗待遇。四川省人口健康信息平台已经投入运行,该平台充分依托"互联网+"的优势资源,逐步实现健康信息共享、远程医疗、慢病管理、分级诊疗等功能。

(四)健康信息专网

1. 国家健康信息专网概述 国家健康信息专网是指连接各级健康信息平台、业务应用系统及基础数据资源库的专用网络。国家健康信息专网可以分为三级网络,分别是国家级主干网、省域网和城域网。

(1) 国家级主干网:从中央(国家级健康信息平台)连接至各省(省级健康信息平台)。

(2) 省域网:从各省级健康信息平台连接至其管辖的地市级行政区(地市级健康信息平台)。

(3) 城域网:从各城市连接至其管的医院、社区卫生服务中心等卫生机构。

2. 国家健康信息专网的作用 建立国家健康信息专网,可以满足数据量大、安全性高、存储分散的健康信息传输和交换需要,实现各应用系统之间的数据共享。主要作用包括:

(1) 保护隐私和网络安全:健康信息资源是国家极为重要的战略资源,承担传输运转卫生信息资源的网络必须保证其安全可靠,有效防止网络内外的攻击。电子健康档案是健康信息资源的核心,全国居民的电子健康档案分布存放在国家、省和地市级平台,数据的建立、使用、备份需要建立专门的卫生信息专网支持。

(2) 支持海量数据交换:电子健康档案本身、医学影像资料等数据量巨大。国家、省、市(地)三级数据中心之间进行海量数据交换,需要建立覆盖全国的卫生信息网络,为实现纵向与横向不同医疗服务机构之间、业务系统之间的业务信息流转和信息共享提供基础。

(3) 满足网络宽带及网络性能的要求:海量数据交换需要较高的网络带宽保障。医疗卫生领域中远程会诊、公共卫士安全应急响应等专业业务通信对网络的可靠性、安全性和接入时间要求很高,这些性能公网尚无法满足。

三、我国健康信息网络的发展方向

随着互联网和人工智能技术的发展,国家健康信息网络势必有更大的发展空间,对业务应用系统及区域健康信息网络的发展有很大的促进作用。

(一)健康信息管理规范化与标准化

是实现健康信息管理现代化的重要环节,是促进卫生管理事业健康发展的重要保证。"信息孤岛""信息烟囱"等现象必将随着健康信息管理的规范化与标准化工作的推进而得以改善。

（二）健康信息活动数字化与网络化

健康信息活动数字化与网络化，将大大节约资源、提高卫生工作效率，也将促进卫生工作的规范。例如医疗机构传染病数据自动交换国家试点区，宁波市鄞州区传染病报告数据自动交换的试点成功，是对目前传染病信息网络报告方式的升级与完善，对推进各地疾控信息化建设，提升业务支撑将产生积极的示范作用，对我国传染病报告方式转变具有划时代的意义。

（三）健康信息系统智能化与集成化

智能化是信息管理未来发展的方向之一，也支持着健康信息系统智能化的发展。要充分利用现代技术手段，提高从海量数据中挖掘有用信息指导决策的能力，自动实现从数据到信息、从信息到知识的转变。集成化的目的是要做到全方位、立体化、多层次和综合性的信息互联互通的健康信息网络。

（四）健康信息服务社会化与人性化

所有的健康信息管理工作最终都要落脚到健康信息服务上。在以人为本方针的指引下，加大社会化需求的供给，不断满足人们对健康服务的多元化需求。

思考题

1. 简述公共健康信息的概念。
2. 公共健康信息的发布应该注意什么？
3. 简述公共健康信息系统的特点。
4. 简述突发公共卫生事件报告系统。
5. 国家公共卫生监测信息系统已经初具规模，目前建成和在建的信息监测系统有哪些？
6. 简述区域卫生信息平台的作用。
7. 简述人口健康信息平台的主要功能。
8. 简述国家健康信息网络的特征及作用。

（孙　勇）

第六章 | 大众健康信息管理

🍀 本章要点 ─────────────────────────────────

1. **掌握** 大众健康信息传播模式、构成要素与影响因素;用户健康信息管理内涵;网络大众健康信息利用内涵及影响因素。

2. **熟悉** 网络大众健康信息服务现状及质量评价指标体系。

3. **了解** 大众健康信息源内涵及类型;网络大众健康信息利用提升策略。

第一节 大众健康信息的产生与传播

一、大众健康信息概念及分类

(一)大众健康信息概念

健康是人类生存的基础,随着社会的进步和经济的发展,人们对健康信息的需求与日俱增,大众健康信息管理引起行业和学术界的重视,展开了一系列研究与探讨。

大众健康信息(mass health information)指以保护和促进大众健康为目的而开发、处理、存储、传播及利用的各种信息,包括疾病预防诊疗信息、药品信息、医疗资源信息、大众健康政策信息等等。大众健康信息通常从大众对医学知识掌握的一般现状出发,用通俗易懂的语言对日常生活中涉及的健康知识予以描述,以便更好地普及健康知识、促进大众健康。

大众健康信息在继承一般信息特点的基础上,具有以下专业特征:①科学性。健康信息关系到大众的身心健康乃至生命,因此科学性是大众健康信息必须具备的特性,也是取得大众健康信息传播效果的根本保证。②针对性。大众健康信息内容要结合大众健康信息需求,根据大众的需要,有针对性的获取、组织与传递有关的健康信息。③易读性。由于大众健康信息以大众为主要服务对象,因此要力求用大众易于接受的通用符号来表达和描述健康信息,尽量减少医学专业术语,提高易读性与易理解性。④指导性。大众健康信息应具有较强的现实指导意义,告诉人们如何运用健康知识与技能、如何选择正确的健康生活方式,提高大众健康素养、促进身心健康。

(二)大众健康信息类型

按照大众健康信息的存在形式,将常见和常用的大众健康信息分为:

1. **大众健康纸介信息** 以纸张为载体,以手写形式或者以现代印刷方式刊印的传统文献,包括手稿、图书、报刊、小册子等。此类大众健康信息数量巨大,是大众获取健康信息的重要类型。

2. **大众健康声像信息** 以音频或视频形式呈现的大众健康信息,相比于大众健康纸介信息,这类大众健康信息展示的内容更为形象生动,受大众受教育水平的限制小,更易于大众接受。

3. **大众健康网络信息** 以数字化形式存在于网络空间的大众健康信息,包括传统大众健康纸介信息的数字化,大众健康电子出版物,大众健康网站提供的大众健康信息,电子邮件、虚拟社区及微博、微信等社交媒体中的大众健康信息等。随着网络及移动设备的普及,此类大众健康信息得到更为广泛的传播,成为大众获取健康信息的主要途径,在大众健康促进中占据十分重要的地位。

4. 大众健康思维信息　存储于卫生专业人员头脑中的大众健康信息,此类信息反映卫生专业人员所拥有的大众健康知识与经验,通过与大众交流、言谈与讨论传递。卫生专业人员是大众健康信息的生产者、传播者与开发利用者,其所拥有的思维信息是大众健康信息的重要组成部分,具有重大的价值。

二、大众健康信息源

（一）大众健康信息源内涵

信息源(information sources)即信息的来源。《文献术语》中将其定义为:个人为满足其信息需要而获得信息的来源。大众健康信息源(mass health information sources)即借以获取大众健康信息的源泉。大众健康信息从产生到被利用经过了数次传播与交流,这一过程中的大众健康信息产生源、大众健康信息持有源及大众健康信息传播源都属于大众健康信息源的范畴。大众健康信息源的范畴广泛,既可以是相关的人、物、机构,也可以是涉及大众健康行业的各种活动等。各种大众健康信息相关的原始记录及加工产品,所有与大众健康信息生产、发布、传播、存储等相关的活动及参与这些活动的机构或个人,发布、存储、传播大众健康信息的网站,卫生专业人员等,都属于大众健康信息源的范畴。

（二）大众健康信息源类型

对大众健康信息源进行分类,了解各自的特征有助于更有效地从各类大众健康信息源获取恰当的大众健康信息,促进大众健康信息传播与利用。我们按照大众健康信息传播媒介将大众健康信息源分为以下三类:

1. 大众健康传统媒体平台　指借以获取大众健康信息的传统大众传播媒体平台,包括承载大众健康信息的印刷媒介源和电子媒介源。

（1）印刷媒介源:主要包括各种印刷类传播媒介,以文字、图片形式将信息印刷在纸张上为大众提供健康信息。由于印刷媒介源借助印刷技术可以快速而大量的复制,所以它是大众健康信息源的主要构成部分,主要包括各类为大众提供健康信息服务的图书、期刊和报纸等,主要有受众拥有主动权,具有便携性、易存性、时效性不强等特点。

（2）电子媒介源:电子媒介是指需要运用专门的电子发送设备和接收设备来传播信息的媒介。电子媒介源主要包括广播、电影、录音、录像等电子媒介,其中广播和电视是两种最主要的电子媒介源。其特点主要体现在:跨时空性;即时性;易接收性;稍纵即逝、无法重复。

2. 大众健康信息网络平台　指借以获取大众健康信息的众多网络平台,人们可以借助电脑、手机等电子设备,利用大众健康信息网络平台获取与传播大众健康信息。主要包括:①卫生保健组织机构的官方网站。其中的疾病健康信息主要以面向大众的形式表达与展示,提供关于健康与疾病的相关信息,如我国疾病预防控制中心网站上关于传染病防治、营养与健康、免疫规划知识等健康专题信息。②专门面向大众提供医疗保健信息与在线健康服务的大众健康信息服务网站。如中国公众健康网等,这些网站的服务主体有国家卫生行政部门、卫生信息服务机构、卫生信息类企业、个人等。③虚拟社区与社交媒体。人们在网络上利用虚拟社区与社交媒体来分享意见、见解、经验和观点,主要包括社交网站、微博、微信、博客、论坛、播客、抖音,等等。各种健康相关机构、个人借助虚拟社区与社交媒体发布健康信息、分享经验,虚拟社区和社交媒体的广泛性和普及性使得其在大众健康信息产生与传播中发挥着不容忽视的作用。随着网络技术的进一步发展,未来将会产生更多的大众健康信息网络传播工具供大众选择和利用。

大众健康信息网络平台的特点主要有：个性化；交互性；同步性和非同步性相结合；经济性和高效性；信息质量良莠不齐。

3. 大众健康信息人际平台　指借以获取大众健康信息的社会人际网络，其中提供大众健康信息的主体主要指从事卫生相关工作的个体，如医生、护士、健康信息工作人员等。通过人际平台获取的大众健康信息主要指存储在个体头脑中的思维型信息，这类信息源中的信息常以口头形式表现，价值巨大，但获取困难，需要通过交谈、通信、讲座、讨论会、访谈等形式才能获得。其主要特点是及时、新颖，但也可能带有一定的主观随意性。

综上所述，不同的大众健康信息源各有优势和劣势，在大众健康信息传播实践中，要充分利用媒介资源，注意媒介渠道的选择与综合运用，这样不仅会提高大众健康信息传播的效果，同时还可以减少投入，提高大众健康信息传播活动的效益。

三、大众健康信息传播特征与模式

大众健康信息传播（mass health information communication）是指专门机构或职业性传播机构通过报刊、广播、电视、网络等媒介向范围广泛、为数众多的社会大众传递健康信息的过程。在大众健康信息传播领域，有着三个密不可分的系统：一是电视、广播、报刊等大众媒体发挥社会公益作用，向社会公众传递健康信息；二是各级卫生部门和各级各类医疗卫生机构和组织，将开展大众健康信息传播视为己任；三是大众健康信息网络服务平台，将为大众提供健康信息作为主要业务，在大众健康信息传播中发挥越来越重要的作用。大众健康信息传播是一般信息传播行为在健康信息领域的具体和深化，与一般信息传播基本过程一致，其构成基本要素包括传播者、媒介、接收者、信息、效果、环境等。

（一）大众健康信息传播的特征

1. 传播者是专业化的传播机构和人员　大众健康信息传播是一种制度化的传播方式，由专门的组织在遵循一定规范的基础上，依据一定的目的，有计划、有步骤、分层次进行的大众健康信息传播活动，由传播者控制着传播过程和内容。

2. 传播媒介日益复杂化和现代化，具有批量生产和复制信息的能力　随着现代科学技术的发展，大众媒介的先进化程度越来越高，承载和传播信息的能力越来越强。利用各种现代信息技术，更广、更快的传递信息已成为大众健康信息传播的趋势之一。

3. 接收者数量巨大，分布广泛且分散　大众健康信息传播面对的是不定量的多数的一般社会成员，其人数之多令人难以计数。比如报纸、电视、网络，其接收者可达数百万甚至数亿人。他们具有不同的年龄、职业、性别、文化程度、兴趣爱好，等等，是一个复杂的集合体。

4. 信息传播以单向性为主，缺乏及时而广泛的信息反馈　大众健康信息传播有信息反馈机制（如读者来信、热线电话、意见邮箱等），但这种反馈多数是延时的，接收者对传播过程难以实现即时的干预。大众健康信息传播基本上是信息的单向流动，受众是匿名的，信息反馈也是有限的。

5. 对接收者的健康意识与行为、生活方式等方面产生积极或消极的影响　传播准确的健康信息、积极引导接收者开展健康生活将对受众健康行为的形成产生积极的促进作用。但在大众健康信息传播中，由于专业知识不足、把关不严等多方面因素的影响，所传递的健康信息可能存在歪曲事实甚至错误的情况，这样就会给接收者带来消极影响。

（二）大众健康信息传播模式

大众健康信息传播是信息传播的一个分支，它符合一般信息传播的基本规律。因此，信息传播基本模式是构建大众健康信息传播模式的基础。众多基础的信息传播模式中，拉斯韦尔模式与马莱兹克模式比较符合大众健康信息传播的特征，因此结合拉斯韦尔模式与马莱兹克模式分析大众健康信息传播过程。

1. 拉斯韦尔模式　拉斯韦尔模式回答了信息传播过程中的五个基本要素,即谁(who)、说什么(say what)、通过什么渠道(in which channel)、对谁说(to whom)、产生什么效果(with what effect),这便是传播学著名而广为流传的拉斯韦尔模式,也被称为"5W"模式(图6-1)。

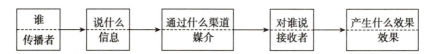

图6-1　拉斯韦尔模式

拉斯韦尔提出的五要素揭示了信息传播过程的本质,成为后来传播学研究的五个基本内容,即传者研究或控制研究、内容分析、媒介分析、受众分析和效果研究。

2. 马莱兹克模式　马莱兹克模式将整个信息传播过程放置于一个非常复杂的社会系统中进行研究(图6-2)。这一过程中存在一个包括社会心理因素在内的各种社会影响力交互作用的"场",在这个"场"中,信息传播的要素都受到不同社会影响力和心理因素的制约。传播者和接收者在这些影响力和因素的共同作用下,进行着互动的、双向的信息传播。

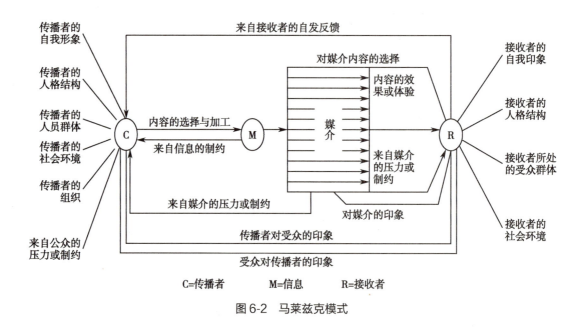

图6-2　马莱兹克模式

3. 大众健康信息传播模式　结合上述信息传播模式,从大众健康信息传播者、大众健康信息、大众健康信息传播媒介、大众健康信息传播接收者、大众健康信息传播效果5个方面,结合内外部环境,探讨大众健康信息传播模式(图6-3),其中存在两处反馈信息流,虚线表示的反馈信息流表示传播者主动获取的接收者反应信息以及接收者主动反馈的信息,实线表示的反馈信息流主要是传播者通过一定技术方法主动获取的传播效果信息。

(1)大众健康信息传播者:指传播大众健康信息的主体(以下简称传播者),主要指专业性机构,也可以是负责大众健康信息传播的工作人员,具有搜寻、组织加工、传递及接收反馈信息并调整相应传播行为等职能。例如相关出版社、杂志社、电视台、广播电台、各级各类大众健康相关宣传部门和教育机构,按照组织安排具体开展大众健康信息传播的工作人员等,都属于传播者范畴。

(2)大众健康信息:传播者所传递的健康信息内容,是由大众健康传播者根据大众健康信息需求,有针对性地获取与组织加工、用通俗易懂的语言揭示并传递的健康信息。

(3)大众健康信息传播接收者:也叫受传者(以下简称接收者),是大众健康信息传播者或发

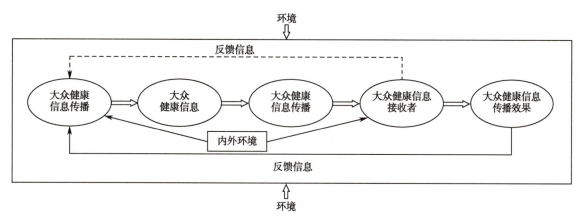

图 6-3 大众健康信息传播模式

送者的作用对象,大量的受传者也叫受众。大众健康信息传播是否起到预期效果一定程度上取决于接收者所处的环境和个体特征,尤其是其心理特点和心理动机,为了更好地获得大众健康信息传播效果,我们从接收者角度分析促进其接收信息的影响因素。

1)接收者的心理特点:接收者的认识、态度和行为与心理现象有关,接收者在接收大众健康信息时普遍存在着求新(新颖性、新鲜度)、求真(科学性)、求近(生活、地域、情感、认知、知识等的接近性)、求短(精炼性)、求奇、求乐、自尊等心理,传播者应尽量客观全面地了解接收者的心理特点,收集接收者的反馈,达到更好的传播效果。

2)接收者对大众健康信息的选择:接收者会结合自身的认知和观念,有选择性地接受和记忆接收到的大众健康信息。如选择与自己观念一致、自己需求或关心的信息,如自己喜欢的信息容易记住等。当然不同类型的信息,信息选择性的影响程度不同。如一般性的信息干扰小、争议大的信息干扰大,如接收者熟悉的信息干扰小、接收者陌生的信息干扰大。

3)接收者的动机:①解决疑难。当遇到健康相关问题时,为了消除疑虑、减轻焦虑而主动获取信息。②心理需要。为了健康生活而寻求大众健康信息。③社交需要。为了与别人交流健康相关信息而接收大众健康信息。④填充时间。碎片时间利用大众传播媒介了解健康信息,丰富自身知识。

(4)大众健康信息传播媒介与传播渠道:媒介是信息传播活动中运载和传递信息的中介物(见大众健康信息源部分)。传播渠道指大众健康信息传递的方式和渠道,主要有口头传播、文字传播、电子媒介和网络传播三种。

选择传播媒介和渠道一般遵循以下原则:①针对性原则。根据受众情况、时空特征、信息内容等,有针对性选择传播媒介与渠道。②快速性原则。选择能够将健康信息传递给受众的最快、最畅通的渠道。这里的快速与畅通是相对的,仍要针对不同受众选择符合受众特点的最快、最畅通的渠道。如可借助用户群体广泛的社交应用软件(如抖音)等作为传播媒介,加快大众健康信息的传播。③可及性原则。根据媒介在受众所处地域的覆盖情况、受众对媒介的拥有情况和使用习惯来选择传播渠道。④经济性原则。综合考虑经费与可行性,在考虑上述3个原则的基础上,考虑经济成本,此项原则在确定最终传播媒介与渠道上是重要的参考因素。在实际开展大众健康信息传播活动中,应针对具体情况具体分析,系统考虑,合理选择。

(5)大众健康信息传播效果:大众健康信息传播效果(以下简称传播效果)是大众健康信息传播活动的目的和价值所在,狭义上指传播活动对接收者引起的思想、情感、态度和行为上的反应;广义上指传播活动对接收者和社会所产生的一切影响和作用。从狭义上理解,传播效果可分为4个层次:①知晓健康信息。仅作用于接收者的感觉和知觉的低层次传播效果。接收者感知到传播的大众健康信息即可,一般不要求其动脑思考。②健康信念认同。在知晓健康信息的基础上,进一步影响其思维、情感的中层次传播效果。接收者接受所传播的大众健康信息,并认同信息中所倡导的健康信念,为接收者态度、行为的转变奠定基础。③态度转变。接收者的态度是其行为的先导。态度形成后一般具有固定性,成为一种心理定势,不易更改。传播者通过大众健康信息的传播,帮助接收者树立正确的健康态度,转变其不利于健康的态度。④健康行为。这是大众健康信息传播的最高层次传播效果。接收者在上述 3 个效果的基础上,改变其原有的不健康的行为和生活方式,选择有利于健康的生活方式和行为,这也是大众健康信息传播的最终目标。

(6) 环境:大众健康信息传播活动处在一定的氛围之中,这种氛围或内外部条件称为环境,包括自然环境、社会环境、内在环境等,这些环境因素相互依存、互相作用,共同影响着大众健康信息传播的方式和效果。对于传播者与接收者还受到个体认知、心理特征、成长经历等个体内部环境的影响与制约。

四、大众健康信息传播效果影响因素与对策

大众健康信息传播效果是接收者从产生认知到信念认同、态度转变再到健康行为改变的过程,研究其影响因素、探讨发展对策对于提高大众健康信息传播效果,改善大众健康行为,提高大众健康素养和水平有着重要的意义。根据大众健康信息传播模式,传播者、大众健康信息、传播媒介与传播渠道、接收者、环境共同作用,影响着最终的传播效果。

(一)传播者因素

传播者是大众健康信息传播的主体,获取、加工、传递大众健康信息、收集反馈信息及评价传播效果等都是由传播者来完成的,因此传播者直接影响着传播效果。从传播者角度分析,首先要树立良好的传播者形象,传播者的层次、专业水平、具体执行人的态度等都影响着传播者的形象,要不断提高传播者业务水平,树立言行一致、健康向上的良好形象,贴近大众、贴近生活。其次要做好大众健康信息的把关,在大众健康信息传播活动中,传播者是健康信息的把关人,要做好健康信息的选择、整理和流向,要不断更新观念、精益求精,加强对具体工作人员的培训和业务指导,加强媒介管理,建立监督机制,有效保证进入传播渠道的健康信息质量。再次要换位思考,从接收者所处的情境出发,从认知、情感、符号使用等方面综合考虑接收者更好接受信息的途径,从结果反推设计整个传播过程。

(二)大众健康信息因素

"刺激-反应"机制认为健康信息传播就是用健康信息的刺激来激发接收者的健康信息需求、动机和行为。从信息因素出发提高传播效果需要结合传播者与接收者,注重大众健康信息的针对性、科学性和指导性,向大众传递的健康信息不仅要包括是什么、为什么,更主要的还要包括如何做,向大众提供具体、易行、可行的技术方法。同时为了起到更好地巩固效果,同一信息可不断反复强化,加强记忆与理解,并且要注重信息的反馈,对出现的问题及时反应,提高大众健康信息质量。

(三)传播媒介与渠道因素

在大众健康信息传播活动中,针对不同接收者群体,选择两种或两种以上的传播媒介相互补充,对特殊人群和重点人群,可以辅以口头传播等多渠道,提高传播效果。在遵循大众健康媒介与渠道选择原则基础上,开展多种媒介、多种渠道并行的方式,促进大众健康信息传播。

(四)接收者因素

接收者是普通大众,他们存在着个体差异和群体特征,接收者的个体和群体属性会影响传播效果,主要包括接收者的性别、年龄、受教育程度、职业等人口统计学因素,人格、性格、成长经历等个体特征,人际传播网络,社群关系网络等,在制订大众健康信息传播策略时要考虑接收者的属性特征,结合接收者的心理行为发展阶段,制订全面的传播计划,决定科学的健康信息内容,选

择恰当的传播策略,才能取得最佳的传播效果。

（五）环境因素

大众健康信息传播活动所处的环境也是传播效果的重要影响因素,主要包括自然环境、社会环境和内在环境。自然环境主要包括时间、天气、地点、距离等自然条件;社会环境主要包括社会经济状况、政治环境、文化习俗、社会规范、社群影响等宏微观社会环境;内在环境包括个体的人格、经历、认知等对大众健康信息的自我传播状态,是自我内外部特征形成的独有个体环境。这些环境都需要传播者事先研究,深入了解,并在开展大众健康信息传播活动时加以综合考虑。

第二节　网络大众健康信息质量评价

一、网络大众健康信息质量评价意义

随着网络的普及以及信息技术的进步,作为一种简单快捷的健康信息传播手段,网络逐渐受到大众的欢迎,但是网络的自由、开放等特性使得网络健康信息质量难以控制,网络健康信息的异构性、动态性、信息过载、可读性差、界面设计等都在一定程度上影响了大众对高质量健康信息的获取。评价是提高质量的重要手段之一,因此,网络健康信息及其技术服务质量的提升有必要通过评价的方法来实现。为了帮助普通大众从纷繁复杂的信息海洋中筛选出高质量的健康信息,开展网络大众健康信息质量评估工作势在必行。

健康信息质量评价指相关单位或个人对依靠互联网所收集到的个体、群体健康或疾病相关健康信息的质量好坏进行系统、综合、连续的科学分析与评估过程。其目的是为诊断疾病、维护、促进和改善健康、管理和控制健康风险提供科学依据。对网络大众健康信息质量进行评价,一方面可提高健康信息质量,帮助普通大众在专业的健康信息面前辨别真伪、选择有用的信息,增强医疗保健、疾病干预、辅助治疗、增进健康的效果;另一方面是网络大众健康信息服务主体自身发展的需要,根据评价结果确定服务质量的好坏,判断用户信息需求的满足程度,帮助主体明确服务方向,优化服务手段。

二、网络大众健康信息质量评价指标体系

信息质量是一个内涵丰富、具有多维视角的概念体系。从数据与用户融合的视角出发,信息质量(information quality)是对信息内容质量、信息系统质量、信息表达质量、信息效用质量的综合描述,既包括对信息特征的研究,又包括对用户信息需求满足程度的研究。信息质量是相对的,不同主体的评价结果可能存在差异。信息质量评价是对特定环境中信息质量赋予数值的过程,其评价体系是由多层次、多指标所构成的复合体系。评价指标体系是指由表征评价对象各方面特性及其相互联系的多个指标所构成的具有内在结构的有机整体。

（一）网络大众健康信息质量评价指标体系维度

评价维度是评价指标体系的主要构成,是判断、说明、评价和确定评价体系的多方位、多角度、多层次的条件,是统筹各具体评价指标的框架与脉络。网络大众健康信息服务是基于网络特定环境且面向普通大众开展的,因此网络大众健康信息质量评价要兼顾到网络环境,同时重视用户感知与体验。其指标体系可从客观和主观两个方面入手分析,客观信息质量评价主要是对信息内容、网络环境的评价,而主观评价主要是基于信息用户视角,衡量信息满足用户需求与使用的水平和程度。

（二）网络大众健康信息质量评价指标体系要素

信息质量评价体系可以用描述其信息质量评价维度的若干组评价指标的集合来表示。指标

体系的设置是信息质量评价的核心问题。基于上述网络大众健康信息质量评价构成维度，综合已有研究，我们从网络大众健康信息内容特征、外部特征及信息效用三个角度选取具体评价指标要素，一方面侧重从信息广度、深度、数量等角度对大众健康信息内容质量评价进行研究；另一方面从健康服务平台设计质量角度对大众健康信息外部特征进行研究；第三方面，以用户为中心的视角，从用户需求、用户满意度等角度选取评价指标对网络大众健康信息效用进行评价。

网络大众健康信息质量评价指标体系由评价维度、一级指标和二级指标构成（表6-1）。其中，评价维度由客观评价的网络大众健康信息内容质量、网络服务平台设计质量及主观评价的用户感知质量三个方面构成；评价指标体系要素细化为两级，一级评价指标是根据网络大众健康信息质量的内涵设定的评价的大类标准，抽象地反映对信息质量评价时所考虑的决定性因素；二级评价指标主要指在一级评价指标基础上，网络健康信息质量的评价细化，如正确程度、可靠程度、可获得程度等指标。

表6-1　网络大众健康信息质量评价指标体系

评价维度	一级指标	二级指标	指标解释
网络大众健康信息内容质量（客观评价）	信息内容质量	正确程度	健康信息反映事物或系统属性的客观程度
		完整程度	健康信息内容的广度和深度
		新颖程度	健康信息内容是否最近发布或更新，是否具有独创性
		易读程度	健康信息内容是否易于阅读和理解，由一种或多种工具结合测量
	信息表达质量	准确程度	健康信息表达符号与真实信息值相符的程度
		精简程度	健康信息表达符号是否简单、使用方便
		易用程度	健康信息表达符号是否简单、使用方便
		可信程度	指网站内容的可靠程度，包括信息公开、网站属性、第三方认证和内容展示等
		标准化程度	健康信息表达技术、符号的形式和意义的统一程度
网络服务平台设计质量（客观评价）	信息系统质量	可靠程度	包括服务系统的稳定性、安全性、隐私保护性
		外观与美感	服务平台整体设计风格是否令人愉悦
		可获得程度	用户利用服务平台获取健康信息的途径是否多样、是否支持多语言访问以及访问速度是否令人满意
		交互程度	服务平台是否支持交流互动
		易用程度	服务平台是否易于学习使用
用户感知质量（主观评价）	信息效用质量	相关程度	信息内容与用户需求间的匹配程度
		可理解程度	包含语法、语义两个层次
		适量程度	健康信息是否适量

（三）网络大众健康信息质量评价方法与指标体系构建流程

1. 网络大众健康信息质量评价方法　对网络大众健康信息质量的评估是一项很艰巨的工作，不仅要考虑大众健康信息的内容特征、信息本身，还要考虑网络平台的功能和整体影响，更要考虑最终用户健康信息需求的满足程度。在网络大众健康信息质量评价具体实施的过程中，信息质量评价方法选择是重要的环节，关系到评价最终结果的准确性。同时，评价方法选择与评价维度和指标是密切相关的，评价指标体系设定直接影响评价方法的选择。目前，常用的信息质量评价方法以定性评价和定量评价两类评价思路为主,在此基础上广泛吸收与借鉴其他领域评价中常用的评价方法,具体可分为四类:①专家评价方法,如专家打分综合法等;②运筹学与其他数学方法,如层次分析法、数据包络分析法、模糊综合评价法等;③新型评价方法,如人工神经网络评价法、灰色综合评价法等;④混合方法,即将几种方法混合使用的情况,如层次分析法与模糊综合评判法的综合使用、模糊神经网络评价法等。

2. 网络大众健康信息质量评价指标体系构建

(1)指标体系的构建:在建立网络大众健康信息质量评价指标体系时,应注意以下方面:①指标应具有独立性;②指标应具有代表性,能够较好地反映网络大众健康信息的特性,且指标间要有明显的差异性,具有可比性;③指标设置应具有可测度性,简便易行;④指标设置宜简不宜繁。

指标体系的建立方法通常有以下两种:经验确定法和数学方法。其中经验确定法在实践中常被采用,经验确定法主要指专家调研法或专家主观分析法,可分为德尔菲法和头脑风暴法;数学方法的评价对象通常是用具有定量的评价指标去分析。无论哪种方法,都要首先明确评估对象和评估目的,然后选择指标、设计指标之间的关系、确定指标权重,最后进行指标分析,这样才能建立一个实用的指标体系。

(2)指标权重的确定:指标的权重是指标评价过程中其相对重要程度的一种主客观度量的反映。在构建评价指标体系的基础上,为了体现各评价指标在评价体系中的重要性程度,须对各指标赋予不同的权重系数。权重系数反映某一指标在指标体系中的重要程度,表示在其他指标不变的情况下,这一指标项的变化对结果的影响。指标权重的加权方法可以分为两种:经验加权和数学加权。经验加权也称定性加权,优点在于由专家直接判断,简便易行;数学加权又称定量加权,主要以经验为基础、数学原理为背景,间接生成,具有较强的科学性。目前,在实践中常用的是基于专家咨询的经验加权法,权值的确定主要以专家集体决策为主。为了提高科学性,也综合采用其他方法来确定权值,如层次分析法,辅以数学处理,可信度较大,应用范围较广。

三、常用网络大众健康信息质量评价工具

(一)国外网络大众健康信息质量评价工具

国外关于网络健康信息评估的研究起步较早,早在20世纪90年代健康信息通过网络进入大众视野,国外学者就开展了对网络健康信息质量评估研究工作,逐渐形成了一些公认的网络健康信息质量评价工具,适用于网络大众健康信息质量评价工作,但不同的评价工具评价的侧重点有所不同。

1. 医学和健康网站之行为准则　医学和健康网站之行为准则(The HON Code of Conduct for medical and health Web sites,HONcode)是关于网上医学健康信息的历史最悠久、使用最广泛、最值得信赖的一套医学健康网站道德规范,解决了互联网主要的医疗保健问题之一:信息的可靠性和可信度。HONcode的服务对象主要包括两大类:普通大众和网站发布者(包括认证过程中网站的所有者)。HONcode认证是一种旨在提供高质量健康信息的道德标准,可指导网站管理者建立最低限度的机制,以提供适合受众需求的高质量、客观和透明的医疗信息,遵循准则的网站允许在主页上显示活动HONcode图标。

目前,已有100余个国家的8 000多个认证合格的网站使用HONcode。HONcode及其8项原则以35种语言在网站上提供:①权威性。网站提供的所有医学健康信息和建议均来自受过专门医学健康训练的合格人员。如果有不属于上述来源的内容,网站将清楚地予以注明。②补充性。网站提供的医学健康信息旨在推动和促进患者/网站访问者及其医生之间的关系,而非取代这些关系。③保密性。网站对患者/网站访问者的相关资料(包括个人身份)严格保密。④归因性。

对于网站上提供的医学健康信息,网站会尽可能指明其资料来源,可能的话,通过超链接指向其材料来源。临床网页清楚注明最后修改日期。⑤合理性。网站将采用上述第4项规定的方法,恰如其分地、中肯平衡地介绍某一特殊疗法、商品或服务的益处和功用。⑥联系网站人员。网站的设计者将尽可能采用清楚明了的方式提供医学健康信息,并提供联系地址,供网站访问者进一步索取资料或获得更多支持。网站管理员的电子邮箱地址也会清楚地列在网站中。⑦赞助商。网站将公开其所有支持者,包括所有对本网站提供了资金、服务或材料的营利和非营利组织的名称。⑧广告及编辑政策的诚信性。如果广告费是网站的一项资金来源,网站将在网页中清楚注明,并简要介绍网站广告政策。广告和其他促销信息在网站上的表达方式会明显有别于本网站的医学健康信息。

2. DISCERN   DISCERN 是 1999 年英国牛津大学医学研究所公众健康和基础医疗部 DIS-CERN 项目研发的疾病治疗选择信息评估系统,由英国国家医疗服务行政研究和发展计划资助。起初是为评价印刷文献信息质量而开发的,现在也用来评价网站,是第一个被用户用来评估网络健康信息的工具。它是以网络为基础的问卷,共设有 16 个问题,前 8 个问题评估了网站所提供的健康信息的可靠性,9~15 个问题主要评估与治疗方案有关的信息质量,最后一个问题是对整个健康信息的总体评分。评分采用 5 级量表(1~5 级别)。DISCERN 作为一项专门评价疾病治疗方案选择的工具,主要强调信息的可靠性,注重健康信息的内部特征且关注的层面更加具体,清楚地说明可能有的其他治疗选择,不治疗会发生什么,选择治疗对生活质量的影响等。

3. MedCIRCLE   即互联网医学信息评级、证明、标签和评价的合作研究(Collaboration for Internet Rating,Certification,Labeling and Evaluation of Health Information),是由欧盟 2000 年资助"促进安全使用互联网活动计划"中的一个演示项目,建立目的是开发技术以引导用户过滤和选择高质量的、可信赖的网络医疗卫生信息。其前身是 MedCERTAIN,两者均是基于元数据技术,建立可通过内容标签过滤有害信息和筛选高质量信息的自我或第三方评价系统,以此鼓励信息提供者服从网络道德行为规范。

4. 美国卫生信息技术研究评估项目   为了对互联网上的健康信息质量进行公正、可接受的评估,美国卫生信息技术研究所成立了卫生高层工作小组(HSWG)。该小组对互联网上的健康信息制定了七项评估标准:可信性、内容、公开性、链接、设计、交互性、警告。其中,健康信息资源的更新问题为评估项目的核心。

除此之外,国外还有很多网络健康信息质量评价工具,如日本网络医学协会标志(JIMA Mark)、URAC 医学网站认证程序、Netscoring 等,从不同的侧面对网络健康信息质量进行评估,学者们还利用如 Alexa 和 Google Page Rank 等其他工具作为质量评价的补充,帮助用户更好的选择网络健康信息服务。

(二)国内网络大众健康信息质量评价工具

我国网络大众健康信息质量评价工具研究相对滞后,目前以学者从不同角度出发制订不同的网络健康信息评估模型为主,尚无政府行政部门和医学科研机构研发的有较高权威性和推广性的网络健康信息质量评估工具,有待在网络大众健康信息服务普及过程中加大开发力度。

1. 公众网络健康信息可信度评价指标体系   从公众用户角度出发,考虑到我国大众健康信息素养普遍偏低的现状,遵从科学、可及和简易可操作原则,制定网络大众健康信息可信度评价指标体系,赋予指标权重,制订评价方法。该指标体系共包含 12 项指标,涉及网络健康信息的合理程度、公开程度、时间披露、信息来源、可理解程度和其他共六方面指标(表 6-2),指标体系的代表性、独立性、可操作性及可靠性在专家评价和实证研究中均得到验证。

表6-2　公众网络健康信息可信度评价指标

信息内容评价方面	评 价 指 标
合理程度	网页健康信息标题与内容是否一致 信息内容是否存在强烈的个人观点
公开程度	是否公开信息作者名字 是否公开作者资格认证(如教育程度、专业、职称等) 是否公开作者单位 是否公开信息编辑和审核者
时间披露	是否公开信息创建、发布、更新或转载时间
信息来源	文中或文末是否提供信息参考来源(如参考文献、链接、医学专家观点或卫生机构观点) 网站知名度
可理解程度	该信息您是否能理解
其他	网站是否存在较多弹出广告或与信息无法区分的广告 信息中是否存在如下类似词汇:"快速见效""解放军××部队医院""××研究院""重大突破""彻底治愈""永不复发""告别痛苦"等

2. 用户视角下网络健康信息质量评价标准框架　在参考各类网络信息质量评价标准体系如HONCode、DISCERN等基础上,通过用户评价实验和半结构化访谈两种方法,构建用户视角下的网络健康信息质量评价标准框架,该评价标准框架由内容和设计两个一级指标及七个二级指标、七个三级指标组成(表6-3)。

表6-3　用户视角下网络健康信息质量评价标准框架

一级指标	二级指标	三级指标
内容	准确程度	
	权威程度	网站权威 作者权威 来源权威
	有用程度	
	新颖程度	
设计	易用程度	易获得性 功能设计 导航设计
	界面设计	
	交互程度	在线交流

3. 中文公众健康信息网站评价体系框架　结合中文语言和网络环境的特点,通过定性和定量相结合的方法设计适合公众的健康信息网站评价体系框架(表6-4),包括三级指标:一级指标包括信息内容、网站利用率与影响力、网站设计三个维度。二级指标共15个,其中12个定性评价指标,分别针对信息内容的权威程度、合理程度、来源标识、新颖程度、可读程度、补充作用、保密程度,以及网站的可访问程度、互动程度、透明程度、功能设计、广告政策;3个定量评价指标,采用网络信息计量学和网络链接分析方法,评价网站信息的利用率(访问量、用户访问深度)和影响力(外部链接量)。三级指标共23个。

表6-4   中文公众健康信息网站评价体系框架

一级指标	二级指标	三级指标(指标描述)
信息内容	权威程度	给出作者、资历(学历、专业技术资格)及其机构信息
	合理程度	表达恰如其分、中肯,观点客观、无偏倚 每条信息页面上给出相关支撑资料或信息细节(类似"相关阅读") 描述治疗或预防方案时,能够交代清楚该方案如何起作用;其益处、风险;描述了不采取该方案的后果;描述了"除此之外,可能存在多种治疗或预防方案"
	来源标识	提供参考的文献目录或资源清单,必要时提供有效链接地址 提供信息的创建日期和最近更新日期
	新颖程度	网站能够响应最新事件 内容更新及时
	可读程度	信息表达的详细程度适于用户的知识水平(能看懂)
	补充作用	网站提供的医学健康信息旨在推动和促进患者/网站访问者及其医生之间的关系,而非取代这些关系
	保密程度	网站对患者/访问者的相关个人资料严格保密
网站利用率与影响力	访问量	用户的访问量,Alexa网站前3个月的访问量综合排名
	外部链接量	通过其他网站链接到该网站的链接
	用户访问深度	用户浏览网页的页数,Alexa网站前3个月用户平均浏览页面数
网站设计	可访问程度	网站的链接均有效(不明显存在死链) 访问速度快,很少出现"无法访问"的情况
	互动程度	网站可进行评论和反馈
	透明程度	给出了网站的所有者、联系方式、资助来源 清晰描述了信息覆盖范围、纳入标准、内容编辑评审的方法和过程
	功能设计	分类导航清晰合理 提供有效的搜索方式
	广告政策	如果广告费是网站的一项资金来源,应在网页中清楚注明,并简要介绍网站的广告政策 广告和其他促销信息在网站上的表达方式应明显别于该网站的医学健康信息

第三节   用户健康信息管理与网络大众健康信息利用

一、用户健康信息管理

(一)信息用户与信息需求

1. 信息用户定义与特征   信息服务领域的信息用户指在各种社会实践活动中需要和利用信息服务,或在信息交流渠道中获取所需信息的个人或团体。信息用户特征有:①信息用户必须有一定的信息需求。这是信息用户的根本特征。②信息用户必须具有一定的信息利用能力。③信息用户具有接受信息服务的行为。

2. 信息需求概念与类型   需求是人类社会发展进步的第一动力。我们把一定社会条件下人类需要利用信息以及需要向外界传递自身信息的信息需要称之为信息需求。信息需求是信息用户对信息内容和信息媒介的一种期待状态,有广义和狭义之分。广义的信息需求包括用户对信息的需求、对检索工具与检索系统的需求以及对信息服务的需求；狭义的信息需求仅仅指对信息的需求。

从信息需求的对象将用户的信息需求分为三类：①用户对信息的需求。这是信息需求最终目标的需求。可按信息的内容将信息需求分为知识型、消息型、事实型三种。②用户对信息检索工具、系统与网络的需求。包括对书目、文献数据库、专题信息检索系统、搜索引擎等的需求。③用户对信息服务的需求。包括文献信息服务、数据信息服务；常规信息服务和多功能信息服务或个性化信息服务。

（二）用户健康信息管理内涵

健康信息专业性强，对于术语较复杂的健康信息，公众的认知水平有限，获取与理解这些专业性的健康信息比较困难，且存在多种干扰信息，用户容易选择错误。因此，用户需要健康信息管理者对过于专业的健康信息进行规范、解惑，同时提供能够快速获取和容易利用的健康信息资源。

用户健康信息管理（consumer health information management）从狭义上理解是指从用户健康信息需求出发，开展收集、整理、存储并提供健康信息服务的活动；广义上理解是指对涉及用户健康领域的信息活动和各种要素（健康信息、传播者与接收者、技术与设备、空间等）进行合理的组织与控制，以实现健康信息及相关资源的合理配置，从而有效满足用户健康信息需求的过程。

根据用户信息需求的一般规律，用户健康信息需求也可以分为用户对健康信息的需求，用户对健康信息检索工具、系统与网络的需求，用户对健康信息服务的需求三类。随着互联网的普及发展，信息的存储和传递发生了质的飞跃，计算机技术和网络技术的发展让信息的传递和获取突破时空的限制，健康信息传播的速度不断加快。新的信息环境下，社会成员的健康意识与信息意识日益增强，健康信息需求不断增长，用户健康信息需求也发生了变化：①需求主体多元化。随着医学的发展和健康信息在各个领域的渗透，健康信息用户的群体向社会化、开放化的方向发展，对健康信息方面的需求不仅仅局限于医生、护士、医学生、患者及家属等传统用户，普通大众对这方面的需求也越来越强烈。健康信息需求主体的多元化使得社会健康信息量急剧增长，健康信息用户的类型更加复杂多样。②需求内容的层次化。由于需求主体的多元化，健康信息用户对健康信息的需求逐渐从单纯的学术研究扩展到健康生活的各个方面。健康信息用户所需健康信息的内容出现多元化、层次化的特点。如临床医师既需要有关疾病的诊断信息，又需要科研方面的专业知识，同时还要了解教学、提高医疗水平、减少医疗事故等方面的信息；普通用户即大众则对求医问药、医疗保健、防病治病、饮食起居等信息需求强烈。③需求结构的多样化。主要表现在以下几个方面：从健康信息需求内容的学科属性看主要有专业健康信息需求和综合健康信息需求；从健康信息需求的目的看主要有研究性需求、求知性需求、解疑性需求、证实性需求、娱乐性需求等；从所需文献的载体、信息交流的渠道、形式、文种、信息产品及服务方式上都存在多种载体、不同渠道、多种文献形式、多文种、多种信息产品和服务方面的局面。

用户健康信息需求影响着用户的健康行为，用户健康信息管理要紧紧围绕用户健康信息需求开展各项管理活动。用户的健康行为是一个从无到有、从偶发到持续的过程，在帮助用户形成稳定的健康行为过程中，用户健康信息管理起着重要的作用。用户健康行为改变会经历前意识阶段、意识阶段、准备阶段、行动阶段、维持阶段等不同的变化阶段，在开展用户健康信息管理工作中，要注意用户处在不同的变化阶段时会存在不同的信息需求。处在不同的变化阶段，影响其健康行为的因素也会有所不同，用户健康信息服务部门及用户健康管理者应该根据不同变化阶段用户在信息需求、信息行为等表现出来的差异，给予提供有针对性的健康信息服务，激发用户更高层次的健康信息需求并更好地利用健康信息，进而促进其不良健康行为的改变。

二、网络大众健康信息服务

（一）网络大众健康信息服务概述

1. 网络大众健康信息服务内涵　健康信息服务（health information service）是指利用现代信息技术,将分散在网络、大众媒体、纸质资料等不同载体上的健康信息进行收集、评价、选择、组织、存储并提供服务,来帮助用户更好地调节控制自身的健康问题,是一种以信息用户为服务对象,以健康信息为服务内容的专题服务。

网络大众健康信息服务是专门满足用户群体中的普通大众健康信息需求的网络信息服务,服务主体利用互联网为用户提供所需的各种健康信息。这些健康信息涵盖疾病预防、症状、病因诊治方法等内容,还包括健康管理、健康建议等,它能够满足大众学习健康知识的需求,也能帮助用户更好地了解自身疾病状况以及做出医疗决策。就构成要素而言,网络大众健康信息服务主要包括服务主体、服务客体、服务对象、服务平台和信息服务策略与方式五个部分。其中,服务主体为信息服务组织和人员,他们根据大众用户需求提供健康信息服务;服务客体则是指在活动过程中被传递的健康信息、产品或服务;服务对象为健康信息服务的大众用户,他们是健康信息的寻求者;服务平台则是让服务主体和服务对象传递信息的场所,它的功能是提供技术设施和管理手段来保障服务的传递,如健康网站等;信息服务策略与方式是指服务主体提供服务的手段和方式,如医患交互型、综合服务型;在线浏览、在线咨询、电话咨询等。

2. 网络大众健康信息服务内容　主要有:①健康信息查询与获取。为大众提供答疑解惑的健康信息是最普遍的一种健康信息服务方式。②电子健康信息档案查看与获取。通过电子存储方式记录大众的健康情况,借助网络与通信技术,向大众提供电子健康信息档案的查看和获取服务。③远程医疗信息咨询服务。通过网络大众健康信息服务平台实现远程问诊、远程诊疗等,获取与疾病相关的实时健康信息咨询服务。④健康信息监测与预警服务。通过网络将体检设备产生的身体健康数据通过网站或手机 App 传递给大众,以此作为分析健康的依据,通过健康信息分析作出相应建议并反馈给大众。

（二）我国网络大众健康信息服务现状

1. 服务主体　目前,我国网络大众健康信息服务主体可分为以下七个类别:政府机构（主要指与医疗卫生工作相关的行政部门）、健康服务企业、医疗部门、医学院校与医药卫生研究机构、医学文献部门、第三方组织、个人。

2. 服务内容及形式　我国网络大众健康信息服务平台提供的健康信息服务内容主要分为新闻资讯、健康保健、疾病预防、疾病诊断、疾病治疗、疾病护理、疾病康复、药品药械、医疗保险、医疗服务资源、医疗教育科研、统计信息、健康在线咨询、健康自测、多媒体资源、在线论坛/博客、与其他机构的链接、移动服务、宠物健康、电子商务平台、在线预约等类别。平台提供服务形式多样,便于不同背景和需求的人有选择使用。如简化疾病查询方式,将疾病或药品名称按英文首字母 A-Z 排列,点击所需查询词汇的首字母,选择要查询的词汇,便可获得包括病因、症状、检查、治疗、预后、并发症、预防等方面的信息;通过点击身体结构图的相关身体部位查询疾病,为缺乏医学知识的平台用户提供了便利;通过通俗易懂的医学科普文章、图片、视频及医疗相关时事新闻对用户进行健康教育;在线医生与用户双向即时互动等。

3. 信息评价与网站认证　进行健康网站信息质量评价是网络大众健康信息服务发展的一项重要内容。网站认证是指第三方权威机构对网站进行的网站身份及相关信息认证,主要是为了提高用户对网站的信任感。从我国提供大众健康信息服务的网络平台得到的认证情况看,可根据认证内容及认证方式的不同,分为官网认证、网站身份认证、网站安全认证、网站经营资质认证和信用认证等,主要包含从业资质、真实性、安全性、诚信度等维度的评价,但缺乏针对健康信息质量的评价。根据认证机构的不同,主要涉及:①政府部门指导的认证,如国家食品药品监督管理总局管理的互联网药品信息服务资格认证、互联网药品交易服务资格认证、医疗器械经营许可,由卫生健康委员会负责审核管理的互联网医疗卫生信息服务许可、互联网医疗保健信息服务许可等;②第三方组织负责管理的认证,如中国互联网协会进行的 iTrust 网信认证、中国电子商务协会数字服务中心负责管理的诚信网站认证;③多家企业联合举办的认证,如百度、腾讯、金山等10 多家互联网公司组成的"安全联盟"等;④第三方组织与企业联合举办的认证,如中国电子商务协会可信电子商务推进中心与北龙中网(北京)科技有限责任公司负责管理的北龙中网可信网站身份认证。

（三）网络大众健康信息服务提升对策

1. 普及网络大众健康信息服务相关知识　近年来我国网民数量逐年增加,若这个庞大的用户群体都能认识到网络健康信息的重要价值,了解网络健康信息资源的分布状态及使用方法,将大大提高网络健康信息的利用率,促进我国健康信息网络服务体系的不断完善。因此,加强科普宣传,向大众普及网络健康信息源相关知识,使用户明确查找具体某一类别健康信息可以借助哪些网站等知识是非常有必要的。

2. 构建网络健康信息多元主体协同服务体系　目前我国利用广泛的网络大众健康信息服务还是以健康服务企业主体为主,其他主体尤其是政府、卫生研究机构、医学图书馆主体的健康信息网络服务功能还没有充分发挥出来。虽然各级各类卫生机构都有自己的官方网站,但无论是政府部门还是行业组织或是医疗卫生机构,网站主要内容基本都是工作信息、组织机构、工作动态等,面向大众的健康服务信息往往隐藏其中,需要费很大力气去寻找,信息也多缺乏系统性。我国的营利性医疗健康信息服务平台不计其数、鱼龙混杂,大众通过网页搜索引擎去查询信息,检索到的海量信息难以辨认真伪;受商业利益驱动的网络商家,也难免误导公众。因此,有必要在政府层面建立一个全面、科学、客观、公正、可信赖的医疗健康信息服务平台,采取多种措施,发挥不同主体的技术、资源、信息等优势,搭建网络健康信息多元主体协同服务体系,使各健康信息服务主体网络服务齐头并进,为用户提供更多有用全面的健康信息。

3. 开展个性化健康信息网络服务　年龄、健康状况、职业、教育水平、信息搜索目的等不同个体因素使得大众在利用网络健康信息时体现不同的需求特点。我国在这方面需努力建设,借助先进的信息技术,在充分了解我国疾病谱变化及人群健康特点基础上,针对不同类型用户信息需求特点,为其提供个性化服务。比如高血压、糖尿病在我国患病率较高,为了预防和促进患者健康,可以建立专门网站,调查用户具体需求,有针对性为此类用户提供如何预防和控制此类疾病以及最新的研究进展等信息,提高用户满意度,促进网站的复用和传播推广。另外重视个性化虚拟健康社区建设,使有同样健康信息需求的用户能够跨越时空参与健康讨论与互助,共同促进身心健康。

此外,健康网站设计时可借助先进的信息组织与检索技术,提供多角度入口,从不同个体、不同需求角度提供信息筛选,如可以从健康者角度、患者角度,从研究角度、科普角度、疾病治疗角度等进行有针对性的信息组织与推荐,通过信息的细化组织,开展个性化服务,满足个性化需求。

4. 满足多元健康信息需求　网络环境下,大众对健康信息需求呈现常态化、多元化趋势,依靠一个健康信息网站很难独立完成一个用户所有的信息需求,从目前我国健康网站提供的服务业务看,比较缺少的是健康教育科研信息、健康统计数据、医疗保险信息等内容,这部分信息主要存在于医学图书馆、相关教育科研机构、政府卫生行政部门等专业机构网站中,表现为面向大众的健康信息服务缺乏专业、权威机构的服务支持,健康信息服务质量得不到保障,可以通过建立虚拟联盟等方式,整合多种主体服务,扩展健康信息容量,提高健康信息完整性,构建有特色的集健康促进、疾病预防、疾病诊断、疾病护理、疾病康复、健康咨询、健康教育科研、健康互助等为一体的综合健康信息服务体系,满足大众的多元健康信息需求。

5. 推进健康网站信息质量第三方评估　网络健康信息本身正确与否意义重大。一方面用户在获取健康网站信息时最关注的是信息本身的质量问题,最需要高质量的健康信息;另一方面,健康信息会对大众健康行为产生影响,健康信息质量高低将对大众的健康产生影响。在疾病预防、诊治、健康促进等专业健康信息面前,普通大众属于弱势群体,为了提升大众在网络健康信息利用的信心和热情,给用户提供放心的网络健康信息服务平台,进行第三方健康信息质量认证评估非常必要,而我国健康网站认证中缺少的正是健康信息质量认证。目前我国学者对国外健康信息质量评价体系进行了相关研究,但行业实践应用极少。鉴于此,推进我国健康网站信息质量评价工作刻不容缓,需要引起行业的高度重视,也需要政府、学者、用户和健康网站主体的共同努力。

三、用户健康信息管理与网络大众健康信息利用

(一)网络大众健康信息利用内涵及影响因素

1. 网络大众健康信息利用内涵　信息利用行为是指通过对搜寻出来的信息在选择、获取的基础上进行的利用活动,是用户信息活动的最后一个环节。网络大众健康信息利用指的是大众通过网络健康信息了解健康知识、解决健康问题、提高自身健康质量的过程。

用户的个人认知能力和知识结构是影响信息吸收利用的主要因素,健康信息素养和用户个人特征(如自我效能等)会潜在影响信息吸收利用效果。用户信息利用行为建立在信息搜寻行为的基础上,信息搜寻的质量直接影响用户对信息利用的效果。在知识内化过程中,用户倾向于认同和理解与自己逻辑、经验相一致的信息,会抵制一些与自身需求、经验、逻辑不符的信息。用户获得信息后,会有几种不同利用行为:①吸收与自身逻辑相符的信息,完善原有知识结构;②吸收新的信息,打破原有逻辑,重新构造知识结构;③吸收信息后,对所需的知识结构没有多大作用,只是作为储藏形成另外一些新知识。

2. 网络大众健康信息利用影响因素　大众在利用网络健康信息时,受以下因素影响:①个体特征,如年龄、性别、学历以及以往接触信息设备或医疗技术的经验限制其使用健康信息;②用户体验,用户体验的好坏影响使用健康信息服务的频率,包括网站界面布局、内容、质量等;③信息素养,大众的信息素养高低决定了信息利用的程度;④隐私问题,对隐私问题的担忧也是阻碍大众利用健康信息的重要原因。

(二)用户健康信息管理与网络大众健康信息利用的提升

促进用户健康信息利用,是开展用户健康信息管理的出发点和归宿。为了提高网络大众健康信息的利用,可以从用户健康信息管理层面和大众健康信息素养两个层面加以努力:

1. 用户健康信息管理层面　大众健康信息服务的重点之一就是帮助用户快速地找到准确可靠的健康信息,以满足用户由于多种原因而引发的健康信息需求。用户健康信息管理者根据服务场所的不同可以分为两个部分,分别是线上服务和线下服务。线上服务主要包括提供健康资源数据库、建立健康信息服务平台、进行健康信息资源导航等;线下服务针对普通大众和特定用户,多以健康知识科普为主,如举办健康讲座、发放健康宣传册、健康信息资源借阅以及健康馆员参考咨询服务等。

2. 提升网络大众健康信息素养　大众健康信息素养是个人在意识到有健康信息需求的同时,明确知道可以通过哪些途径进行搜索并获取到相关健康信息资源,以及通过自身积累可以理解、评估并且恰当使用健康信息的能力。大众健康信息素养能力主要有:①需求意识。对健康信息的需求意识是一个人健康信息素养的根本体现。随着大众对于其自身及家人健康水平的关注度逐渐提升,意味着大众对于健康信息的需求量也在逐渐增多。②搜索能力。是个人健康信息素养的基本前提,指个人掌握的包括书籍、课程、数据库、搜索引擎、手机 App 等在内的所有可检索到自己所需健康信息的能力。③获取能力。是对大众进行健康信息素养教育时不可缺少的条件,体现在搜索能力基础上,是指个人不仅能检索到所需健康信息,还可以通过一些渠道获得这

些健康信息。④分析能力。是个人健康信息素养的关键,是对当前网络环境下信息量杂乱冗余的初步筛选,尤其是健康信息的可靠性问题,在整个健康信息素养的能力中起着承上启下的作用。⑤评价能力。是对个人健康信息素养能力的反映,强调是否可以对现有知识准确性、时效性、可信度进行合理有效的评价,这是决定个人能否做出正确健康决策的重要一步。⑥利用能力。这是个人健康信息素养的最终落实,只有当个人通过自身的健康信息素养水平将健康信息知识运用落实到实际生活中,才是健康信息的最高价值体现。

 思考题

1. 网络大众健康信息传播构成要素包括什么? 影响传播效果的主要障碍有哪些?

2. 为什么要进行网络大众健康信息质量评价? 如何科学地构建网络大众健康信息质量评价指标体系?

3. 从用户健康信息管理角度入手如何促进大众健康行为的形成?

（于微微）

第七章 | 健康保险信息管理

本章要点
1. **掌握** 健康保险信息管理的概念及其职能。
2. **熟悉** 医疗保险管理信息系统的组成、建设及应用。
3. **了解** 健康保险信息技术及健康保险信息管理的发展趋势。

健康管理与健康保险关系非常密切,现代健康管理起源于健康保险行业,健康管理促进健康保险的可持续发展,两者只有实现有机结合和深度融合,才能充分实现健康服务的全面性和健康管理全过程的综合效益。

我国正处于大健康时代,新一代信息技术在卫生健康领域被广泛应用,对健康保险也起着积极的推动作用,健康保险的发展须充分利用信息技术,加强信息管理。

第一节 健康保险信息管理概述

一、健康风险与保险

(一)健康风险与风险管理

健康风险(health risk)是指在人的生命过程中,因自然、社会和人自身发展的诸多因素,导致人出现疾病、伤残以及造成健康损失的可能性,是若干风险中作用于人的身体、影响人的健康的一种特殊风险。健康风险既具有一般风险的客观性、普遍性、不确定性,也具有自身的特点:①复杂性:健康风险的发生不仅与个体的生理、心理、生活方式等因素有关,而且受自然、社会、政治和经济等多种因素的影响;②补偿的不确定性:因该风险危害的对象是人,健康难以用金钱衡量,不宜采取定额补偿的方法;③群体性和社会性:健康风险不仅危害个人健康,有时还可能威胁家庭、集体和社会的利益,如疾病的暴发、流行,会给部分人群或社会造成损失。

风险管理(risk management)是指一个组织或个人进行风险识别、风险估测、风险评价、风险控制,用以减少风险负面影响的决策及行动过程,其基本目标是以最小的成本获得最大安全保障。风险管理的方法主要有控制型风险管理技术和财务型风险管理技术。前者主要表现为:事故发生前,降低发生的频率,事故发生时,将损失减少到最低限度,如避免、预防和抑制。后者主要表现为:通过事故发生前所做的财务安排,解除事故发生后给人们造成的经济困难和精神忧虑,为恢复企业生产,维持正常生活提供财务支持,如自留风险、转嫁风险。购买保险就是属于转嫁风险,具体而言,健康保险就是集合同类危险聚资建立基金,对特定的危险后果提供经济保障的一种财务型风险转嫁机制。

(二)保险的定义及特性

保险是相对于风险来说的,风险的存在是保险产生的前提,因为风险客观存在的确定性和发生的不确定性,使得人们产生了共同承担、分散风险和降低损失的期望,从而构成了保险需求的前提。保险(insurance)最初在英文中的含义是:"safeguard against loss in return for regular payment",即以缴付保费为代价来取得损失补偿。现代保险学认为,从保险的自然属性来看,保险是指集合具有同类危险的众多单位或个人,以合理承担分担金的方式,实现对少数成员因该危险事故所致经济损失的补偿行为。就保险的社会属性而言,保险是多数单位或个人为了保障其经济生活的安定,在参与平均分担少数成员因偶发的特定危险事故所致损失的补偿过程中形成的互助共济价值形式的分配关系。

保险具有四个基本特征:一是向被保险人提供经济补偿;二是经济补偿的基础是数理预测和合同关系;三是经济补偿的费用来自于被保险人缴纳的保险费所形成的保险基金;四是经济补偿的结果是风险的转移和损失的共同分担。

二、健康保险与医疗保险

(一)健康保险与医疗保险的含义及关系

目前国内外保险理论界对于健康保险的定义和范畴尚未统一的定论,我国对健康保险(health insurance)的一般认为,它是一种以人的身体状况(不包括寿命)为保险标的,保证被保险人在疾病或意外事故所致伤害时的费用支出或损失获得补偿的一种人身保险,其涉及的领域涵盖了疾病、医疗、护理和失能收入等保险事项。

健康保险可以从广义和狭义两个角度来理解。广义的健康保险包括社会医疗保险(social medical insurance)、商业健康保险(commercial health insurance)和其他形式的补充医疗保险等,我国的健康保险是以政府主办的社会医疗保险为主,以商业健康保险和其他形式的补充医疗保险为辅。狭义的健康保险主要指商业健康保险,本文所指为广义上的健康保险,即以社会医疗保险为主的健康保险。从世界的发展变化来看,健康保险历经了疾病保险、医疗保险和健康管理三个阶段。从我国的发展历程来看,健康保险则是由低水平、城乡分割、三元并立的碎片化格局逐步向保障水平不断提高、制度逐渐趋向一体化的全民医保的格局发展。

医疗保险(medical insurance)简称医保,是将多种渠道筹集的经费(保险费)集中起来形成基金(医疗保险基金),用于补偿个人(被保险人)因病或其他损失所造成的经济损失的一种制度。医疗保险除了具备保险的基本特征以外,还具有如下特征:一是体系结构复杂:即有保险人和被保险人,还涉及与医疗机构、药品机构、医疗保险机构、参保人、用人单位以及政府等多方之间的复杂的权利和义务关系。二是广覆盖:不仅涉及每个人,还涉及人生的每个阶段,覆盖对象的发展趋势是全民医疗保险。三是赔付行为随机:因群体中个人疾病的发生是随机性事件,不同于养老保险的法定退休年龄、生育保险的人口生育年龄等。四是基金测算困难:这不仅与社会经济发展和人口特征变化相关,而且与疾病发生、发展及其预后的不确定性密切相关,也还可能与医疗机构、药品机构及少数个人的诱导需求有关。

(二)医疗保险与社会保障、社会医疗保险的关系

随着社会经济和政治的发展,医疗保险已成为我国社会保障体系的重要组成部分。医疗保险与社会保障、保险等多个领域相关联,它与这些领域既存在许多共性,也具有其特殊性。

1. **社会保障领域** 社会保障制度(social security system)是一个庞大的社会政策和立法体系,不同的国家有不同的项目,即不同的体系架构。我国的社会保障体系概括为社会保险、社会救济、社会福利、社会互助、优抚安置等内容,其中社会保险是社会保障体系的核心部分,也是社会保障最重要的支柱。而医疗保险又是社会保险的重要组成部分,保障公民的基本医疗需求,与养老、失业、工伤、生育等其他社会保险一起,共同对社会成员的基本生活需求发挥保障作用(图7-1)。

2. **保险领域** 保险根据标的分为:财产保险、人身保险、责任保险、信用保证保险等。人身保

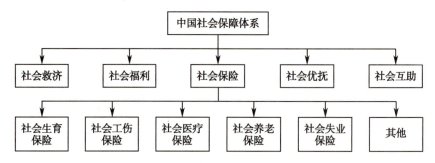

图 7-1　中国社会保障体系图

险又分为人寿保险、意外伤害保险和健康保险。其中医疗保险是健康保险的重要组成部分,根据性质的不同,主要分为社会医疗保险和商业医疗保险等,我们一般所说的医疗保险主要指社会医疗保险。

三、健康保险信息管理

健康保险信息管理(health insurance information management)是指与健康保险工作相关的信息活动的各种要素(包括信息、技术、人员、机构等)进行合理地计划、组织和控制,以及实行健康保险信息资源的充分开发和有效利用所进行的综合管理。

美国信息资源管理学家霍顿等人早就指出:信息资源与人力、物力、财力和自然资源同属组织的重要资源,是组织管理的必要环节,因此,应该像管理其他资源那样管理信息资源。健康保险信息管理是对健康保险信息资源和信息活动进行管理的过程,具有计划、组织、领导和控制等职能,其具体内容如下:

1. **计划职能**　主要包括健康保险信息资源计划和保险信息系统建设计划。

2. **组织职能**　主要包括健康保险信息系统研发与管理、信息系统运行维护管理、资源管理以及服务和提高保险机构管理的有效性四个方面。

3. **领导职能**　指信息管理者对保险机构和部门内所有成员的信息行为进行指导或引导和施加影响,使其成员能够自觉为实现信息管理目标而工作,它贯穿于信息管理的整个过程。

4. **控制职能**　指为了确保信息管理目标以及为此而制订的计划能顺利实现,管理者根据事先确定的标准或因发展需要而重新确定的标准,对信息工作进行衡量、测量和评价,并在出现偏差时纠正;或者根据内外环境的变化和发展的需要,对信息管理计划进行修订或制订新的计划,并调整信息管理工作的部署。只有做好控制工作,才能保证信息获取的质量和信息的成功利用。

第二节　健康保险管理信息系统

信息系统(information system)是以信息技术为基础,将各种信息技术有机地组合在一起,实现其系统的功能和目的,是信息技术的应用和体现。医疗健康保险管理信息系统是信息系统原理在医疗健康保险运作机制上的具体体现。本节主要从医疗保险管理信息系统的概念、组成及建设等方面进行介绍。

一、医疗保险管理信息系统概述

(一)医疗保险管理信息系统概念

医疗保险管理信息系统(medical insurance management information system,MIMIS)是一个以提高医疗保险信息管理及科学决策为目的,由人、计算机技术及数据信息等要素组成,以医疗保险信息的采集、贮存、处理、传输、加工维护为功能的集成化的人机系统。医疗保险管理信息系统可监测医疗保险运作中的各种情况,利用过去及现在的数据预测未来,从全局出发辅助医疗保险管理机构进行决策,利用信息控制医疗保险运行,帮助医疗保险机构达到规划目标。

(二)医疗保险管理信息系统的功能及作用

医疗保险管理信息系统是通过对整个医疗保险运作中的信息采集、传输和处理等,为管理者提供决策支持,为管理机构提供高效的工作手段,为定点医疗机构和参保人提供便捷的信息服务。其功能主要包括数据处理和支持管理与决策等。

1. **数据处理功能**　指对医疗保险管理过程中的原始数据进行收集、贮存、加工、传输,以便查询和应用。

2. **支持管理与决策功能**　充分利用加工处理后的信息进行控制、决策和预测,以有力支持管理与决策,这也是医疗保险管理系统的主要功能。

建立医疗保险管理信息系统的意义和作用主要如下:

1. **提高医疗保险业务的工作效率和质量**　医疗保险业务涉及多领域、多部门、多层次,政策性强,信息流通量非常大,通过信息系统,可以大大提高工作效率,也有利于标准化和规范化管理。

2. **加强医疗保险基金的有效监督**　通过建立有效的信息系统,利用系统智能化审核功能,拒付基本医疗保险目录以外的医疗费用和超出诊断以外的治疗费用,实现对医疗保险基金支付的有效监督。

3. **强化医疗保险的科学管理**　通过医疗保险管理信息系统,可对庞大的医疗保险数据进行处理、分析,实现对医疗保险的各个环节和总体运行状况进行科学分析和预测,使医疗保险管理更加科学、规范。

4. **促进医疗保险发展**　医疗保险信息系统的建立,可有效收集社会发展和人民群众不断增长的健康需求的有关信息,满足医疗保险制度不断完善和发展的需要。

二、医疗保险管理信息系统的组成

(一)医疗保险管理信息系统的基本结构

医疗保险管理信息系统的结构是指医疗保险管理信息系统各个要素(人、计算机及技术、数据和信息)之间相互关系的总和。简单而言,就是收集和加工信息的体系。

医疗保险管理信息系统基本结构可分为信息源、信息处理机、信息接受者、信息管理者及其内部组织方式(图7-2)。其中信息源是指医疗保险机构内部管理活动和外部环境所产生的数据及信息;信息处理机由数据的收集、变换、传递、存储等装置所组成,它的功能是获取数据并将其转变为信息,提供给信息接受者。信息管理者负责系统开发和运行管理工作,并协调系统中各组

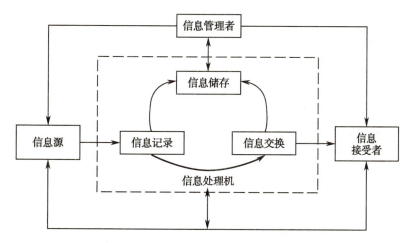

图 7-2　管理信息系统基本结构示意图

成部分间的关系,使之成为有机整体。

(二)医疗保险管理信息系统的组成

医疗保险管理信息系统一般由四大部分(子系统)组成,即医疗保险管理信息中心系统、医疗服务系统、社会化服务系统、决策支持系统等,每个系统又进一步分解为若干子系统。

1. 医疗保险管理信息中心系统　医疗保险管理信息中心系统是整个系统的核心部分,它除了本身的系统功能,如系统管理、基础信息管理、基金管理、通信管理、IC卡管理、审核、查询检索和统计报表等功能外,还具有对整个系统的调节控制功能。

根据我国医疗保险运作模式,医疗保险管理信息中心系统分成五个子系统:医疗保险基金管理子系统、参保方管理子系统、医疗服务机构管理子系统、财务管理子系统和医疗保险机构内部管理子系统。每个子系统分别由不同的功能模块所组成(图7-3)。

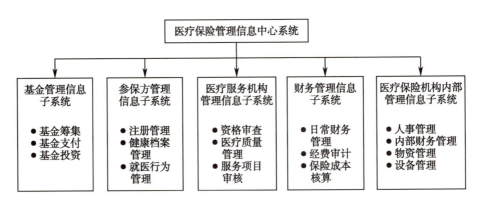

图 7-3　医疗保险管理信息中心系统构成

2. 医疗服务系统　医疗服务系统是指对定点医疗机构进行管理的信息系统,它是社会医疗保险基本信息的重要采集点。其基本功能主要包括:系统管理、字典维护、日常业务管理、医院基础信息维护、医生与护士工作站、医院决策支持等功能。

(1)系统管理:主要用于修改系统中全局关键字,满足系统中某些全局性设置的灵活性和应用的安全性。主要功能有:操作员授权和收款台号设置。本功能还包括详细记录各级用户进入各系统、做各种操作的时间以及操作内容等信息的操作日志管理、数据备份、转存等功能。

(2)字典维护:用于维护门诊收费及住院收费系统的标准编码库。如药品库、检查诊疗项目库、服务设施库、疾病分类库和手术、病理等的编码库等。

(3)日常业务管理:主要指定点医疗机构处理日常诊疗和基本数据的管理业务。其基本功能包括有①日常诊疗业务,如门(急)诊挂号系统,住院管理系统,医技管理系统,医疗服务费用结算系统,医院行政管理系统,药房管理及划价等;②提供数据通信,如选择与医疗保险机构的数据通信方式等;③与社会医疗保险管理机构对账,要求日对(账)月结(账);④查询统计,生成医疗保险机构要求的日报、月报、季报、(半)年报等统计表,上报审核。

(4)医院基础信息维护:其功能主要有定义、修改、查询医院科室设置、病区设置和划分,医师、护士姓名,特种处方使用权限等。

(5)医生与护士工作站:该系统具有查找书写患者病案、电子病案、电子医嘱、临床判断支持等功能,由病案首页、诊疗工作台、病情及护理记录三个模块组成。

(6)决策支持:医院决策支持系统包括临床支持系统、院长支持系统和智能知识库系统。

3. 医疗保险社会化服务系统　医疗保险社会化服务系统的功能包括业务处理系统和综合查询系统,主要借助互联网、触摸屏和电话语音作为技术支持来实现。通过综合性服务窗口,提供多种形式的信息应用服务,如定期进行政策发布、开展社会调查、投诉跟踪、催办社会保险等;通过网上办事窗口,提供网络的联机业务处理、办理社会保险手续、支付社会保险费用、查询和打印服务等;通过网上医疗服务,提供医疗信息查询、健康咨询、寻医导药、网上购药等,还可实现网上预约挂号、在线问诊等功能。

4. 医疗保险信息决策支持系统　信息决策支持系统(decision support system,简称 DSS)是在管理信息系统的基础上发展起来的,运用运筹学理论和现代信息技术相结合的一种新型信息处理方法。该系统主要是面向数据的,在快速准确地提供信息的基础上,建立数学模型,对医疗保险政策的制定、调整和科学化管理提供可选择最优方案的定量化管理方法。

三、医疗保险管理信息系统建设及管理

随着我国基本医疗保险制度的不断完善,建设一个业务处理高效、数据运行安全稳定、基金监管有力、操作维护性强的医疗保险管理信息系统是医疗保险管理部门的一项重要内容。

(一) 医疗保险管理信息系统建设的原则

1. 整体规划与分步实施相结合　首先,系统建设应从整体目标和功能出发,进行总体规划。其二,在总体规划的基础上,按照"统一规划、统一标准、统一信息平台"指导方针,循序渐进、分步实施。

2. 统一领导与分级管理相结合　我国的行政管理体系中,关于医疗保险制度的具体实施和业务工作的开展,过去是由人力资源和社会保障部门负责,现在从上到下分别由新成立的国家、省、市三级的医疗保障局负责。国家医疗保障局作为最上层的行政管理机构,负责国家级医疗保险信息系统建设的总体规划、组织实施、运行管理,指导各地信息系统建设和规划,制定全国统一的信息技术标准和相关指导性文件。各省、市级医疗保障局分别负责本地区医疗保险信息系统的建设。

3. 系统安全与系统开放相结合　系统建设应充分考虑如下几方面:一是坚持实用性和可靠性;二是坚持前瞻性和开放性。系统建设需着眼长远,坚持开放性系统和模块化结构,有扩展能力及接口,以增强系统的动态适应性;三是坚持安全性,确保数据的永久安全和系统长期安全运行。

(二) 医疗保险管理信息系统建设的过程

医疗保险管理信息系统的建设与开发是一个复杂的系统工作,其系统生命周期(system development life cycle,SDLC)可分为五个阶段:系统规划、系统分析、系统设计、系统实施及系统运行与维护评价,每个阶段的工作任务和工作成果(表 7-1)。

表 7-1　系统各阶段工作任务和成果

阶段	步骤	任务	成果
系统规划	调查与资料收集 提出总体方案 可行性分析	明确工作范围和客户需求 明确系统总体目标和分目标 对总体方案进行可行性分析	需求调查报告 系统总体方案 可行性分析报告
系统分析	详细调查 分析描述	深入详细调查系统需求 分析和描述系统需求,提出 系统逻辑模型	需求分析报告
系统设计	总体设计 详细设计	建立系统的逻辑模型 建立系统的物理模型	总体设计说明书 详细设计说明书
系统实施	执行计划	设备购置和安装 程序编写和测试 人员培训 系统转换	建立系统运行环境 实施进度报告 测试分析报告
系统运行与维护评价	系统运行 系统维护 系统评价	结果检查,完善系统 对系统进行全面评价	保证系统顺利运行 评价报告

1. **系统规划**　系统规划阶段的主要任务是对组织的规模、环境、目标、功能、现行系统的状况等,通过问卷调查、座谈、观察和测量等方法,进行初步调查,根据组织目标和发展战略,确定系统总体目标和分目标,并对新系统建设的需求做出分析和预测,提出拟建系统的总体方案。再通过技术、经济、社会等方面的可行性分析,写出可行性分析报告。

2. **系统分析**　系统分析阶段的主要任务是对系统进行详细调查,包括系统功能调查、业务流程调查、信息分析和处理分析,再将所收集的资料和信息整理、分类,然后用规范化形式(即系统需求分析报告)将系统的要求描述出来,确定新系统的基本目标和逻辑功能要求,即提出新系统的逻辑模型。这个阶段又称为逻辑设计阶段,也是整个系统建设的关键阶段。

3. **系统设计**　系统设计阶段的主要任务是在系统分析的基础上,对系统的组成、功能、处理流程及数据库等进行设计,即建立系统的逻辑模型和物理模型,明确系统的功能。这个阶段又称为物理设计阶段,可分为总体设计和详细设计两个步骤。

4. **系统实施**　系统实施阶段的主要任务是将设计的系统付诸实施的阶段,包括设备购置、安装和调试、程序的编写和测试、人员培训及系统转换等几个方面的工作。系统实施是按实施计划分阶段完成的,每个阶段应写出实施进度报告。系统测试之后写出系统测试分析报告。

5. **系统运行与维护评价**　系统投入运行后,需要经常进行维护和评价,记录系统运行的情况,根据运行情况进行必要的修改,评价系统的工作质量和经济效益。系统运行与维护评价是系统建设的最后阶段,也是非常重要的工作,因为系统的未来稳定性测试、数据维护和各项功能评估都在这个阶段完成。

(三)医疗保险管理信息系统建设的管理

1. **加强领导**　医疗保险管理信息系统建设是一项长期的系统工程,投资大、技术复杂、涉及面广,必须加强组织领导。

2. **分级管理**　我国的社会医疗保险管理信息系统建设按照"三级机构、分级管理"的管理模式,即系统具体实施和业务工作的开展从上至下分别由国家、省、市(级)的医疗保障行政管理部门负责,各级部门的职责有着明确的层级划分和不同要求。

3. **队伍建设**　为保证信息系统的有效运行,要建立一支业务和技术结构合理、骨干稳定、专业化程度较高的人才队伍。

4. **技术支持**　国家医疗保障行政管理部门的信息中心承担系统建设的技术支持工作,并对各省信息系统部署、运行维护、技术培训等工作进行技术指导。各地医疗保障部门信息中心或信息技术公司承担本级系统的信息技术支持,确保系统长期、安全、高效地运行。

5. **经费保障**　医保信息系统建设是一项长期持续的工程,无论是前期建设还是后期运行维护及升级改造,都需要投入大量经费,财政经费保障必不可少。

总之,只有对医疗保险管理信息化建设进行有效组织及管理,严格抓好信息化建设质量,才能保证医疗保险业务活动正常进行,从而提高医疗保险管理效率及决策的科学性。

第三节　我国健康保险信息系统的应用

我国医疗保障制度从20世纪50年代至今,经过几十年的不断探索与改革,建立了以城镇职工基本医疗保险(简称城镇职工医保)、城镇居民基本医疗保险(简称城镇居民医保)和新型农村合作医疗(简称新农合)为主体,以商业医疗保险等其他保险为补充,以社会医疗救助为托底的多层次医疗保障体系。截至2018年上半年,三种基本医疗保险参保人数已超13亿人,参保覆盖率在95%以上。对于不同的医疗保险类型各地都分别建立了相应的管理信息系统。

一、社会医疗保险管理信息系统应用

（一）城镇职工医保管理信息系统

城镇职工医保管理信息系统是用于城镇职工基本医疗保险业务管理和服务的计算机管理信息系统。下面主要从信息结构、功能结构和网络结构三个方面对我国城镇职工医保管理信息系统进行介绍。

1. 信息结构

（1）政策参数：信息政策管理子系统主要进行政策参数的管理与维护，是保证整个系统按照基本医疗保险政策运行的基础。主要包括：①政策参数的制定：如参保、缴费及基金账户政策、定点医疗机构医疗费用标准和计算方式等；②基本医疗保险"三大目录"的制定：药品目录、诊疗目录、医疗服务设施标准；③政策参数的审批。

（2）居民的一般健康状况信息：主要包括有关的人口学信息、疾病统计信息、死亡率、死亡原因等。

（3）基本信息：主要包括医疗保险经办机构、定点医疗机构、定点零售药店、参保单位和参保人员的基本情况。

（4）业务信息：主要包括参保单位登记和申报、缴费核定、费用征集、个人账户管理、费用审核、费用支付，以及与审核相关的必要医疗服务信息。

（5）基金管理信息：由基金管理子系统完成，其主要任务是对参保单位与个人的费用征缴进行管理，以及医疗保险基金收支、结余等信息的管理。

（6）其他相关信息，如医疗保险覆盖区内国民经济和社会发展基本信息等。

2. 功能结构　根据医疗保险管理信息系统业务内容和使用对象的不同，可划分为宏观决策系统和业务管理系统两个部分。

（1）宏观决策系统包括：①统计信息管理系统：对统计性数据进行采集、整理、分析和发布；②基金监测系统：对基金管理状况进行监控；③决策支持系统：利用已有的统计数据、监测数据和政策参数，进行分析比对和数据走势分析，对医疗保险重点工作进行中长期预测。它为医疗保障部门和医疗保险经办机构提供了评价的手段和决策的信息依据。

（2）业务管理系统可分为征缴事务处理层、内部事务处理层和医疗费用处理层。征缴事务处理层以基金征缴为主线；内部事务处理层主要包括医疗保险的个人账户管理、基金会计核算与财务管理等基本环节；医疗费用处理层以医疗保险费用支付为主要内容。

3. 网络结构　城镇职工医疗保险管理信息系统是一个大型复杂的计算机网络信息系统，采用城市网、省网和国家网三级分布式体系结构。

（1）城市网：连接市与本市所辖范围内各节点的实时计算机网络系统。用于本辖区职工医保信息进行监测，采集、处理、存储、统计数据，对统筹基金和个人账户进行系统化管理。

（2）省网：连接省与省内城市网的实时计算机网络系统。主要对省内职工医保信息进行监测，采集、处理、存储数据，建立用于宏观决策的综合数据库，发布全省综合数据和分析预测报告，并将综合数据和报告上报国家网。

（3）国家网：连接部与省网、城市网的实时计算机网络系统。主要用于对全国职工医保信息进行监测、采集、处理、存储数据，建立用于宏观决策的综合数据库，发布全国综合数据和分析预测报告，对省级统筹提供支持。

（二）城乡居民医保管理信息系统

城乡居民医保管理信息系统是指对城乡居民（包括城镇非就业人员和农村居民）基本医疗保险业务管理和服务的信息系统。随着医改的不断深入，按照国家文件要求，目前我国大部分省份及统筹区已完成城镇居民医保和新农合的整合，建立了统一的城乡居民医保管理信息系统，实现

了对城乡居民医保经办业务的全过程管理。

1. **信息系统整体架构**   城乡居民医保管理信息系统整体架构采取以国家级和省级两级平台为主,多级业务网络(国家、省、市、县)并存的模式。按照省级平台建立以数据核心处理平台为核心层,网络、主机、存储、系统安全为保障层,业务应用为功能层,门户为交互服务层的基本架构。县级建立业务操作网络,市级通过省级平台建立辖区虚拟信息管理网络的方式建立省以下城乡居民医保管理信息系统(图 7-4)。

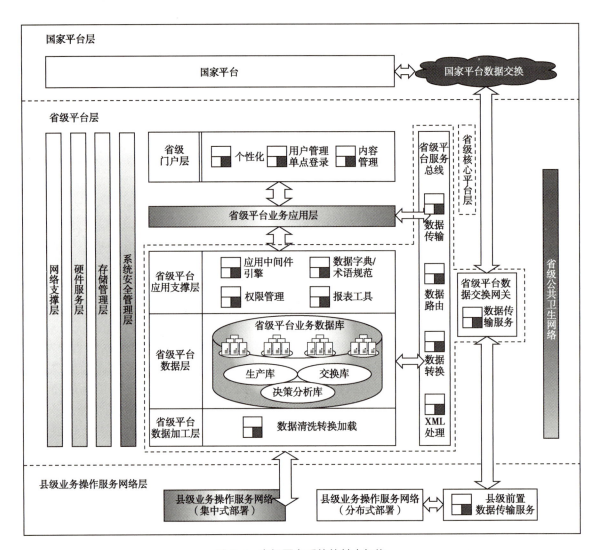

图 7-4   省级平台系统的基本架构

2. **信息系统构成**   国家级和省级城乡居民医保管理信息系统的构成可分为决策辅助系统、业务管理系统、基层单位管理平台以及门户网站系统四部分。县级业务操作网络以居民基本医疗保险组织、管理与运行的基础信息收集和业务管理为主,实现以县为单位的在线费用审核、即时结算和实时监控功能。

(1)国家级信息平台和数据库作为信息系统的核心部分,直接服务于决策和联系下级信息网络的枢纽。数据库主要存储内容包括:参保、补偿情况的规范化基础数据;省级单位上报的反映基金筹集和使用、参保人员费用补偿情况的统计汇总数据;各地管理机构的汇总数据;各地社会经济基本情况的基础数据;城乡居民医保业务开展情况的统计数据和监测、评估数据;城乡居民医保业务管理、监督和决策中所需要的其他数据。

（2）省级信息平台和省级中心数据库作为各省（市、区）信息系统的核心部分，是服务于各地管理决策和联系本辖区各级信息网络的中心平台。省级数据库主要存储：辖区内社会经济基本情况的基础数据和统计、汇总数据；辖区内城乡居民医保基金筹集和使用情况的全部详细数据和统计、汇总数据；辖区内参保、实际医疗费用产生和构成以及补偿情况的全部详细数据和统计、汇总数据；辖区内基金管理机构的基础数据和统计、汇总数据；向国家级数据库上报的反映基金筹集和使用、参保人员费用补偿情况的统计汇总数据以及反映社会经济基本情况和基金运行管理的各项数据；其他需要收集的数据。

3. **数据资源**　整个系统所包含的基本数据集包括：相关机构数据集、家庭档案数据集、居民个人基本数据集、门诊医疗补偿数据集、住院医疗补偿数据集、基金管理数据集等。

二、区域医疗保险管理信息系统的整合

随着城镇化建设的深入推进，人口跨区域或流动已成为一种常态，参保人员跨统筹地区就医的人次逐年增加。当前中国的医保群体和医疗资源分配非常复杂，全国流动人口多，而且主要的医疗资源又集中在大城市，因此如何实现跨层级、跨区域的信息互通是医保信息系统整体设计中应考虑的问题之一。

（一）区域医疗保险管理信息系统整合现状

区域医疗保险管理信息系统整合的前提是医疗保险制度的整合。由于我国的医疗保险制度建设初期采取"先试点，后推广"的发展思路，目前虽然得到了较大的发展，但也导致医疗保险制度总体上的"碎片化"：主要体现在城乡分割、地区分割、体制分割和人群分割；城乡之间的医疗保险制度分别覆盖不同的人群，在参保和待遇支付、统筹层次、筹资机制、基金管理、就医管理甚至主管部门等方面各成体系，由此带来医疗保险资源浪费、业务重复（重复参保）、医保基金抵御风险能力不足，以及参保人员跨统筹区就医结算极为不便等诸多问题。

就医疗保险管理信息系统本身而言，制度整合前各基本医疗保险都有独自的管理信息系统，且存在地区差异，不仅各自独立管理和运行，而且条块分割，相互封闭。

（二）区域医疗保险管理信息系统整合的意义

区域医疗保险管理信息系统整合，为区域内医疗保险制度的整合提供了技术保障。通过区域统筹和系统整合，可实现如下目标：

1. **增强社会公平性**　实现统筹区域内标准统一的参保政策和待遇标准，更加体现社会公平性。

2. **减少资源浪费**　实现统筹区内数据交换与共享，提高信息技术基础设施共享水平，为医疗保险关系转移接续提供了方便，也解决了我国目前多元并举医疗保险制度下的重复参保造成的财政资金重复投入等问题。

3. **加强统一管理、提高服务效能**　系统通过联机交易、医保统一编码或对照映射，实现统筹区内基本医疗保险目录的统一管理。参保人员在统筹区域内可直接方便地享受到医保待遇统筹服务和异地就医即时结算服务，提高了服务效能。

4. **医保基金共济能力和抗风险能力增强**　通过整合，医保基金规模也随之扩大，基金的互助共济和抗风险能力大大增强。

（三）区域医疗保险管理信息系统整合的发展趋势

由于我国城镇职工基本医疗保险、城镇居民基本医疗保险和新型农村合作医疗三项基本医保所覆盖的不同群体之间，成本和受益存在很大差距，尤其是城镇职工医保在参保政策、筹资模式及筹资水平等方面与其他两个保险制度的差异较大。因此，即刻整合三项基本医保并不现实，也无法实现区域医疗保险管理信息系统的整合。

三项基本医疗保险制度的整合可以采用"分步走"的战略，即先将新农合和城镇居民医保整合为城乡居民医保，再与职工医保整合为全民医保制度。即以建立效率与公平兼顾的基本医

制度作为努力方向,以城乡居民医保整合为着力点和突破口,建设城乡统筹制度。以此为基础来建设统一的医疗保险信息管理系统,统一数据采集标准,统一服务网络管理,实现技术和业务标准的统一,进而实现区域医疗保险管理信息系统的整合,以此促进医疗保险社会公平,实现区域协调发展。

在城乡居民医保整合过程中的最大障碍是城乡医保管理权的分立。现在国家医疗保障局成立,将解决困扰已久的医保管理碎片化带来的诸多问题。从长远来看,整合城乡基本医疗保险制度,建立更加完善的全民医疗保障体系是必然发展趋势。顺应医疗保险制度本身整合的发展趋势,其管理信息系统的整合需要做好统筹规划和协调沟通,建立区域及全国统一、高效、便捷、安全的医疗保险管理信息系统。

三、我国异地就医联网结算系统

近几年来,在全国推进医疗保险信息联网,实现跨省异地就医直接结算,是我国实施的一项重大民生工程,目前已全面建成联通部、省、市(县)三级的国家异地就医结算系统,实现了全国31个省份、所有统筹区、全体参保人、主要定点医疗机构的全覆盖,实现了信息互联互通,解决了许多患者在异地就医中存在的"往返奔波累,报销周期长,垫付压力大"等困难。

(一)国家异地就医联网结算流程

其流程概括为:先备案,选定点,持卡就医。即符合异地就医联网结算的四类参保人群(异地安置退休人员、异地长期居住人员、常驻异地工作人员、异地转诊人员),通过参保地医保经办机构办理异地就医联网结算备案,参保地医保经办机构备案后,将备案信息经省级异地就医结算平台上传到国家异地就医结算系统,参保人持社保卡、居民身份证等到就医地的定点医疗机构办理住院就医,出院结算时,参保人只需支付个人需承担的医疗费用,医保基金(统筹基金)支付部分,则由医保经办机构与定点医疗机构定期结算(图7-5)。

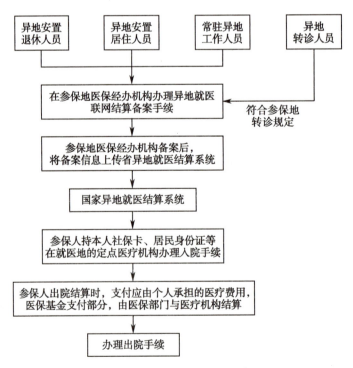

图 7-5　跨省异地就医联网结算流程图

(二)国家异地就医联网结算系统

目前,我国跨省异地就医结算系统,根据险种特点分为基本医疗保险异地就医结算信息系统

（简称"基本医疗保险国家平台"）和新农合跨省就医结算信息系统（简称"新农合国家平台"）两个平台，各类基本医保参保人群可通过这两个信息平台实现异地就医住院费用持卡联网结算。由于目前我国大部分省份及统筹区已实现城乡居民基本医疗保险制度整合，下面重点介绍基本医疗保险国家平台。

基本医疗保险国家平台包括三个子系统，分别是协同管理子系统、统计分析子系统和公共服务查询子系统，通过国家平台可实现异地就医数据和费用的结算、异地就医情况统计分析、参保人和相关机构的查询服务以及参保地和就医地之间的协同管理等功能。

基本医疗保险国家平台依托金保工程网络体系，搭建了"一个机构三级平台，一个制度三种模式，一张卡三项数据流"的体系框架。

一个机构三级平台：一个机构是指人力资源和社会保障部社会保险事业管理中心，三级平台指国家医疗保险异地结算管理中心、省级经办机构和各市县统筹地区经办机构，即国家、省、市三级平台。

一个制度分为三种模式：一是业务模式，遵循"就医地目录、参保地待遇、就医地管理"的原则，即采用就医地的医保目录，执行参保地的起伏线、支付比例和最高支付限额，就医地经办机构要为异地就医人员提供和本地参保人员相同的服务和管理；二是财务模式，先预付后清算，建立省级预付金，财务按月清分，省与省之间、省与市之间进行两级清算的财务管理模式；三是信息传输模式，由就医地实时传送医疗费用大类信息，事后传具体明细，参保地回传待遇总额等信息，保证有去有回的信息流。

一张卡三项数据流：社会保障卡作为结算载体和凭证实现了跨省通用，联网结算技术标准和业务规范实现了全国统一，以登记备案为入口、出院结算为出口的"信息流、业务流、资金流"实现了全程线上流转。

第四节　健康保险信息技术及信息管理的发展前景

随着信息化技术在全球的飞速发展，现代信息技术已渗透到社会经济生活的各个领域，成为人们开发利用包括健康保险信息领域在内的各类信息资源、实施信息科学管理的技术基础。

一、信息技术在健康保险中的应用

医疗健康保险信息管理中要用到的信息技术很多，本节重点介绍几种常用的信息技术在医疗健康保险中的应用及前景。

（一）数据挖掘分析技术在健康保险信息管理中的应用场景

我们可以利用数据挖掘和分析技术，实现对医保管理数据的高效利用和医保的动态监控，还能促进医保决策向科学化方向发展。①在医院端加强对医院医疗业务各项基础信息的数据采集，可以通过医院内部的信息化诊疗系统与信息数据库进行关联，实现医院端数据库与医疗保险端数据库的规范整合，为医疗保险管理工作的开展提供详尽的数据支持。②加强对数据的统计分析，选择合理的数据分析软件，对收集到的有关信息数据进行智能化的分析，形成准确的医疗保险费用数据资料，确保医疗保险结算业务的精准性。③在医保监管方面，采用数据挖掘技术，通过制定多重数据统计与分析模型，对医疗费用、医疗服务人次、患者就医购药检查情况等宏观趋势及分布情况进行分析，确定违规倾向和问题趋势，提供监管重点。对有违规开药检查等情况的医生进行重点跟踪，实现对医生诊疗行为的监管。④对于决策层来说，通过数据挖掘提取出的预测信息，能够自定义其关注的主题、专题等，对于医保人员的总体费用、各项费用所占比例等进行多维分析，为政策制定等提供科学的数据依据。

（二）健康保险大数据

在当今互联网时代和国家大数据战略的社会背景下,开启大数据在医疗健康保险信息管理上的应用也成为必然。①用于医疗服务智能监控。以大数据技术为依托,建立线上线下融合的医保智能监控系统,强化监控和审核,遏制欺诈骗保行为的发生,有效控制医保费用的增长。②基于信用手段加强医疗服务及监管。医疗保险涉及参保人、医师、医疗机构、药店等众多相关主体,基于某个主体的历史行为特征进行信用评分,进而实现快捷服务、重点监控、暂停结算、列入黑名单等分类分级的管理与服务。③利用大数据进行精细化分析可应用于科学合理的评估医疗费用及医疗质量,解决同一问题的所有相关诊疗项目与用药情况链接起来,从而为总额控制、单病种付费、按 DRGS 付费等各类医保支付方式提供支持。④利用医保大数据,支撑医保政策的优化调整。如基于医保结算数据、处方和诊疗明细数据,结合大数据,可以支持医保药品、诊疗项目等目录调整,将需求量大、药效好的药品调入目录;可以支持医保项目定价和谈判,辅助药品支付标准制定,实现对不同药品区别定价,根据使用情况确定特药价格等。

（三）基于云计算技术的健康保险信息管理

作为新一代大规模网络计算平台,云计算以其高度的可扩展性、可按需提供即时计算资源等特性在医疗健康保险信息管理中有着广泛的应用前景。①将云计算技术与物联网相结合,可建立全生命周期动态多维健康保险信息管理模式;②可尝试利用云计算技术,通过互联网实现各省医疗保险业务平台的互联,将资源与数据整合,实现全国范围内的医疗健康保险数据的共享与调配;③借助云的开发性,可进行跨行业的数据交互,如与医疗、保险、银行等部门开展信息共享互动,使数据共享能力大大增强,对提升服务社会能力有重要帮助;④将云计算应用于医疗保险信息系统的建设,可有效解决系统区域统筹的信息技术困境,还可实现在任何可接入 internet 的地方使用医疗保险云系统,为参保人员异地结算带来极大便利。而且,云计算服务平台的供应商可随时根据政策的调整和技术的发展,持续地对基于云计算的医疗保险云系统进行维护,时刻保持其先进性。

总之,随着国家"大健康"战略的实施和信息技术的飞速发展,迫切需要把握最前沿的技术,充分利用 NOSQL 数据库、数据挖掘分析,以及健康大数据与云计算等技术,这些技术并非孤立,它们相互融合,相互渗透发挥作用,对于海量数据进行统计、分类、预警和精准分析等,从而为参保人提供更加方便周到的服务,为政府医保管理机构提供医保智能监控及医保政策制定提供科学依据。

二、健康保险信息管理面临的问题和挑战

健康保险信息管理是基于国家的经济发展水平、信息化水平,以及社会保障政策而不断发展的。相较于西方发达国家,由于我国的整体信息化水平、经济发展水平相对落后,社会保障政策和社会保险行业也是近十来年逐步发展起来的,因此,我国在健康保险信息管理方面还面临一些问题,其主要问题表现如下:

（一）战略管理不到位

健康保险信息管理的战略不到位,主要是对目前公民个人的健康需求以及本地区的医疗卫生资源状况不甚了解,对医疗保险供需双方的变化趋势不能很好把握,所以不管是在基金的筹集还是在健康消费引导等方面的重大决策面前,都带有主观性或者从众心理,尤其是信息量不够的时候,决策往往容易盲从。

（二）社会医疗保险与商业健康保险协调发展不足

我国现行医疗保障体系下,是以社会医疗保险为主体,商业健康保险为补充,两者应协调发展,相互促进。但实际情况存在两者的边界不够明确,社会医疗保险在国家主导下的大面积普及和商业健康保险自身存在的不足,都在一定程度上影响了商业健康保险在国内市场的推广和健

康保险信息的管理。因此,必须促进两者在构建社会医疗保障体系的过程中充分发挥政府和市场各自的作用,合理整合社会资源。

(三)信息系统建设缺乏统筹规划,信息孤岛严重

信息系统平台是获取信息的重要途径之一。但是,由于早期各方面条件限制,各省市医疗保险政策及落实情况参差不齐,医疗保险信息系统建设缺乏统筹规划,医保信息标准不统一,以及硬件技术、网络技术和开发商割据等带来的技术阻断,区域封闭,造成大量的基础信息不共享、不集成,数据收集、利用和挖掘分析能力不足,信息系统碎片化严重。

(四)信息系统后期维护及建设周期较长

管理信息系统的建设过程不仅要保证硬件建设一次性投资,还要考虑软件建设和系统维护、设备更新的需要。但许多地区的实际情况是,即使系统建成了,可享受的资源有限,加上软硬件及信息技术发展快以及医疗保险政策的需求变动,结果出现系统更新不及时,或者由于种种原因建设周期拖得长,给健康保险信息管理工作带来很大困难。

(五)互联网下健康保险信息安全法律保障体系不完善

信息化时代,互联网医疗数据价值越来越高,其中的医疗健康保险数据用途广泛、敏感度高,信息安全尤为重要。目前,我们的健康保险信息网络安全法律保障体系不完善,这对于医疗健康保险服务走向线上化、移动化、数据化时,相应的隐私保护、信息安全方面将带来巨大挑战。

当前,随着国家医疗保障局的正式挂牌成立,中国的医保改革翻开了新时代的新篇章,但也面临一系列问题和挑战,如:如何加快推进全国统一的医疗健康保险信息化和标准化建设?各区域、省域及全国范围内的海量健康信息数据,如何通过大数据、云计算、人工智能等新技术应用到健康保险信息管理的系统中,应用到何种程度,等等。这些都是下一步亟待思考、研究和讨论的问题。

三、健康保险信息管理的发展趋势

随着社会经济和政治的发展,人口结构、健康需求、疾病谱及生活方式的变换,我国的基本医疗保障制度和健康保险体系也在不断完善,健康保险对数据信息的依赖程度也越来越高。在"互联网+"时代,"互联网+医疗保障"将促进健康保险信息管理在移动互联工具、大数据、云计算等新技术支持下,朝着如下几方面发展:

(一)提高业务办理便捷为核心的医保业务流程优化

1. **实现医保卡(社会保障卡)脱卡结算** 医保卡脱卡技术核心是互联网身份认证系统建设,可通过人脸识别、逻辑校验等技术综合运用确保认证安全。

2. **建立医保网上定点药店管理制度** 允许网上药店逐步探索用统筹基金实现在线支付,并积极支持和引导医保定点医药机构建立医保慢性病药品配送到户的机制。

3. **推动和建立以医保需求为导向的医疗信息共享平台** 基于人口数据库、健康档案数据库以及电子处方三大数据库,搭建互联网医疗和医保的信息平台,逐步建立以医保定点医疗机构为对象的医保支付的医疗数据云,形成跨区域、跨医院的医保支付医疗服务数据共享的交换标准体系。

4. **建立医保个人健康云** 以医保管理电子病历为基础,与个人健康档案管理共建共享,为参保人逐步探索建立一个记录身体状况的健康云,在此基础上建立全民健康医保的信息监测分析系统,逐步形成医保全民医疗、用药以及治疗的基础数据库,为国家健康管理重大决策提供支撑,真正发挥医保大数据的作用。

(二)提高健康管理水平为核心的医保互联网医疗

由于我国各地区之间、医疗机构之间医疗资源存在分配不均等问题,"互联网+医疗保障"推动的医疗服务新业态将在很大程度上缓解这一情况。国家将远程医疗等互联网服务项目通过论

证以后将逐渐纳入医保支付范围,允许医疗机构开展部分常见病、慢性病复诊等互联网医疗服务实现在线医保结算,互联网和人工智能技术可以贯穿于医保事前、事中、事后管理的全过程。由此将推进优质资源共享,提升基层医疗服务能力,满足广大参保患者的就医需求。

（三）运用人工智能，推进智慧医保的发展

未来,医保支付将充分运用人工智能,通过大数据学习,形成充分反映大部分医生在治疗特定疾病过程中经验判断共识,可作为医保部门辅助医保参考、判断的基础,使医保合理性监管方面取得突破,也有效弥补目前支付方式的缺陷。同时,通过基于大数据的算法不断自我反馈的学习,医保能够不断优化管理,有助于医疗行为绩效的提高和使用效率的提高。

（四）深度融合"互联网+"和大数据技术，商业健康保险前景可期

商业健康保险作为我国多层次医疗保障体系的重要补充,在国家"大健康"战略背景和"互联网+"技术的推动下,未来将开发更多符合百姓要求的健康保险产品,保险公司通过健康管理的移动客户端、可穿戴智能设备,在线网络问卷等形式,及时采集用户的健康信息,为用户提供健康指导和诊疗干预,尤其是在实现与社会基本医保、医疗机构信息系统对接后,可实现医保和商保的联动理赔,方便患者在医院端的"一站式"办理;还可利用信息系统的后台功能进行大数据分析,在参保患者的慢病管理、健康档案建设、健康咨询、长期照护等方面提供更加优质、更加完善的增值服务,如提供线上问诊、线下门诊、电商送药等O2O式服务,集饮食调理、中医养生、运动健身一体,为参保人打造完整的健康管理链条,降低患病率。由此,通过各种创新形式达到丰富健康保险产品内容和降低赔付支出的双重目的,同时也促进了健康保障、健康服务、健康产业的协调与融合发展。

（五）加快长期护理保险制度建设

近年来,随着我国老龄化的日益严峻和失能群体的增加,长期照护服务的需求快速增长,长期护理保险制度应运而生。长期护理保险制度是为长期失能人员的基本生活照料和医疗护理提供资金或服务保障的社会保险制度,该制度从2017年试点城市推行以来,取得了较好成效。随着信息化、智能化时代的到来,给长期护理保险制度建设带来很好的机遇,通过开发长期护理保险信息管理平台,可为长期护理保险的经办、评估、服务、监管等业务提供全面、安全、有效的信息化支撑和数据支撑,为长期失能人员提供档案管理、失能等级评估评定、失能待遇发放等服务。未来,还可开发照护机器人等,通过人机结合,使信息化、智能化在长期护理保险中发挥更大的作用。从发展趋势看,长期护理保险制度将推进与养老、健康等多领域的融合发展,形成相互带动、共同促进、协调发展的共赢局面。

随着我国《"健康中国2030"规划纲要》的出台,全民健康已上升为国家战略,健康保障体制将不断完善,加之信息技术的快速发展,我国健康保险信息管理定会跃上一个新台阶。

思考题

1. 什么是健康保险信息管理？如何理解健康保险信息管理的几大职能？

2. 简述医疗保险管理信息系统的组成及其功能。

3. 结合应用实践，试分析我国医疗保险管理信息系统建设的原则。

4. 试述现代信息技术在医疗健康保险中的应用，并谈谈你对健康保险信息管理发展趋势的认识。

（袁　青）

| 第八章 | 健康信息标准

🍁 **本章要点**

1. 掌握 标准与标准化、健康信息标准与健康信息标准化的概念；术语与分类代码类数据标准。

2. 熟悉 健康信息传输与交换标准；我国的健康信息标准。

3. 了解 国内外健康信息标准现状。

第一节 标准与健康信息标准

一、标准与标准化

（一）概念

标准指为了在一定范围内获得最佳秩序，经协商一致制定并由公认机构批准，共同使用的和重复使用的一种规范性文件。标准以科学、技术和经验的综合成果为基础，以促进最佳的共同效益为目的。依据层级分类，按照标准发生作用的适用范围划分，可将标准分为国际标准、国家标准、行业标准、地方标准、团体标准、企业标准等，层次级别依次降低。中国标准分为国家标准、行业标准、地方标准和企业标准4级。我国国家、行业和地方标准又分为强制性和推荐性2种。目前，按照新型的标准体系，标准被划分为以下6类：国家强制性标准、国家推荐性标准、行业推荐性标准、地方推荐性标准、企业标准和团体标准。标准化指为了在一定范围内获得最佳秩序，促进共同效益，对现实问题或潜在问题制定共同使用和重复使用的条款，以及编制、发布和应用文件的活动。标准化活动主要是编制、发布和实施标准，编制标准是标准化的基础。标准化的作用主要是为了其预期目的改进产品、过程或服务的适用性，促进技术合作。一般认为标准化领域主要有两种理论，一是英国的桑德斯理论；二是日本的松浦四郎理论。在我国，关于标准化理论的研究主要有统一原理、简化原理、协调原理以及最优化原理等。

（二）可用于检索标准的数据库

标准被发布后，一般都会在相应的网站公布，可以被检索，能被公开获取全文，国内外主要的可获取标准的网站如下：

1. 国外数据库检索网站

国际标准化组织 http://www.iso.org/iso/home.html

美国国家标准学会（ANSI）http://webstore.ansi.org/

加拿大标准委员会 http://www.scc.ca/

2. 国内标准数据库网站

中国标准服务网 http://www.cssn.net.cn

国家标准频道 http：//www.chinagb.org

国家标准化管理委员会 http：//www.sac.gov.cn

万方数据知识服务平台标准导航 http：//c.wanfangdata.com.cn/standard

中国标准化研究院 https：//www.cnis.ac.cn/pcindex/

中国标准化协会 http：//www.china-cas.org

中华人民共和国卫生健康委行业标准

http：//www.nhc.gov.cn/wjw/wsbzxx/wsbz.shtml

二、健康信息标准与标准化

（一）健康信息标准

信息标准，是指在信息科学和信息技术领域针对重复性事务和概念所做的规定，提供有关于持续确保材料、产品、流程和服务符合其用途的要求、规格、指南或特性的文档，使得不同的人和计算机之间的信息可以互相感受、传输、保存、理解、定向和相互调控。健康信息标准是指健康事务处理过程中，信息采集、传输、交换和利用时所采用的统一的规则、概念、名词、术语、代码和技术，包括基于元数据注册系统技术处理方法形成的数据元标准与数据元值域标准及其各类专用基本数据集以及信息内容标准、信息交换标准、标识标准、隐私与安全标准、功能标准或规范，以及业务流程等。

（二）健康信息标准化

健康信息标准化是针对医药卫生健康领域的产品、过程或服务，综合信息科学与技术领域知识的事务和概念，通过确立共同使用和重复使用的条款以及编制、发布和应用文件的活动。健康信息标准化是信息化的重要组成部分，是开展信息化的基础，它贯穿于信息化的研究、设计、开发、应用、实施、维护和成果产业化全过程，是围绕信息技术开发、信息产品的研制和信息系统建设、运行与管理而开展的一系列活动。健康信息标准化已成为标准化的一个重要领域，同时也是发展与变化最快的领域。健康信息标准化能有效地保障和促进信息共享，能有效形成和促进信息业务协同；是实现互联互通必不可少的前提和保障，可以有效保障信息安全。健康信息标准化的根本目的是实现健康信息在系统之间有意义地传输和交换，即实现互操作性，主要包括业务互操作、技术互操作、信息互操作和过程互操作。

1. **业务互操作**　业务互操作体现在各类组织间的业务协作与联动。组织的业务协作通过一定的工作规范和业务流程进行限定，每个业务流程都包含着具体的业务步骤和业务活动，通过业务活动的转移实现业务整个过程的流转。业务活动的转移伴随着组织间的业务互操作，这种互操作往往伴随着工作的交接、表单的流转。

2. **技术互操作**　技术互操作实际上是业务互操作的 IT 实现，是信息的载体，是实现信息互操作的基础条件。技术互操作在信息的发送者与接收者之间，充当了"邮递员"的角色，实现系统间的"互联"。如何保证互操作过程的数据安全、系统安全以及隐私安全，是技术互操作应重点考虑的，以确保交互的数据只提交到已被授权的用户。

3. **信息互操作**　所有的信息在技术层面仅仅是"数据"，而仅当数据的接收者理解、应用了所传输的数据，这些数据才成为"信息"。信息互操作是 IT 互操作最重要的环节，是业务互操作、技术互操作最为核心的内容，其手段是从术语到分类编码、数据元素的定义到信息体的结构化规范，信息内容的实例化编排，以及信息标准的交叉引用，使信息从发送者的送出到接收者的解析都能遵循无歧义的原则得到解析。因此，信息互操作又被称为语义互操作。

4. **过程互操作**　过程互操作是信息技术互操作在实现业务过程中的应用与契合，定义交互过程在何时、何地、怎样的业务场景与触发事件，由谁发起互操作、由谁接收和使用等，是关于信息应用环境的互操作。过程互操作通过交互规范，定义发送信息与接收信息、处理信息的关键角色,定义信息的每一个交互事务、定义交互流程以及引发互操作过程的触发事件。

三、国内外健康信息标准现状

(一)我国健康信息标准化发展历程

2009 年起,中国政府开始重视健康信息标准工作,并取得长足发展。政府决策部门开始重视健康信息标准工作,建立国家层面的健康信息标准管理组织加强健康信息标准工作的规范管理,开展卫生信息互联互通标准化成熟度测评,包括区域和医院信息互联互通测评,广泛深入地推动了信息标准的深入应用。

(二)我国健康信息标准化管理组织

我国健康信息标准化管理组织包括政府组织、非政府组织、国际组织的中国分支三大部分。

1. **政府组织**　不同的政府管理部门管理相应的行业标准以及与该行业相关的信息标准,包括国家标准化管理委员会、中国标准化研究院、中国物品编码中心、国家市场监督管理总局、国家卫生健康委员会(包括其直属的统计信息中心和医院管理研究所)、国家中医药管理局、国家药品监督管理局(包括其直属的信息中心)等。

2. **非政府组织**　非政府组织主要是国家和地方的学会。国家学会包括:国家卫生标准委员会信息标准专业委员会、中国卫生信息学会卫生信息标准专业委员会、中国医院协会信息管理专业委员会、中国医药信息学会、中国中医药信息学会信息标准专业委员会等。

3. **国际组织的中国分支**　国际组织的中国分支主要包括 HL7 China,ISO 国际标准化组织中国对口联络单位——中国标准化研究院高新技术与信息标准化研究所,国际 DICOM 标准中国委员会,北京协和医院世界卫生组织国际分类家族合作中心等。

(三)国际健康信息标准组织及其主要工作

1. **国际标准化组织(ISO)及其标准**　ISO 是全球最大的研制和发布国际标准的独立、非政府的国际性组织。ISO 在美国奥兰多成立了一个新的技术委员会——TC215,负责健康信息领域的标准化工作,专门致力于医疗卫生领域不同信息系统之间的通信技术的标准化。TC215 目前有 31 个正式参与国(包括中国),已经制定、修订了 154 项 ISO 标准。

2. **世界卫生组织及其分类标准**　世界卫生组织负责提出国际卫生分类体系,为此建立了一个协商的、可用的、有意义的框架,作为政府、医疗服务提供者和消费者均可使用的通用语言。国际疾病分类(ICD)是在 WHO 领导下,由 WHO 和其他 10 个国家合作开发的术语标准,对疾病及症状、异常、不适、社会环境与外伤等进行分类与编码。

3. **HL7 组织及其标准家族**　HL7 于 1987 年在美国成立,主要目的是开发健康信息传输标准和技术规范,提高信息系统之间的互操作性和信息共享性,降低信息系统互连成本。根据主要用途,HL7 将其标准分为 7 大类:主要标准、基础标准、临床和管理领域、电子健康记录框架、应用指导、规则和参照、教育和提示。

(四)国外健康信息标准化发展

随着信息技术在健康领域的广泛应用,世界各国的健康信息化建设快速发展,尤其是最近十几年取得了长足的进展。2002 年,英国通过了建立国家医疗信息化项目的计划,在卫生信息化基础建设的同时,信息共享和数据利用需求的增强使信息标准化显示出前所未有的重要性。2002 年起,加拿大国家卫生信息化建设的总协调组织建立全国性的 HER、药品、实验室、影像、公共卫生和远程医疗系统,建立用户、医疗服务机构的统一识别系统以及基础架构,推动信息标准化的研究。2009 年 11 月,美国国会通过医疗改革法案,进一步推动医疗领域的信息化建设,重点推广标准化的电子医疗信息系统。虽然世界各国健康信息化建设发展的进程各异,信息化建设的策略和技术路线也不尽相同,但是信息标准化都处于关键和核心地位。

第二节　健康信息表达标准与规范

一、元数据注册标准

（一）元数据注册标准的概念

通常将描述性数据称为元数据，即元数据是用于描述其他数据的数据。元数据注册系统是支持注册功能的一个元数据数据库，描述了数据的语义、数据的表达以及这些数据描述的注册。通过这些描述，可以找到语义的确切理解及数据的有用描述。元数据注册标准的主要目的在于促进对数据进行标准化描述，支持组织内及组织间对数据的一致性理解、标准化和协同化，便于不同时间、空间和不同应用软件对数据的复用和标准化，进行数据成分的重用和数据成分的管理。

（二）元数据注册标准的主要内容

元数据注册标准的主要内容包括各类数据的通用描述框架，管理数据的语义，适用于任何类型、任何组织和任何目的的数据等，具体包括框架、分类、元模型及基本属性、数据定义的形成、命名和标识原则、注册等六个方面。

1. **元数据注册的框架**　元数据注册的框架规定了描述数据所需元数据的种类和质量，以及一个元数据注册系统中元数据的管理与使用。包括数据元、值域、数据元概念、概念域和分类体系，将标准6个部分结合起来理解的上下文关系和语境。一个数据元由以下两个部分组成：①数据元概念：数据元概念是能以一个数据元的形成表示的概念，其描述与任何特定表示法无关；②表示：表示由值域、数据类型、计算单位（如果需要）、表示类（可选）组成。

2. **元数据注册的分类**　元数据注册分类体系是基于通用特征将对象划分为组群的描述性信息，包括分类体系的名称、定义、内容等。元数据注册中所有的管理项都可分类，包括对象类、属性、表示、值域、数据元概念及数据元本身。分类方案应通过记录其属性来注册在一个 MDR 中。一个已注册分类方案至少应有一个管理记录和一个分类方案类型名称。一个 MDR 中一个管理项通过一个分类方案进行分类时，应记录管理项分类。

3. **元模型及基本属性**　元模型是描述其他模型的一个模型。元模型为理解特定模型的准确结构及其成分提供一种机制，它对于用户和（或）软件工具成功地共用该特定模型来说是必需的。作为一个概念模型，元模型描述的框架结构可以分为多种实现，这些实现可以是数据库、数据仓库、元数据注册簿、元数据注册系统、词典及其他等。

4. **元数据定义的形成**　规定了构建数据和元数据定义的要求与建议，用来精确规范如何形成无歧义的数据定义。要求数据定义要阐述其概念是什么？用描述性的短语或句子阐述，表述中不应包括其他数据或基本概念的定义，准确而无歧义、简练，能单独成立、避免循环定义，使用相同的术语和一致的逻辑结构等。元数据定义宜阐述概念的基本含义、准确而不含糊、简练、能单独成立，表述中不应加入理由、功能用法、领域信息和程序信息，避免循环定义，对相关定义使用相同的术语和一致的逻辑结构，适合被定义的元数据项的类型。

5. **元数据命名和标识原则**　元数据命名和标识原则为数据元概念、概念域、数据元和值域等管理项的命名和标识提供指南。标识是指明、识别特定管理项的一个较为宽泛的术语。注册机构标识符、数据标识符和版本标识符构成了国际注册数据标识符。数据标识符由一个注册机构来分配，在一个注册机构的域内，数据标识符应唯一。名称是赋予数据元的自然语言标记，常常由用户确定，且不同用户之间存在差异。命名有语义、语法和词法的规则。每一个数据元有且只能有一个标识符。在注册机构的注册系统内，一个管理项应至少有一个名称，如果管理项还有其他名称，则对首选的名称进行标识。注册系统中的任何管理项的命名都应遵循命名约定。在一个语境内,一个管理项应至少有一个名称。

6. 元数据的注册　元数据的注册是对不同应用领域的管理项进行注册和赋予国际唯一标识符(国际注册数据标识符,IRDI)的规程,是元数据注册系统的概念模型,定义一系列管理项和管理项的通用特性。元数据注册系统的主要参与者是注册机构,提交组织和主管组织。注册机构为元数据注册系统的活动所建立的工作流程,包括管理项的提交注册、升级、协调一致、修改、淘汰等。提交组织向元数据注册簿提交管理项条目。提交者是提交组织中负责一个特定管理项的联系方。提交组织可以有任意数量的提交者。每一个管理项仅与一个提交者相关联。

二、术语与分类代码类数据标准

(一)国际疾病伤害及死因分类标准

国际疾病伤害及死因分类标准(the International Statistical Classification of Diseases and Related Health Problems,ICD)是世界卫生组织依据疾病的某些特征,按照规则将疾病分门别类,并用编码的方法来表示的系统。ICD 分类依据疾病的 4 个主要特征,即病因、部位、病理及临床表现(包括:症状体征、分期、分型、性别、年龄、急慢性发病时间等)。每一特性构成了一个分类标准,形成一个分类轴心,因此 ICD 是一个多轴心的分类系统。当对一个特指的疾病名称赋予一个编码时,这个编码就是唯一的,且表示了特指疾病的本质和特征,以及它在分类里的上下左右联系。现行版本国际疾病分类第十版(ICD-10)包括 15.5 万种代码,并记录多种新型诊断及预测,与 ICD-9 版本相比较,该版本增加了 1.7 万个代码。2010 年 WHO 发布了最新的 ICD-10 更新版本。WHO 目前只提供 4 位编码的 ICD-10。各国在引用的时候可以添加附加码来增加疾病数量。根据 WHO 的规定,各国的本地化版本都可以对照转换成标准的 ICD-10 编码以便国际间交流。国际疾病分类第十一版(ICD-11)草案于 2018 年 6 月 18 日发布,这是 20 多年来 ICD 的第一次修订。我国卫生健康委员会医政医管局要求自 2019 年 3 月 1 日起,卫生健康行政部门开展医疗机构绩效考核、质量控制与评价等工作时,均应当采用 ICD-11 中文版进行医疗数据统计分析。

(二)中医病证分类与代码

中医病证分类与代码(Classification and code of diseases and ZHENG of traditional Chinese medicine,TCD)于 1995 年经国家技术监督局审定批准作为国家标准颁布实施,广泛用于中医药相关的诊疗活动记录中。它是中医诊断规范化和标准化的基础工作,它规定了中医病证的分类与代码,适用于中医医疗、卫生统计、病案管理、科研、教学、出版及国内外学术交流。TCD 病名分类原则:中医学传统分类是按类及门的方法分类,如杂病、小儿、妇人等类以及诸风门、妊娠门、产难门等。中医病证分类与代码的病名分类沿用这种 2 级分类方法,即分为类目(类)、分类目(门)。标准在沿用传统分类的基础上,结合目前临床实际,规定中医病名分类的类目(科别),为内、外、妇、儿、眼、耳鼻喉、骨伤 7 科病类。分类目即专科系统,以各科病类为准分列,如科病类分列肺、心、脾、肝、肾、外感热病等专科系统病类;妇科病类分列经、带、胎、产等专科系统病类;眼科病类分列睑、眦、睛、瞳神等专科系统病类。

(三)人类与兽类医学系统术语

人类与兽类医学系统术语(Systematized Nomenclature of Human and Veterinary Medicine,SNOMED)是美国病理学会发展的,广泛用于描述病理检验结果的医学系统化术语。2002 年,美国病理学会与英国国民健康服务达成协议,将 SNOMED RT 与临床术语第 3 版两大医学术语集合并,联合开发 SNOMED CT(SNOMED Clinical Terms)。SNOMED CT 采用多轴编码的命名方法,形成了完整的医学术语体系,目的是精确表达医学概念,可用来编码、提取和分析临床数据,支持医学数据的一致性索引、存储、调用和跨专业、跨机构集成,促进 EHR 系统的语义互操作。SNOMED CT 的核心内容包括概念表、描述表、关系表、历史表、ICD 映射表和 LONIC 映射表等,SNOMED CT 包括了大部分的概念,每个 SNOMED CT 概念被赋予一个唯一的概念代码,并定义唯一的意义,但可以表达成不同的术语(其中之一是优先术语,其他为同义术语)。SNOMED CT 标准的目的是支持采用严格编码方式表达临床信息,但也提供一定的灵活性,即允许临床医生在日常医学实践中说他们想说的或他们习惯所说的。除了标准化术语外,SNOMED CT 模型允许医疗机构在他们自己局部使用范围内对概念、术语和关系进行扩展。SNOMED CT 在世界上 30 多个国家得到广泛应用,主要应用于电子病历、电子处方、实验室医嘱录入、问题列表、疾病模板、遗传数据库、外科规程、文献编码等。

(四)一体化医学语言系统

一体化医学语言系统(Unified Medical Language System,UMLS)是美国国立医学图书馆自 1986 年起研究和开发的一体化医学语言系统。UMLS 对生物医学科学领域内已有的多个受控词表的一部纲目式汇编,提供词表之间的映射,使术语系统之间能够彼此转化。UMLS 也被看作是生物医学概念所构成的一部广泛全面的叙词表和本体。UMLS 包括四个部分:①元叙词表:词汇数据库,包含生物医学及与健康相关的概念及其名称和相互关系。是 UMLS 的基础和核心。②语义网络:提供一致的超级叙词表中所有概念的分类及类之间的关系。包含 133 种语义类型和 54 种语义关系。③专家词典和相关词典项目:专家词典提供专家自然语言处理系统所需的通用英语词典,专家词汇工具关注自然语言中词汇的多变性,将单词标准化,并将每个单词与超级叙词表中的字符串、术语和概念关联起来。④支持性软件工具:一体化医学语言系统的支持性软件工具包括 MetamorphoSys lvg、MetaMap、知识资源服务器。

(五)逻辑观察标识符命名和编码

逻辑观察标识符命名和编码(Logical Observation Identifiers Names and Codes,LOINC)是一部数据库和通用标准,用于标志检验医学及临床观测指标,促进临床观测指标结果的交换和共享,为实验室和临床检查提供了一套统一的名称和标识码,从语义和逻辑上支持医学检验、检查结果的交换。LOINC 分为四个部分:实验室 LOINC、临床 LOINC(Clinical LOINC)、调查问卷和信息附件。LOINC 概念的核心部分包括一条代码、六个概念定义轴和简称。其中 LOINC 的六个概念定义轴为:成分、受检属性、时间特征、样本类型、标尺类型和方法。每个 LOINC 概念都分别具有唯一性的代码,且恒久不变。对于组成最终 LOINC 概念定义的基本概念和组合概念及其相关术语,也做了编码,且这些概念的编码也恒定不变,有助于建立起其他相关术语系统与 LOINC 概念之间的对照关系,便于不同术语系统之间的整合与协同。

(六)按疾病诊断相关组

按疾病诊断相关组(Diagnosis Related Groups,DRGs)是根据疾病诊断、治疗方式、年龄、合并症、并发症、病症严重程度及转归等因素,将患者分入若干诊断组进行管理的体系,是世界公认的比较先进的支付方式之一。DRGs 是一种病例分类系统,或称为病例组合系统,方案利用大样本出院病例数据,按照资源消耗组内差异最小,组间差异最大的原则,采用统计学和专家咨询方法制订,首先形成 25 个主要诊断类目,再根据主要手术操作码、患者年龄、性别、住院天数、疾病转归等信息对病例进行分类组合,使同一组合的病例在医疗资源消耗强度上具有相似性。

DRGs 源于 20 世纪 60 年代,是由美国耶鲁大学卫生研究中心鲍勃费特等人开发的一种新的病例组合方案。自美国顺利实施 DRGs 以来,全世界范围内不少国家纷纷引入 DRGs 理念。实践国家的经验表明,适合本国国情的 DRGs 可在一定程度上缓和并有效控制医疗费用的不合理上升趋势和缩短住院时间,同时也可以提高医疗服务质量,DRGs 已经成为大多数发达国家补偿医院医疗服务的主要机制。2015 年 10 月原国家卫生计生委等相关部门联合制定印发了《关于控制公立医院医疗费用不合理增长的若干意见》(国卫体改发〔2015〕89 号),明确指出推进医保支付方式改革,鼓励推行按疾病诊断相关组(DRGs)付费方式;并于 2017 年开展了多省改革试点工作。目前,国内不少地区积极探索并试点有关 DRGs 的改革,各地结合改革目标、形式、路径等具体情况,已公开发表不少相关研究成果。

（七）世界卫生组织药物不良反应术语集

世界卫生组织药物不良反应术语集（The WHO Adverse Reactions Terminology，WHOART）是一个精确度较高的用于编码与药物治疗过程中的临床信息的术语集，主要在参加 WHO 药品监测项目的成员国中免费使用，世界上的制药企业和临床研究机构也在使用。WHOART 术语集自开发30 多年以来一直是不良反应术语合理编码的基础。WHOART 涵盖了几乎所有的在不良反应报告中所需的医学术语，但仍小而精干，可以以行列表的形式打印出来。由于新药和新的适应证会产生新的不良反应术语，术语集的结构是灵活可变的，允许在保留术语集结构的基础上纳入新的术语，同时又可以不丢失之前术语间的关系。WHOART 包含 4 级术语，分别是系统器官分类、高级术语、首选术语和收录术语。

（八）国际医学用语词典

国际医学用语词典（Medical Dictionary for Regulatory Activities，MedDRA）是在 ICH 主办下创建的国际医学术语集。MedDRA 用于医疗产品整个研发与应用周期的行政管理，对医学信息进行分类、检索、报告与信息交流。ICH 于 1997 年在英国医药管理局开发的 MedDRA 测试版的基础上，经各方协调一致，发行了 MedDRA 2.0 的执行版本，指定了 MedDRA 的维护与客户服务机构在 ICH 管理委员会的监督与指导下工作。该机构与国际制药工业协会联合会签约负责 MedDRA 的维护、发行以及进一步开发。MedDRA 现每半年更新一次（每年的 3 月和 9 月）。MedDRA 作为新药注册用医学词典，适用于政府注册管辖下所有的医疗和诊断产品的安全报告。在新药注册环节中需要用到 MedDRA 的有临床研究、不良反应的自发性报告、注册报告、受政府注册管理的产品信息。MedDRA 用于药品上市后不良反应监测中，用于药品不良反应的报告和数据分析等。目前，美国、欧盟、日本、加拿大、澳大利亚等国家在其不良事件报告系统中使用 MedDRA，其中欧盟、日本等还要求制药企业在提交不良反应报告中使用 MedDRA 编码。

（九）世界卫生组织药物词典

世界卫生组织药物词典是医药产品方面最综合的电子词典，为 WHO 国际药物监测项目的重要组成部分。WHO Drug 词典自 1968 年发布以来，已被制药公司、临床研究机构和药物监管部门广泛使用，用于编码和分析临床研究报告中的合并用药、上市后不良反应报告以及其他来源的报告中提及的药品。乌普萨拉监测中心为 WHO 协作中心成员，负责该词典的维护及更新。UMC 提供的 WHO Drug 词典包括 4 种：世界卫生组织药物词典、世界卫生组织药物词典增强版、世界卫生组织草药词典和综合词典。WHO Drug 词典采用解剖学治疗学及化学分类系统对药物进行分类。

（十）解剖学治疗学及化学分类系统

解剖学治疗学及化学分类系统（Anatomical Therapeutic Chemical，ATC）是世界卫生组织对药品的官方分类系统。ATC 系统由世界卫生组织药物统计方法整合中心所制定，第一版在 1976 年发布。1996 年，ATC 系统成为国际标准。现在 ATC 系统已经发布 2006 版。ATC 分类系统根据药物作用的器官或系统、药物的治疗学、药理学和化学特性，将药物分为 5 个级别，由字母与数字间隔而成，共有 7 位，其中：第一级由一位字母组成，表示解剖学上的分类；第二级由两位数字组成，表示治疗学上的分类；第三级由一位字母组成，表示药理学上的分类；第四级由一位字母组成，表示化学上的分类；第五级由两位数字组成，表示化合物上的分类。

三、健康信息模型

信息模型是对所关注的信息或数据进行分类，对特定范围内的对象及其特征的结构化描述。数据模型是对特定领域的对象及其特征的表示，既不表达知识也不表达过程，而是定义所要收集的数据。

不同模型根据不同的应用目的，具有不同的抽象水平。以 HL7 为例参考健康信息模型

（RIM）。HL7 RIM 类的描述和表示,RIM 中的 3 个类:活动、实体、角色,包含以下编码属性:类代码（活动、实体和角色）、状态码（活动）和限定码（实体）、代码（活动,实体和角色）（图 8-1）。

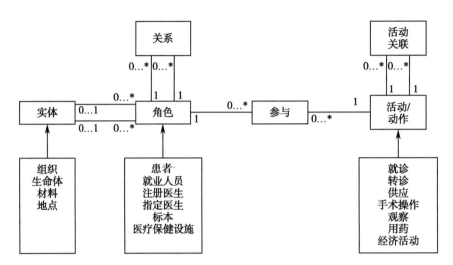

图 8-1　健康信息模型示意图

第三节　健康信息传输与交换标准

一、概述

要实现系统间健康信息互操作性的传输,必须对信息进行结构化的定义,规定明确的语法和语义,使发送方和接收方能够一致地理解所传输的信息。传输工件主要包括消息和结构化医疗文档。

（一）消息

消息是系统之间数据交换的基本单元,是电子数据交换经常采用的信息载体,通过消息类型表示其用途。联合国开发的电子数据交换国际标准 EDIFACT 标准提供结构化数据的一组语法规则、交互协议和标准化消息,用于在独立的信息系统之间交换结构化数据。该标准具有层级化结构,最底层包含多个由段组成的消息。HL7 定义了完整的消息结构、表达、传输和解析机制。HL7 v2.X 版本消息采用自下而上的设计方式,一个消息由多个段组成,一个段由多个字段组成,字段是由一个或多个数据元组成的字符串。HL7 v3.X 版本消息采用自上而下的设计方式,面向对象的框架,针对不同范畴定义三种模型:参考信息模型 RIM、领域消息信息模型 D-RIM 和精细化消息模型 R-RIM。

（二）结构化医疗文档

临床信息由一个个文档组成。系统之间文档的交换和传输需要将文档以结构化形式表示,便于计算机识别和处理。

二、临床文档架构

HL7 临床文档架构（CDA）是以交换为目的的、指定结构和语义的文档标记标准。可包括文本、图像、声音和其他多媒体内容。CDA 是 ANSI 批准的标准,在美国及全世界得到了广泛的认可和应用。

（一）CDA 的主要特性和内容

CDA 的主要特性包括:标记 CDA 用的是 XML 语言;CDA 继承了 HL7 RIM3 和 HL7 3 版发布

的数据类型第一版；完整的 CDA 将包括一套分层级的文档规范，这个层级就形成"文档结构"。CDA 的研究领域范围是临床文档交换标准。CDA 文档内容在 RIM 中定义，CDA 本身不对文档内容建模，只对需要交换的临床文档的结构和语义制定了标准。CDA 可以在为交换临床文档而设计的消息中传输。CDA 不指定文档的创建和管理，只指定其交换标记。

（二）HL7 CDA 文档架构

CDA 文档是基于可扩展标记语言（XML）实现的三级架构，每个层级通过 XML 结构定义。CDA 文档包括文档标头和文档正文两部分。CDA 文档标头包括整个临床文档描述的元数据，共分四个逻辑成分：文档信息、资料数据、服务提供者和服务接受者。CDA 文档正文部分根据不同的应用层次结构进行细分。第一层是整个等级体系的根，指定基于语义的文档标头、文档编码体系、文档正文的节点（Section）。其他层级为文档架构添加相应的规范和约束。第二层在保留第一层指定的文档编码体系、文档正文的节点之外增加对节点的约束。第三层在保留第二层结构及约束的基础上，在每个 Section 节点中加入编码信息入口点 Entry 节点，Entry 节点代表一组 RIM 类描述的一个临床行为。

三、CDA 标准的应用

（一）CDA 模版

CDA 模板定义了一系列约束，包括 RIM 类的约束、数据类型的约束、值域和词表的约束等。具有由上、下继承关系构成的层次结构，与 CDA XML 的树型结构相匹配。

（二）应用模版构建临床文档

持续医疗记录（CCR）是关于患者基本信息和临床特征的核心数据集，涉及一个或多个医疗事件中有关患者的管理、人口统计学和临床信息，提供了一个医疗服务提供者将患者相关信息汇总起来并传递给下一个医疗服务提供者的方法（图 8-2）。

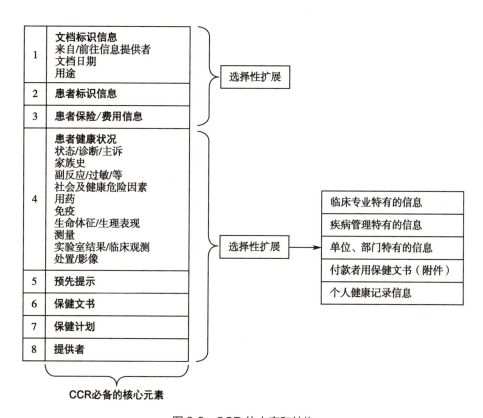

图 8-2　CCR 的内容和结构

四、其他健康信息传输标准

（一）DICOM 标准

DICOM(digital imaging and communication in medicine)用来生成、存储、展示、提取、查询和打印医学影像及派生的结构化文档,同时管理相关工作流。普遍应用于 PACS 系统。

涵盖了医学数字图像的采集、归档、通信、显示及查询等几乎所有信息交换的协议;以开放互联的架构和面向对象的方法定义了一套包含各种类型的医学诊断图像及其相关的分析、报告等信息的对象集;定义了用于信息传递、交换的服务类与命令集,以及消息的标准响应;详述了唯一标识各类信息对象的技术;提供了应用于网络环境(OSI 或 TCP/IP)的服务支持;结构化地定义了制造厂商的兼容性声明。大大简化了医学影像信息交换的实现,推动了远程放射学系统、图像管理与通信系统(PACS)的研究与发展,并且由于 DICOM 的开放性与互联性,使得与其他医学应用系统(HIS、RIS 等)的集成成为可能。

（二）IHE 标准

IHE(Integrating the Healthcare Enterprise)是 1997 年由美国卫生保健信息管理系统学会(HIMSS)和北美放射学会(RSNA)联合提出,并在 1998 年明确定义应用现有的标准,用于解决影像信息系统的通信工作。IHE 不制定新的标准,而是针对医疗领域的特定需求推动标准的应用,是供互操作框架,将卫生领域内的信息化技术集成,通过采用卫生信息标准,促进卫生信息在系统间、机构间实现无缝传递。

（三）CDISC 标准

CDISC(Clinical Data Interchange Standards Consortium)是一个全球的、开放的、多学科的非营利性组织,它建立了一系列的标准用于收集、交换、提交和归档临床研究数据及元数据,使得不同临床研究间的数据可以方便地进行交换与共享。CDISC 标准集从临床研究的方案设计开始,覆盖数据采集、分析、交换、提交等环节,为整个临床研究过程提供标准化的规范参考。尽管它们仍在不断地被测试、更新和完善,CDISC 的标准化理念与基本构架对于我国的临床研究具有极大的借鉴价值。对于我国临床研究数据标准化工作,可以参照已有的 CDISC 标准并根据中国的实际状况来逐步建立。

（四）BRIDG 标准

HL7 实现了医疗数据的共享与交换,CDISC 制定的标准实现了临床研究数据的共享与交换。近年来,将医疗信息与临床研究数据集成与共享,已成为临床研究数据管理的一种趋势。但当基于 HL7 标准的医疗数据要转化为基于 CDISC 标准的临床研究数据时,就需要一种转换标准。CDISC 研发了一种域分析模型 BRIDG(Biomedical Research Integrated Domain Group),旨在使其制定的临床研究数据标准可以与 HL7 进行交换。BRIDG 于 2005 年被 HL7 规范化临床研究信息管理技术委员会所采纳,它是 CDISC 与 HL7 间的桥梁,正逐渐发展成为一套独立的、用于在医疗信息与临床研究信息间进行交换的国际标准。

第四节　我国的健康信息标准

国家卫生标准委员会信息标准专业委员会(以下简称:卫生信息标委会)是国家卫生健康委员会卫生标准委员会下属的专业委员会,负责国家健康信息标准的制修订、技术审查、宣传培训、应用监督管理以及学术交流、国际合作等。卫生信息标委会主管的标准范围为卫生领域有关数据、技术、安全、管理及数字设备等健康信息标准。各健康业务领域中凡涉及卫生信息管理和卫生信息化建设有关标准的立项、制修订、审查及应用等工作,统一归口卫生信息标委会管理。卫生信息标委会秘书处挂靠国家卫生健康委员会统计信息中心,与其信息标准处合署办公。我国的健康信息标准包括四大类：基础类标准、数据类标准、技术类标准和管理类标准。

一、基础类标准

基础类标准包括标准体系表与标准化指南、术语标准、卫生信息模型。目前已经发布的基础类标准有：标准体系表与标准化指南15项和卫生信息模型1项。标准体系表与标准化指南具体包括卫生信息数据模式描述指南、卫生信息数据集分类与编码规则、卫生信息基本数据集编制规范、卫生信息数据元标准化规则、卫生信息数据集元数据规范、卫生统计指标第1~10部分（总则、居民健康状况、健康影响因素、疾病控制、卫生监督、医疗服务、药品与材料供应保障、医疗保障新型农村合作医疗和卫生资源）。卫生信息模型1项为电子健康档案与区域卫生信息平台。

二、数据类标准

数据类标准包括数据元标准、分类与代码标准、数据集标准、共享文档规范。

数据元标准包括卫生信息数据元值域代码第1~17部分（总则、标识、人口学及社会经济学特征、健康史、健康危险因素、主诉与症状、体格检查、临床辅助检查、实验室检查、医学诊断、医学评估、计划与干预、卫生费用、卫生机构、卫生人员、药品设备与材料、卫生管理）和卫生信息数据元目录第1~17部分（每部分主题同卫生信息数据元值域代码第1~17部分）。

分类与代码标准1项为居民健康档案医学检验项目常用代码。

数据集标准包括城乡居民健康档案基本数据集、电子病历基本数据集第1~17部分（病历概要、门（急）诊病历、门（急）诊处方、检查检验记录、一般治疗处置记录、助产记录、护理操作记录、护理评估与计划、知情告知信息、住院病案首页、中医住院病案首页、入院记录、住院病程记录、住院医嘱、出院小结、转诊（院）记录、医疗机构信息）。儿童保健基本数据集第1~4部分（出生医学证明、儿童健康体检、新生儿疾病筛查、营养性疾病儿童管理）。妇女保健基本数据集第1~7部分（婚前保健服务、孕产期保健服务与高危管理、产前筛查与诊断、出生缺陷监测、孕产妇死亡报告等）。疾病管理基本数据集第1~6部分（乙肝患者管理、高血压患者健康管理、重性精神疾病患者管理、老年人健康管理、2型糖尿病患者健康管理、肿瘤病例管理）。疾病控制基本数据集第1~23部分（艾滋病综合防治、血吸虫病患者管理、慢性丝虫病患者管理、职业病报告、职业性健康监护、农药中毒报告、行为危险因素监测、死亡医学证明、传染病报告、结核病报告、学校缺勤缺课监测报告、托幼机构缺勤监测报告、结核患者管理、结核患者耐药监测管理、疫苗管理、脑卒中登记报告、脑卒中患者管理、宫颈癌筛查登记、大肠癌筛查登记）。卫生管理基本数据集第1~4部分（卫生监督检查与行政处罚、卫生监督行政许可与登记、卫生监督监测与评价、卫生监督机构与人员）。医疗服务基本数据集第1~3部分（门诊摘要、住院摘要、成人健康体检）、医学数字影像通信基本数据集。

共享电子文档规范包括电子病历共享文档规范第1~53部分（病历概要、门急诊病历、急诊留观病历、西药处方、中药处方、检查报告、检验报告、治疗记录、一般手术记录、麻醉术前访视记录、麻醉记录、麻醉术后访视记录、输血记录、待产记录、阴道分娩记录、剖宫产记录、一般护理记录、病重病危护理记录、生命体征测量记录、出入量记录、高值耗材使用记录、入院评估、护理计划、出院评估与指导、手术知情同意书、麻醉知情同意书、输血治疗同意书、特殊检查及特殊治疗同意书、病危重通知书、其他知情同意书、住院病案首页、中医住院病案首页、入院记录、24h内入出院记录、24h内入院死亡记录、住院病程记录首次病程记录、住院病程记录日常病程记录、住院病程记录上级医师查房记录、住院病程记录疑难病例讨论记录、住院病程记录交接班记录、住院病程记录转科记录、住院病程记录阶段小结、住院病程记录抢救记录、住院病程记录术后首次病程记录、住院病程记录出院记录、住院病程记录死亡记录、住院病程记录死亡病例讨论、住院医嘱、出院小结）。健康档案共享文档规范第1~20部分（个人基本健康信息登记、出生医学证明、新生儿家庭访视、儿童健康体检、首次产前随访服务、产前随访服务、产后访视、产后42天健康检查、预防接种报告、传染病报告、死亡医学证明、高血压患者随访服务、2型糖尿病患者随访服务、重性精神病患者个人信息登记、重性精神病患者随访服务、成人健康体检、门诊摘要、住院摘要、会诊记录、转诊院记录）、卫生信息共享文档编制规范。

三、技术类标准

技术类标准包括信息系统功能规范、系统建设技术规范、信息安全与隐私保护规范。

系统功能规范包括：卫生监督业务信息系统基本功能规范、基层医疗卫生信息系统基本功能规范、慢性病监测信息系统基本功能规范、新型农村合作医疗管理信息系统基本功能规范、院前医疗急救指挥信息系统基本功能规范、远程医疗信息系统基本功能规范等6项。

系统建设技术规范包括基于电子病历的医院信息平台技术规范、基于居民健康档案的区域卫生信息平台技术规范、医学数字影像中文封装与通信规范、居民健康卡技术规范第1~5部分（用户卡技术规范、用户卡应用规范、用户卡命令集、终端技术规范、用户卡及终端产品检测规范）等8项。

四、管理类标准

管理类标准包括信息系统测试与评估标准、信息系统监理与验收标准、其他管理标准（如基础设施管理、信息安全管理、信息化工程管理等）。本书重点介绍互联互通测评标准和健康信息隐私保护安全规范。

（一）互联互通测评标准

依据《中华人民共和国标准化法》（国家主席令第11号）、中共中央国务院《关于深化医药卫生体制改革的意见》（中发〔2009〕6号）、国家卫生计生委国家中医药管理局《关于加快推进人口健康信息化建设的指导意见》（国卫规划发〔2013〕32号）等相关政策文件，为落实新医改相关工作任务，加强并持续推进卫生信息标准的制定和实施，提高跨机构、跨地域健康诊疗信息交互共享和医疗服务协同水平和信息惠民成效，国家卫生计生委统计信息中心开展国家医疗健康信息互联互通标准化成熟度测评（以下简称：互联互通测评）工作。互联互通测评以卫生信息标准为核心，以信息技术为基础，以第三方测评为手段，促进实现互联互通和信息共享。互联互通测评标准是促进区域和医疗单位健康信息标准应用的推动工具，包括区域卫生信息互联互通标准化成熟度测评（以下简称：区域卫生信息互联互通测评）和医院信息互联互通标准化成熟度测评（以下简称：医院信息互联互通测评）。

区域卫生信息互联互通测评通过对各级各类卫健委组织建设的以电子健康档案和区域卫生信息平台为核心的区域卫生信息化项目进行标准符合性测试以及互联互通实际应用效果的评价，构建了一套科学的、系统的区域卫生信息互联互通成熟度分级评价体系。区域卫生信息互联互通测评旨在促进卫生信息标准的采纳、实施和应用，推进电子健康档案在区域卫生、医疗机构之间的信息交换、整合和共享，促进业务协同，为国家、省级、地市、区县四级平台的标准化互联互通提供技术保障。区域卫生信息互联互通标准化成熟度测评方案是区域卫生信息互联互通测评工作的指导性文件。方案明确了区域卫生信息互联互通测评工作的原则、依据、内容和方法、等级评定、测评管理及流程等内容；依据健康档案基本数据集、健康档案共享文档规范、基于健康档案的区域卫生信息平台技术规范等标准建立了多维度的测评指标体系，从数据资源标准化建设情况、互联互通标准化建设情况、基础设施建设情况和互联互通应用效果等方面进行综合测评，评定区域卫生信息互联互通标准化成熟度。本测评方案将根据标准不断扩充和丰富，逐步增加测评内容，不定期更新版本。

医院信息互联互通测评，通过对各医疗机构组织建设的以电子病历和医院信息平台为核心的医院信息化项目进行标准符合性测试以及互联互通实际应用效果的评价,构建了一套科学的、系统的医院信息互联互通成熟度分级评价体系。医院信息互联互通测评旨在促进卫生信息标准的采纳、实施和应用,推进医疗卫生服务与管理系统的标准化建设,促进业务协同,为医疗卫生机构之间标准化互联互通和信息共享提供技术保障。医院信息互联互通标准化成熟度测评方案是医院信息互联互通测评工作的指导性文件。方案明确了医院信息互联互通测评工作的原则、依据、内容和方法、等级评定、测评管理及流程等内容;依据电子病历基本数据集、电子病历共享文档规范、基于电子病历的医院信息平台技术规范等标准建立了多维度的测评指标体系,从数据资源标准化建设情况、互联互通标准化建设情况、基础设施建设和互联互通应用效果等方面进行综合测评,评定医院信息互联互通标准化成熟度。本测评方案将根据标准不断扩充和丰富,逐步增加测评内容,不定期更新版本。

(二)健康信息隐私保护安全规范

我国信息安全标准化工作开始于 20 世纪 80 年代,1985 年我国颁布第一个信息安全标准,2002 年 4 月成立全国信息安全标准化技术委员会,下设七个工作组,分别负责信息安全相关领域的标准化工作。我国的医疗健康信息隐私保护安全规范主要有:2009 年 5 月,原卫生部发布的《基于健康档案的区域卫生信息平台建设指南(试行)》中规定:在医疗机构推广电子病历时,针对患者隐私保护的需求,在数据调阅时需要满足安全的要求。2013 年 2 月,我国首个个人信息保护国家标准——《信息安全技术公共及商用服务信息系统个人信息保护指南》开始实施,规定个人敏感信息在收集和利用之前,必须首先获得个人信息主体明确授权。2014 年 5 月,原国家卫计委印发《人口健康信息管理办法(试行)》,规定机构对健康信息的采集要求、管理要求、利用要求、保障信息安全和隐私的要求等内容。

思考题

1. 术语与分类代码类数据标准有哪些?
2. 简要介绍我国健康信息标准化管理组织?
3. 简要介绍国内外健康信息标准现状?

(季聪华)

第九章 健康信息管理安全保障体系

 本章要点

1. **掌握** 信息安全保障的概念以及信息安全等级管理的各个阶段的内容。
2. **熟悉** 我国在医疗健康领域有关信息安全的管理制度和相关文件。
3. **了解** 提高健康信息安全的技术手段。

第一节 健康信息管理安全保障体系概述

在如今的大数据时代,信息泄露、网络黑客、病毒感染、隐私侵犯等信息犯罪事件给网络环境带来极大的危害,信息安全保障能力的不断提升和保障体系的日益完善,已经成为各国综合国力和竞争力的重要组成部分。

一、信息安全保障

（一）信息安全保障概念的发展演化

随着通信和信息技术的不断发展和人们对信息安全认识的不断深化,信息安全保障的概念经历了由信息保密到信息安全,再到信息安全保障这样一个逐步深化的过程。

1. 信息保密的概念 信息安全理念最早来自军事领域,主要指严格保守国家军事机密,防止军事战略情报和重要部署遭到外来窃取和非正常利用。后来,信息安全理念逐步扩展到政治和经济领域,主要指的是关系国家安全、商业机密以及知识技术等信息的保密。伴随通信技术的快速发展和通信范围的不断扩大,信息安全保护又逐步向通信保密、通信安全领域蔓延,指通过关键技术对电子设备和电子传输实施监管和控制,防止机密信息被窃听、截获和干扰。这一时期信息安全保障的概念内涵侧重于信息保密,即通过对保密信息进行获取途径和传播的控制来保障信息的完整性和保密性,使其不受到侵害和泄露,属于狭义的信息安全。

2. 信息安全的概念 20世纪40~50年代,计算机出现并逐步应用到各个领域,"计算机犯罪"也随之出现并日渐国际化。此时,信息保密的概念和内涵已不能涵盖计算机技术应用环境下的信息安全。特别是20世纪70~90年代后期,各国十分重视计算机领域犯罪立法,美国在1977年通过了《联邦计算机系统保护法》,加强对计算机系统的法制管理,随后各国也陆续制定颁布了针对计算机犯罪打击和预防的法律法规。1995年,英国发布了《信息安全管理实施细则》(BS 7799),"信息安全"作为一个崭新的词汇首次出现。同时,英国非常重视本国标准向全球的推广,积极参与国际信息安全标准的制定工作。2000年,国际标准化组织ISO在BS 7799的基础上将其修订为国际标准ISO 17799,并对"信息安全"进行了定义,即对计算机数据处理系统建立并采取技术与管理安全保护,防止计算机硬件、软件及数据因偶然或恶意的原因而受到破坏、更改、泄露。该阶段的信息安全在保护范围上有一定的局限性,主要是指对政府内部计算机系统安全的被动保护,也属于狭义的信息安全概念。

3. 信息安全保障(information security)的概念　21 世纪初,随着互联网的快速普及和应用,信息安全也逐步发展成为一个涉及计算机技术、通信技术、信息技术和加密等技术的系统工程。2005 年,国际标准化组织对 ISO 17799 标准进行了更新,增加了真实性、不可抵赖性、可控制性和可审查性的要求,规范了信息和信息系统的使用行为。由此,一个新的概念——"信息安全保障"也随之产生,即在信息系统的整个生命周期中,通过对信息系统进行风险分析,制定并执行相应的安全保障策略,从技术、管理、工程和人员等方面提出安全保障要求,确保信息系统的保密性、完整性和可用性及其他属性,安全风险降低到可接受的程度,从而保障系统安全运行,以实现组织机构的使命。

随着大数据时代的到来,"信息安全保障"体系在中外新型国家安全观即大安全观与总体安全观下,进一步演化成为对信息内容安全、数据安全、物理安全、网络安全和信息基础设施安全等的综合保护与主动防御体系。

(二)信息安全的属性

按照 ISO 27001:2005 标准对信息安全保障的定义,信息安全的相关属性包括:保密性、完整性、可用性及其他属性,如真实性、不可抵赖性、可控性、可审查性等。

保密性:保证信息仅被授权使用的用户获取,即使非授权用户得到消息,也无法知晓信息内容或不明白信息内容的含义,因而无法使用。

完整性:一方面是指信息在使用、传输、存储过程中不发生篡改、丢失、错误,另一方面指信息处理方法的正确性。

可用性:指网络信息可被授权实体正确访问,并按要求能正常使用或在非正常情况下能恢复使用的特征。

真实性:对信息的来源进行判断,能对伪造来源的信息予以鉴别。

不可抵赖性:指通信双方在信息交互过程中,确信参与者本身以及参与者所提供的信息的真实同一性,即所有参与者都不可能否认或抵赖本人的真实身份,以及提供信息的原样性和完成的操作与承诺。

可控性:指对流通在网络系统中的信息传播及具体内容能够实现有效控制的特性,即网络系统中的任何信息要在一定传输范围和存放空间内可控。

可审查性:能对出现的网络安全问题提供调查的依据和手段。

二、健康信息安全保障体系

在大数据、云计算、物联网、移动互联等新兴技术的引领下,我国医院信息化建设快速发展,取得了显著成效。医院普遍开展了以电子病历为核心的信息化建设,LIS、PACS、RIS 等临床业务系统和 HIS、HRP 等管理信息系统建设,极大地提高了健康医疗服务质量、水平和管理效率。临床知识库和临床决策支持系统为实现智能化诊疗和服务奠定了基础。医疗机构普遍加强数据中心建设,基于标准化的信息集成平台汇聚了大量的电子病历、诊疗信息和管理服务信息,是医院开展诊疗、科研教学和管理服务重要的基础性资源。与此同时,信息安全风险也在不断增加,信息泄露、勒索病毒等各种信息安全不良事件频频发生。健康信息安全问题的危害,远远超出医院信息系统本身的范畴,它不仅会危及患者、医务人员和整个医院的健康医疗服务,甚至可能影响社会安定和国家安全。因此,保障健康信息安全事关重大。

健康信息安全保障体系包括安全技术、安全服务和安全管理三个方面,三者相辅相成、互为关联,因此必须作为一个整体发挥其共同作用,才能保证健康信息在较长时间内处于较高的安全水平和稳定的安全状态,最终实现助力诊疗的目的。

（一）安全技术保障

安全技术是为了保障健康信息的保密性、完整性和可用性等其他属性而采用的技术手段、相关措施和安全产品，主要有三方面内容，即硬件技术、软件技术和集成技术。

硬件方面的安全措施一般包括：

1. 物理隔离（physical isolation）是指采用物理方法将内网与外网进行隔离，从而避免病毒和黑客入侵或信息泄露的风险的技术手段。对医疗机构内部信息系统和外部互联网进行物理隔离的同时，对内部局域网中的医疗网络系统和办公网络系统进行物理分割，封闭医疗网络系统中的对外接口，防止外部攻击。

2. 预留备份硬件设备，以应对运行硬件设备的突发故障。

3. 采用服务器磁盘镜像和双机热备技术，防止硬盘故障等引发的危害，保证服务器的安全稳定运行。

4. 使用不间断电源，建立双路供电保障，预置应急发电机，避免断电造成的数据丢失或损坏，保证服务器24h连续运转。

5. 在主机房安装空气调节设备、安防设备、消防设备、动力及环境监控设备等，满足设备和人员对温度、湿度、洁净度、电磁场强度、电源安全、电器安全、防水、抗震、防雷击和接地等要求。

软件方面的安全技术主要包括：

1. 使用符合安全标准的操作系统并及时更新。操作系统是信息系统的核心，是重要的系统资源，也是信息安全的基础。为建立安全的操作系统，应及时进行系统升级、补丁更新，防止成为攻击目标。另外，使用安全系数较高的密码、做好边界防护、数据加密等也可以大大提高操作系统的安全系数。

2. 安装监控软件系统。对系统和终端的运行状态进行实时监控和记录，严防未授权用户非法侵入系统。

3. 安装有效的防病毒软件。对系统中的程序进行周期性检查，定期对网络中的工作站进行病毒查杀，对已感染的工作站应立即断开网络。

4. 选取安全机制高的数据库系统，并制定严格的数据库使用制度，防止非授权使用数据库，造成系统软件和数据遭到破坏或泄露。

5. 采用适宜技术与设备保证链路安全。可利用链路加密机及加密算法对数据的处理过程进行加密，还可以使用数字签名技术保证数据安全等。

（二）安全服务管理

安全服务是由第三方安全服务机构对医疗信息系统进行安全测评、安全方案设计、安全审计、定期维护以及安全知识培训等系列服务的过程。目前，由于全民健康信息化建设正处于探索期，信息安全尚未引起足够重视，在医院信息安全建设方面存在许多误区，部分用户认为购买了防火墙和防毒产品就能够保证信息安全。但是，这些安全措施可以提供的服务是有限的，如果不能做到合理的配置、全面的检测和适当的优化，并不能起到应有的作用。因此，定期请安全服务机构对医院整体信息系统的安全防护进行评估和检测，及时发现问题并改进是非常必要的。为了信息安全工作的可持续发展，医疗机构可以和安全服务机构建立长期的战略合作关系，根据实际情况，由服务机构定期抽调人员对网络系统安全进行全方位安全评估。评估内容包括：基础网络与服务器、业务系统、现有安全防护措施、信息系统安全运行和维护情况评估。另外，安全服务机构可根据实际需要对系统进行必要的加固工作和安全修复，建立起符合信息安全要求的信息系统安全管理机制，并且当医疗机构遭遇突发安全事件时，安全服务机构能展开应急响应服务。

（三）安全管理机制建设

安全管理工作是信息系统安全保障体系建设过程中至关重要的一环，它渗透在安全技术和安全服务的整个过程。安全管理的内容非常广泛，从宏观到微观、从整体到局部，都要做出周密的部署和监管,以及安全管理的指导方针、规章制度和组织机构,职工安全要求、安全教育、安全隐患预防等。

1. **加强信息安全法制建设**　医疗信息化在慢病管理、分级诊疗、智能诊疗等领域正在逐步发挥重要的支撑作用,但行业发展仍面临诸多挑战,行业发展缺乏有效监管,相关立法与规范相对滞后。因此,应进一步加强行业法制建设,引导、规范行业健康发展。

2. **制定医院信息系统安全建设规划**　从业务安全需求出发,遵从风险管理,注重过程管理,建立信息安全建设体系规划,确保与信息安全相关的人员、资源、技术、管理等因素处于受控状态,形成文件并加以实施、保持和持续改进。

3. **建立和完善医院信息安全管理组织与制度**　明确机构内部安全管理工作组织和负责人,建立领导小组,健全相关规章制度。根据医疗机构实际情况,对不同类型数据实行不同的管理制度和使用方法,防止隐私数据泄露。

4. **加强职工系统安全知识教育和培训**　在医疗机构中,人员对系统安全的意识相对淡薄,比如登录业务系统的口令设置过于简单甚至在工作中轻易告诉其他人员,下载无关软件,随便接入不安全设备等,这些都给医院信息系统带来极大的安全隐患。因此,应着力提高人员的安全意识和安全观念,使人们自觉遵守相关规定,保证信息安全。

三、我国健康信息安全保障体系建设现状

目前,我国大多数医疗卫生机构只是部署了防火墙和终端防病毒软件,这种低水平的网络建设和管理,无疑不能保证网络的整体化安全防御能力,远远没有达到等级保护和纵深防御的政策要求。

其次,目前我国对信息和网络安全方面的立法尚不完善,针对网络安全方面的条款不够细致,缺乏执行力度,并且部分机构没有从网络管理制度、安全技术和人员等方面建立起整体化的安全防御机制(security defense mechanism),缺乏有效的安全保护手段。另外,我国对医疗信息网络安全防御能力的监督管理工作没有落到实处,对安全等级需求不同的信息系统和网络的管理没有区别、缺乏标准,对需要重点监督的机构和网络缺乏监管手段,对信息网络的安全监督检查,绝大部分依旧停留在对信息安全制度、技术人员及常规化技术检查,未形成有效的技术检查标准体系,工作难以深入。

最后,在医疗健康领域规范化、高水平的信息网络安全服务和咨询市场尚未形成。因为信息安全具有较强的专业性,高质量人才稀缺,所以市场上专门从事信息安全技术咨询、安全风险评估等核心业务的安全服务机构数量不多,无法为医疗健康行业提供足够的技术和管理服务。因此,我国卫生机构的信息网络一般是自己建设、自行管理,无论是安全技术还是管理服务都处于较低水平。

综上所述,我国健康信息安全保障体系基础薄弱,安全保障体系建设面临的形势十分严峻,无论是从政策合规还是业务保障层面来看,建设全方位的健康信息安全保障体系势在必行。

第二节　健康信息安全管理制度

全面和整体解决各行各业在信息化建设中遇到的安全问题,是国内外信息安全界持续关注的问题,西方国家为了解决信息安全问题,出台了一系列信息安全相关法规和标准,其中一个非常重要的做法就是按照不同的保护强度将系统划分为不同的安全等级,进而指导不同的信息安全工作。实行等级保护是在借鉴国外先进理论和结合我国国情的基础上解决我国信息网络安全的必然选择。《国家信息化领导小组关于加强信息安全保障工作的意见》(中办发〔2003〕27号)提出抓紧建立信息安全等级保护制度,积极制定信息安全等级保护的技术指南和管理办法。

2007 年,公安部等四部委印发《信息安全等级保护管理办法》,保障和促进我国信息化建设。

一、信息安全等级保护管理办法

信息安全等级保护(level protection)是指对国家安全、法人和其他组织及公民的专有信息以及公开信息和存储、传输、处理这些信息的信息系统分等级实行安全保护,对信息系统中使用的信息安全产品实行按等级管理,对信息系统中发生的信息安全事件分等级响应、处置。

信息安全等级保护工作主要包括系统定级、系统备案、安全建设和整改、信息安全等级测评以及信息安全检查五个阶段。

(一)信息系统定级

信息系统的安全保护等级分为以下五级,一至五级等级逐级增高:

第一级,信息系统受到破坏后,会对公民、法人和其他组织的合法权益造成损害,但不损害国家安全、社会秩序和公共利益。第一级信息系统运营、使用单位应当依据国家有关管理规范和技术标准进行保护,属于自主保护级。

第二级,信息系统受到破坏后,会对公民、法人和其他组织的合法权益产生严重损害,或者对社会秩序和公共利益造成损害,但不损害国家安全。国家信息安全监管部门对该级信息系统安全等级保护工作进行指导,属于指导保护级。

第三级,信息系统受到破坏后,会对社会秩序和公共利益造成严重损害,或者对国家安全造成损害。国家信息安全监管部门对该级信息系统安全等级保护工作进行监督、检查,属于监督保护级。

第四级,信息系统受到破坏后,会对社会秩序和公共利益造成特别严重损害,或者对国家安全造成严重损害。国家信息安全监管部门对该级信息系统安全等级保护工作进行强制监督、检查,属于强制保护级。

第五级,信息系统受到破坏后,会对国家安全造成特别严重损害。国家信息安全监管部门对该级信息系统安全等级保护工作进行专门监督、检查,属于专控保护级。

(二)信息系统备案

根据《信息安全等级保护管理办法》,已运营(运行)或新建的第二级以上信息系统,应当在安全保护等级确定后 30 日内,由其运营、使用单位到所在地设区的市级以上公安机关办理备案手续。

信息系统备案后,公安机关应当对信息系统的备案情况进行审核,对符合等级保护要求的,应当在收到备案材料之日起的 10 个工作日内颁发信息系统安全等级保护备案证明;发现不符合本办法及有关标准的,应当在收到备案材料之日起的 10 个工作日内通知备案单位予以纠正;发现定级不准的,应当在收到备案材料之日起的 10 个工作日内通知备案单位重新审核确定。

(三)安全建设和整改

公安机关检查发现信息系统安全保护状况不符合信息安全等级保护有关管理规范和技术标准的,应当向运营、使用单位发出整改通知。运营、使用单位应当根据整改通知要求,按照管理规范和技术标准进行整改。整改完成后,应当将整改报告向公安机关备案。必要时,公安机关可以对整改情况组织检查。

(四)信息安全等级测评

等级测评工作是指等级评测机构依据《信息系统安全等级保护测评要求》等标准对信息系统进行测评。被评测单位必须取得备案证明方可开展等级测评工作,测评过程分为四个基本测评活动:测评准备活动、方案编制活动、现场测评活动、分析与报告编制活动。

1. **方案编制活动**　方案编制是开展等级测评的关键,可以为现场测评提供最基本的文档和指导方案,主要任务是确定与被测系统相匹配的测评对象、测评指标和测评内容等,并根据实际需要重用或开发测评指导书,然后形成测评方案。

2. 现场测评活动　现场测评是开展等级测评工作的核心活动,主要任务是按照测评方案的总体要求,依据测评指导书,逐步进行单元测评和整体测评,以全面了解信息系统的真实保护情况,发现系统存在的安全隐患。

3. 分析与报告编制活动　本活动给出等级测评工作结果,是总结被测系统整体安全保护能力的一种综合评价活动。本活动的主要任务是根据现场测评结果和其他有关要求,通过单项测评结果判定、单元测评结果判定、风险分析和整体测评等方法,找出整个系统的安全保护现状与相应等级保护要求的差距,并进一步分析这些差距导致被测系统面临的风险,进而得出测评结论,并形成测评报告文本。

（五）信息安全检查

受理备案的公安机关负责对第三、四级系统的运营、使用单位的信息安全等级保护工作实施检查。要求对第三级信息系统至少每年检查一次,对第四级信息系统每半年至少检查一次。对跨省运行或全国统一联网的信息系统的检查工作,需要会同其主管部门进行。对第五级信息系统,需由国家指定专门部门组织进行检查。如发现存在不符合信息安全等级保护相关管理规范和技术标准要求的,公安机关通知运营使用单位限期整改。

二、医疗网络与信息安全管理制度

近年,我国越来越注重医疗网络与信息系统的安全问题,在诸多文件中都将安全问题作为技术规范和管理工作中重要的一环。

（一）《卫生行业信息安全等级保护工作的指导意见》

2011 年,国家卫生部为贯彻落实信息安全等级保护制度,指导和规范医疗行业信息安全等级保护工作,参照公安部《关于开展信息安全等级保护安全建设整改工作的指导意见》,并结合我国卫生行业实际情况,研究制定了《卫生行业信息安全等级保护工作的指导意见》。该指导意见对卫生信息安全工作的原则、目标、机制、任务等方面均作了明确的要求,是我国医疗健康信息安全工作的直接指导纲领。

依据意见,以下重要的卫生信息系统安全保护等级原则上不低于第三级:

1. 卫生统计网络直报系统、传染性疾病报告系统、卫生监督信息报告系统、突发公共卫生事件应急指挥信息系统等跨省全国联网运行的信息系统。

2. 国家、省、地市三级卫生信息平台,新农合、卫生监督、妇幼保健等国家级数据中心。

3. 三级甲等医院的核心业务信息系统。

4. 卫健委网站系统。

5. 其他经过信息安全技术专家委员会评定为第三级以上(含第三级)的信息系统。

（二）其他政策法规与技术标准

国家在信息化建设有关的多个文件中,均对信息安全工作做了更为具体的指导。各地卫健委近年来也发布了相关文件,明确要求各级医疗单位要高度重视信息安全工作。

2013 年,国家卫生计生委、国家中医药管理局印发了《关于加快推进人口健康信息化建设的指导意见》,将"强化信息安全防护体系建设"列为信息化建设的七项重点任务之一。该指导意见要求做好国家信息安全等级保护制度、分级保护制度和信息安全审查制度的执行工作,同步规划、同步设计、同步实施人口健康信息系统的安全建设,完善信息安全保护机制,加强信息安全防护体系建设,确保系统信息安全和运行安全。

2014 年,国家卫生计生委印发了《人口健康信息管理办法(试行)》的通知,办法第十六条明确规定,责任单位要全力做好人口健康信息安全和数据隐私保护工作,按照我国等级保护制度的相关要求,加强人口健康信息相关系统的安全保障体系建设,制定安全管理制度、操作规程和技术规范,保障人口健康信息安全。

2015 年 1 月,国家卫生计生委印发《远程医疗信息系统建设技术指南》。该指南将信息安全建设作为远程医疗系统建设的重要内容,为满足物理安全、网络安全、应用安全、主机安全以及数据安全五个方面的基本技术要求进行技术体系建设;为满足安全管理制度、安全管理机构、系统建设管理、人员安全管理、系统运维管理五个方面的基本管理要求进行管理体系建设。

2015 年 8 月,国务院印发《促进大数据发展行动纲要》,将"强化安全保障,提高管理水平,促进健康发展"作为三大主要任务之一,并把"网络和大数据安全保障工程"作为专栏之一,强调网络和大数据安全支撑体系建设、大数据安全保障体系建设、网络安全信息共享和重大风险识别大数据支撑体系建设。

其他涉及健康医疗信息安全的相关政策和文件主要有:《中华人民共和国网络安全法》,《国务院办公厅关于促进和规范健康医疗大数据应用发展的指导意见》(国办发〔2016〕47 号),《"十三五"全国人口健康信息化发展规划》(国卫规划发〔2017〕6 号),《全国医院信息化建设标准与规范(试行)》(国卫办规划发〔2018〕4 号),《关于促进"互联网+医疗健康"发展的意见》(国办发〔2018〕26 号)等。

我国安全界和医疗界一直努力推进信息安全建设,医疗健康信息安全论坛和会议层出不穷,新理论、新技术不断涌现,安全供应商的信息安全解决方案也各有特色。我国医疗行业在信息安全领域的发展呈现出百花齐放的景观,也仍有很长的路要走,需要各参与方继续关注和支持。

三、国家健康医疗大数据标准、安全和服务管理办法(试行)

(一)背景

"云大物移智"等新兴技术与医疗产业的加速融合,促进了健康医疗大数据的蓬勃发展,给传统医疗模式带来了深刻变化,大大提高了医疗服务质量和效率,有利于激发医药卫生体制改革的动力和活力,有利于培育行业新业态、形成新的经济增长点。国家高度重视大数据的创新应用发展,提出要充分利用医疗大数据促进保障和改善民生,努力推进"互联网+医疗"等服务新模式,让百姓少跑腿、数据多跑路,不断满足人民群众的医疗服务需求。

健康医疗大数据正在成为国家重要的基础性战略资源,但作为新兴事物,也面临着诸多新问题、新挑战,需要进行适当的规范、引导和管理。为深入推进健康医疗大数据服务管理,推进"互联网+医疗健康"发展,根据相关法律法规和文件精神,国家卫生健康委员会在深入听取各方意见基础上,深入开展研究,制定了《国家健康医疗大数据标准、安全和服务管理办法(试行)》(以下简称《试行办法》)。

(二)基本概念

《试行办法》明确了健康医疗大数据的定义,以及制定办法的目的依据、遵循原则、适用范围以及总体思路等,对卫生行政部门的边界和责权,各级各类医疗卫生机构及应用单位的责权利进行了明确。

1. **概念内涵** 健康医疗大数据是指在人们疾病防治、健康管理等过程中产生的与健康医疗相关的数据。

2. **遵循原则** 坚持以人为本、创新驱动,规范有序、安全可控,开放融合、共建共享的原则对健康医疗大数据进行管理。

3. **适用范围** 本办法适用于县级以上卫生健康行政部门(含中医药主管部门)、各级各类医疗卫生机构、相关单位及个人所涉及的相关健康医疗大数据的管理工作。

4. **权责边界** 国家卫生健康委员会(含国家中医药管理局)会同相关部门负责统筹规划、指导、评估和监督健康医疗大数据的标准管理、安全管理以及服务管理工作。县级以上卫生行政部门会同相关部门共同负责本行政区域内健康医疗大数据管理工作,是本区域内健康医疗大数据安全和应用工作的监管单位。各级各类医疗卫生机构和相关企事业单位是健康医疗大数据安全和应用管理的责任单位。

（三）主要内容

实现健康医疗大数据的健康发展,标准是前提,安全是保障,服务是目的。《试行办法》对该三个方面进行了规范。

1. 标准管理

（1）标准制定方面:鼓励多方参与,积极鼓励医疗单位、科研院所、社会团体、行业学会和有关企业参与健康医疗大数据的标准制定工作。

（2）标准落地方面:各级卫生健康行政部门负责对健康医疗大数据标准的实施加强引导和监督,通过建立激励约束机制推动标准落实。

（3）标准管理方面:国家卫生健康委不断完善健康医疗大数据标准管理平台,通过对健康医疗大数据标准应用效果的评估,推动标准的制修订或废止等相关工作。

2. 安全管理

（1）突出责任单位主体责任:责任单位要落实"一把手"负责制,建立健全健康医疗大数据相关管理与使用制度,强化统筹管理和协调监督;责任单位要严格落实网络安全等级保护制度,定期对相关信息系统开展定级、备案和测评工作;责任单位要建立健全安全管理人才培养机制,为健康医疗大数据应用发展提供人才保障。

（2）强化监管单位监管责任:监管单位要建立健全健康医疗大数据安全管理工作责任追究制度,完善软件评价和安全审查保密制度,定期开展健康医疗大数据应用的安全监测评估,切实保障健康医疗大数据安全。

3. 服务管理

（1）数据采集:采集过程中责任单位要执行已有的相关标准和程序,严格做到标准统一、术语规范和内容准确等,保证服务和管理对象在本单位相关信息系统中身份标识唯一、基本数据项一致,并且信息应当严格执行信息复核终审程序,努力做好数据质量管理(data quality management)工作。

（2）数据存储:按照要求,健康医疗大数据应在境内存储,因实际业务需要向境外提供时,要按照程序进行安全评估审核。

（3）服务提供:服务提供商应有能力履行相关规章制度、落实相关标准并且确保数据安全,并具有隐私保护、信息安全管理等制度。

（4）数据利用:责任单位应当持包容审慎的态度,规范数据落地应用和服务,推动健康医疗大数据实现部分在线查询,同时,对国家秘密、商业秘密和个人隐私严格保密,切实保障各相关方合法权益。

（5）数据共享:国家卫生健康委负责建立健康医疗大数据开放共享机制,统筹建设资源目录体系和数据共享交换体系,强化对健康医疗大数据全生命周期的服务与管理。

第三节　健康信息安全操作规程与技术规范

目前,我国医疗卫生领域信息化建设已取得阶段性成果,医疗机构以电子病历为核心的各种业务信息系统纷纷上线使用,各级卫生信息平台建设相继完成,区域卫生信息化建设成效显著。然而,随着健康医疗信息规模的日益增长,导致网络系统面临着更多安全方面的挑战和威胁,加上我国信息安全保障体系的不完善,因此,必须加强对网络信息安全重要性的认识,把安全隐患消除在萌芽状态,不断规范我国的健康信息安全操作规程与技术规范。

一、安全风险评估

为指导和规范针对组织的信息系统及其管理的信息安全风险评估工作,我国制定了《信息安全技术 信息安全风险评估规范》(GB/T 20984-2007),该文件介绍了信息安全风险评估的基本概念、要素关系、评估方法等,对组织开展信息安全风险评估工作具有指导意义。

(一)(信息安全)风险评估的定义

(信息安全)风险评估(risk assessment)依据有关信息安全技术与管理标准,对信息系统及由其处理、传输和存储的信息的保密性、完整性和可用性等安全属性进行评价的过程。它要评估资产面临的威胁以及威胁利用脆弱性导致安全事件的可能性,并结合安全事件所涉及的资产价值来判断安全事件一旦发生对组织造成的影响。

(二)风险评估的基本要素关系

信息是一种资产,资产所有者应该对信息资产实施保护,在分析信息资产脆弱性的基础上明确威胁可能利用哪些弱点来破坏资产的安全性。风险评估要识别资产相关要素的关系,从而判断资产面临的风险大小。

图9-1中方框中为风险评估的基本要素,椭圆中是与上述要素相关的属性。风险评估主要围绕基本要素进行,在对这些要素评估时应充分考虑业务战略、资产价值、安全需求、安全事件、残余风险(residual risk)等与基本要素相关的各类属性。

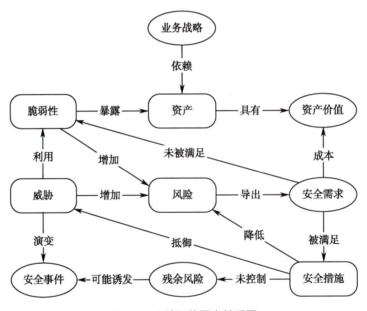

图9-1　风险评估要素关系图

风险要素及属性之间存在着以下关系:业务战略的实现对资产具有依赖性;资产具有价值的,组织的业务战略对资产的依赖度越高,资产价值就越大;资产价值越大,面临的风险就会越大;威胁会导致风险,资产面临的威胁越多则风险越大,且可能会演变为安全事件;弱点越多,威胁利用脆弱性导致安全事件的可能性越大;脆弱性是未被满足的安全需求,威胁利用脆弱性来危害资产,进而形成风险;风险的存在及对风险的认识导出安全需求;安全需求可通过安全措施得到满足,需要结合资产价值考虑实施成本;安全措施可抵御威胁,降低安全事件的发生的可能性,并减少影响;风险不可能也没有必要降为零,实施安全措施后还会有残留下来的风险。有些残余风险来自于安全措施可能不当或无效,在以后需要继续控制,而有些残余风险则是在综合考虑了安全成本与效益后未控制的风险,是可以被接受的;残余风险应受到密切监视,它可能会在将来诱发新的安全事件。

（三）实施过程

1. 准备阶段 评估准备工作是评估工作的开始,是评估活动有效性的保证,主要包括确定评估目标和评估范围、组建评估团队、系统调研、确定评估依据和工具、制定评估方案等。

2. 识别阶段 识别阶段是风险评估工作的重要环节,主要对评估过程中各类要素,如资产、脆弱性、威胁和安全措施进行识别,是下一阶段进行安全风险分析的前提。

3. 风险分析阶段 风险分析阶段主要是对业务相关的资产、脆弱性、威胁及其各项属性的关联分析,进行综合风险分析和计算。主要包括构建分析模型、选择计算方法、风险分析与评价、输出风险评估报告等。

4. 风险处理阶段 依据风险评估报告进行风险处理,处理方式一般包括接受、消减、转移、规避等,其中安全整改是经常使用的风险消减方法。

二、数据容灾备份

容灾备份实际上是两个概念,容灾是指在遭遇各种灾害时能够实现信息系统的正常运行,帮助企业实现业务连续性的目标,备份是为了防止灾难发生时系统出现数据丢失,从而保证数据连续性。当前使用的多是容灾备份一体化产品。

（一）相关概念

灾难:由于人为或自然的原因,造成信息系统严重故障或瘫痪,使信息系统支持的业务功能停顿或服务水平不可接受、达到特定的时间的突发性事件。通常情况需要信息系统切换到灾难备份中心运行。

灾难恢复（disaster recovery）:为了将信息系统从灾难造成的故障或瘫痪状态恢复到正常状态、并将其支持的业务功能从灾难造成的不正常状态恢复到可接受状态而设计的活动和流程。

灾难备份（disaster backup）:为实现灾难恢复而对数据、数据处理系统、网络系统、基础设施、专业技术支持能力和运行管理能力进行备份的过程。

（二）数据容灾关键技术

容灾备份需要两个数据中心,其中一个为主数据中心,另一个为备份数据中心,二者使用相同的配置,通过网络进行连接。采用数据存储技术、同步复制技术以及磁盘阵列和数据快照技术达到数据容灾备份的目标,保证在本地出现灾难或故障时,在异地保存有本地数据的完全实时拷贝,可以马上切换至备份数据中心,而不影响系统业务。

数据存储技术是容灾备份最为核心的技术。当前比较主流的技术有 NAS（网络附属存储）、FC-SAN（光纤通道存储）和 ISCSI-SAN。NAS 以数据为中心,将独立的数据整合为集中化管理的数据中心,集中管理数据,从而释放带宽和提高性能。FC-SAN 指的是使用光纤通道的存储区域网络。IP-SAN 能够实现在 IP 网络上运行 iSCSI 协议,实现在高速千兆以太网上进行数据的快速存取和备份操作。

（三）案例: HIS 容灾系统建设

某医院 HIS 数据库使用的是 Oracle 11G,服务器两台,存储使用的是两台 EVA4400。考虑到服务器以及存储的单点故障,除了在两台服务器和一台存储上部署 RAC 数据库外,还在另一台 EVA4400 的存储上部署了 RACDATAGUARD。在这种容灾方式下,主机房任意一台服务器或存储出现故障都不会导致整个 HIS 数据库的瘫痪。考虑到主机房的容灾,在异地机房也部署了一台 RX4600 的服务器以及相应的存储,部署了一个单实例的数据库,作为主 RAC 数据库的容灾。在这种部署方式下,如果主机房所有 HIS 相关的服务器和存储都发生故障,异地机房的服务器也可以马上接管 HIS 服务。

如此部署数据库容灾的目的是:

1. 解决主机房中服务器、存储的单点故障。
2. 通过异地机房解决主机房的机房单点故障。

三、用户权限与痕迹管理

权限管理，一般指根据系统设置的安全规则或者安全策略，用户可以访问而且只能访问自己被授权的资源。痕迹管理就是在工作中保留缜密的工作记录，比如文字、图片等。由于医学信息系统涉及患者最为隐私的健康信息，一旦有关个人健康问题的敏感信息被公开或非法修改，会造成无法挽回的伤害，这也对系统的安全和医疗数据的保护提出了更高要求，因此必须规范用户对系统资源的使用权限和痕迹管理，保证数据资源的有序访问。

2011 年，国家卫生部印发的《电子病历系统功能规范（试行）》明确提出了相关要求。规范第十一条要求，电子病历系统必须具备对电子病历设置保密等级的功能，对操作人员的权限实行分级管理，用户根据权限访问相应保密等级的电子病历资料。第二十三条要求电子病历系统必须提供病历记录的修改和删除功能，并自动记录、保存病历记录所有修改的痕迹，应当至少包括修改内容、修改人、修改时间等。

以下是有关用户权限和痕迹管理的两个案例。

（一）案例：有效管理信息系统人员权限

2015 年，某大型医院的信息中心工作人员，通过获取医院临床数据中心数据库的相关账号，将临床数据中心的海量数据非法导出，并将患者的个人信息等非法卖给相关生物医药公司和相关销售公司获取大量利益。这些数据包括患者基本信息、相关诊断信息和用药信息等。这些非法生物医药公司利用这些数据，向患者特别是肿瘤患者推销假冒伪劣药品，更有非法传销团伙利用这些数据分析得出患者及其家属的喜好，从而从事相关犯罪。

随着各大医院纷纷上线临床数据中心，医院的相关数据也都集中存储在其中，这也引来了更多不法分子贪婪的眼光，他们利用这些大数据进行专业的分析，从心理和生理等各方面分析患者的需求，从而引诱患者上当受骗。拥有这些数据的信息中心管理员对相关账号密码的管理以及他们面临的利益诱惑，直接关系到这些数据能否被安全的保护。针对这些问题，应当做好相关数据的保护工作，对每个用户及每一个角色仅授予相应的最小化权限，与其业务不相关权限一律收回，对于离岗的人员应立即收回其用户权限。需设置动态分配权限功能，即用户登录数据库时必须得到身份验证后，才被授予相应的操作权限。同时还应利用数据加密技术来加以防范，让有访问权限的数据库用户对加密数据也无从下手。

（二）案例：放射信息系统报告修改痕迹管理

目前众多医院都建立了影像存储与传输系统（PACS），影像科医师通常通过 PACS 调阅患者的影像，然后通过放射信息系统（RIS）进行影像报告的书写并打印。放射诊断报告一般是由下级医生给出初步诊断意见和结果，然后由上级医师进行报告审核，如果有需要补充或完善的地方则进行修改。目前多数 RIS 系统只是显示最终的报告内容，并不显示修改的痕迹，也无法直观看到修改医师姓名和时间等信息。当前一些较先进的 RIS 系统则可以直观显示诊断报告的修改痕迹，作为报告审核依据，保证了患者医疗数据的安全可追溯。

四、安全监测与预警系统

随着网络技术的飞速发展，整体网络环境日渐复杂多变，网络安全问题也变得越来越突出，各类网络信息安全事件频繁发生。尤其医疗健康信息的特殊性，使社会各界对健康信息安全问题更加关注和重视，期望通过构建良好的安全监测与预警机制，为维护健康安全的网络环境提供有力保障。因此，必须联合多方力量，扩展网络安全渠道，借助网络安全动态预警机制，实现对网络安全问题的有效防控。

（一）信息网络监测的重要指标

为做好信息安全防御工作,应首先明确安全监测指标体系,以更好地实现对信息安全问题的分析,科学进行安全预警工作。网络监测主要涉及以下几方面重要指标:

1. 信息安全漏洞　主要包括设备漏洞和信息系统漏洞。各种漏洞为信息安全埋下了巨大隐患,降低了数据的安全性,因此要通过补丁对漏洞进行修复。

2. 病毒　病毒的存在同样对计算机安全造成了极大的损害,一方面会降低系统稳定性和灵敏度,严重的甚至会破坏存储的文件。

3. 网络安全事件　一种是公开性攻击,如网页篡改等。二是隐蔽性攻击,如在系统中植入后门等。

4. 移动终端恶意程序　多以智能手机为依托。

5. 钓鱼网站

（二）信息网络监测构成平台

信息安全需要各方的共同维护,当前涉及网络安全监测的相关平台主要包括以下几方:

1. 信息网络安全通报合作单位

2. 运营单位安全情况报送平台

3. 报警服务平台

（三）预警形式

1. 定向式预警形式　通常情况下,为顺利进行安全预警工作,首先需要明确各类安全事件会产生的不良后果,然后针对性的采取措施。如果预警信息具有明确的指向,则应选择定向预警的形式,如专项工作等。

2. 广播式预警形式　可以通过常规媒体向大众宣传网络安全知识,提升全民网络安全防范水平。也可以采用刊物、论坛或者网络平台的形式进行相关知识的传播。

思考题

1. 简述信息安全概念的演化和保障体系的构成。
2. 简述信息安全等级保护管理的必要性。
3. 医疗卫生机构信息有哪些安全风险?
4. 简述在医疗卫生行业实行信息安全等级保护的好处。
5. 构建我国健康信息安全保障体系应该从哪些方面入手,重点是什么?

（张　晓）

|第十章| 智慧医疗

 本章要点

1. **掌握** 智慧医疗的概念及其基本内容。
2. **熟悉** 智慧医疗在健康领域的应用。
3. **了解** 互联网医疗前景。

第一节 智慧医疗概述

智慧医疗(wisdom medical),起源于国际商业机器公司提出的智慧地球战略:智慧电力、智慧医疗、智慧城市、智慧交通、智慧供应链及智慧银行。

一、智慧医疗的概念

目前,智慧医疗的每个解释各有侧重:就其实现的目的而言,智慧医疗主要是在建立个人健康档案和信息平台的基础上,结合物联网技术,实现患者或用户与医疗机构、医务人员以及医疗设备间的实时互动,促进医疗信息化的发展。也有研究者认为智慧医疗是指在信息化的基础上制订健康计划,建立以个人电子健康档案为核心的数据中心,按照统一标准实现区域卫生信息互联互通和共享。一般认为,智慧医疗的最终目的是使医疗服务(medical service)的提供者和消费者的满意度同时得到提升,特别是医疗服务的消费方。也有研究者认为智慧医疗是一个以医疗健康物联网为核心、信息高度移动和共享的医疗卫生信息化的生态系统。

智慧医疗,是指通过医疗物联网、医疗云(medical cloud)、移动互联网、大数据、可穿戴设备,将医疗设备与信息技术设施融合,跨越了原有医疗系统的时空和技术限制,实现患者、医疗设备与医务人员、医疗机构之间的互动,最终实现实时、自动化、互联互通、智能化的动态服务(图 10-1)。

二、智慧医疗的内涵

(一)公众看来

1. 智慧医疗意味更加便捷可及的优质医疗服务,其打破传统的医疗方式,简化就医环节,每个患者都能方便、快捷地获取到公平的医疗服务。

2. 智慧医疗意味着更加便宜的医疗服务,患者的诊疗信息在各个医疗机构之间可以互通,医生获取到患者的就诊资料,如既往病史、医疗影像等重要信息,避免信息的缺失,提高医疗设备的使用率,降低患者的医疗费用。

3. 智慧医疗意味着更加全面的健康服务,为公众建立全面的健康档案,通过信息技术与射频

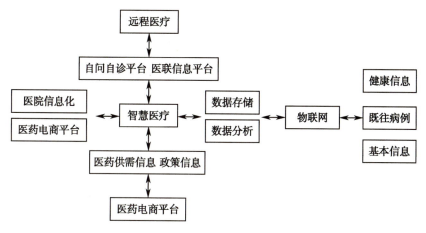

图 10-1 智慧医疗的构成元素

识别(RFID)技术,公众可以随时掌握自己的健康状况,做到有效的疾病预防,促进预防与临床医学相结合,构建全社会大健康。

(二)医疗机构

1. 智慧医疗便于合理分配医疗资源,通过远程医疗、双向转诊等实现各级医院的优质资源共享。

2. 智慧医疗能提高医疗服务质量,保障医疗服务安全。患者就诊时,医生可以调阅患者的健康档案,快速检索就诊者的既往病史、用药情况等重要信息,通过这些辅助信息,帮助医生做出更加准确的判断,避免发生医疗差错。

3. 智慧医疗优化了就医流程,通过整合医院管理信息系统(HIS)、医学影像存档与通信系统(PACS)等医疗系统,医护人员可以快速调阅患者的医学影像和报告,并在线对患者的病情进行研讨。

(三)监管部门

1. 智慧医疗能提高决策的科学性,大数据、云计算时代来临,通过大数据分析系统,对海量的医疗数据进行挖掘与分析,提高卫生行政管理部门决策的科学性;

2. 智慧医疗能更加及时的应急响应,通过建立的智慧应急响应系统,与医疗机构、疾病预防与控制中心等系统相联系,能够进行及时有效的监管和控制,对于突发的公共卫生事件,及时作出应急响应,提高监管部门处理事件的灵活性与应对能力。

(四)企业

1. 智慧医疗催生了医疗服务平台的盈利新模式,通过建立自诊问诊平台和医联信息平台向患者提供便捷服务,同时也为医疗机构与医药企业带来巨大的潜在用户。

2. 智慧医疗使电商焕发新商机,发达的互联网与电商福利政策相结合,企业可以通过互联网渠道售药,通过电商平台,降低药品的流通成本。

三、智慧医疗的特点

智慧医疗是一个以医疗物联网为核心的医疗信息化生态系统,具有以下特点:

1. **互联互通** 经授权的医生能够随时查阅患者的病历、病史、治疗措施和保险细则,患者也可以自主选择更换医生或医院。

2. **协作性** 把信息仓库变成可分享的记录,整合并共享医疗信息和记录,以期构建一个综合的、专业的医疗网络。

3. **预防性** 实时感知、处理和分析重大的医疗事件,从而快速、有效地做出反应。

4. **普及性**　支持乡镇医院和社区医院无缝连接到中心医院,可以实时地获取专家建议、安排转诊和接受培训——医联体。

5. **创新性**　提升知识获取和临床技能,进一步推动临床创新和研究。

6. **可靠性**　能够搜索、分析和引用大量科学资料(大数据)来支持诊断—循证医学。

第二节　智慧医院中信息系统的交互与融合

随着信息和网络技术的快速发展,构建区域医疗卫生信息平台,加快推进智慧医疗建设,向社会提供优质高效智能的医疗服务是必然趋势。通过实施医疗信息化,提升了医院管理的四个"E":经济(economy)、效益(effectiveness)、效率(efficiency)、公平(equal)。

一、智慧医院信息系统交互与融合的集中体现

目前智慧医院(intelligent hospital)信息系统交互与融合集中体现在以下三方面:

(一)医疗监护管理(medical care management)

在检测人体生理数据、病情追踪及远程医疗等方面,智慧医院信息系统有着极大优势。患者佩戴体温、呼吸、血压等无线测量传感器,配合相应的医疗设备,使医护人员和患者家属及时、远程了解患者情况。

智慧医院信息系统通过可穿戴设备对患者的生命体征状况,如心率、体温、血压、血氧、心电等体征进行实时监测,科室医护人员可查询患者的实时情况及状态趋势,异常状态自动报警。通过与电子病历等系统对接,各项检测数据实时传输,提高病例,体温单等记录的准确性与实时性,降低医护人员机械工作的劳动强度,使医护人员有更多的时间为患者提供其他优质医疗服务。

智慧医院信息系统可对患者进行实时、主动、全程地定位和跟踪,使医护人员可通过系统查询患者的实时位置,通过平台自动调取患者附近的监控视频,实时了解现场状况。系统可以设定监控范围,当婴儿或病患离开医院(或指定区域)时,系统自动报警并追踪定位,同时显示患者的移动路线和轨迹,截取患者离开的照片或视频。患者遇突发事件时,可通过智能功能主动报警,科室监控系统即时进行语音播报并自动追踪患者位置,同步提示患者基本信息及各项生命体征状况,让医护人员可第一时间赶到现场进行救治,大大提高了反应速度。通过事先了解患者体征等信息,对病情进行预判,携带相关的药品或器械前往救治,提高抢救成功率。

(二)医疗设备管理(medical device management)

通过在医疗设备的前段加入计数器、计时器等,并与智慧医疗系统各部分的管理平台组成网络,管理人员可以适时了解设备的使用情况,正常与否,生成的医疗数据也可得到详尽的分析,甚至得到对不可见问题的预警,从而极大的方便医疗设备的管理。

(三)医药物流仓储监管

建立药品从生产、出厂、流通、使用及仓储的完整信息追踪链,实现信息的及时采集和汇聚,从而构建全方位的药品安全协同监管,及时发现药品在各个环节中产生的问题,减少药品差错的发生。对已发生的药品安全事故,也可以进行快速、准确的溯源和具有针对性的处理。

二、智慧医院的特色应用

(一)医院指挥系统

通过信息网络硬件设施(统一通信系统、大屏幕系统、多媒体会议系统),管理信息系统(建筑智能管理系统、资产管理系统、会诊管理系统、互联网管理系统、医院运营智能系统、应急指挥系统)集成,并结合医院的相关管理流程,实现医院运营管理的可视化、集中化,以方便医院领导更

直接、更有效地了解医院运行状态并进行快捷的管理：

1. **监控** 对医院运行状态进行监视(大楼运行状态、安全事件、医院物业管理状况、资产运行等),以确保医院顺利运行。

2. **管理** 通过商业智能系统(BI)对医院的运行(经营、服务水平、能耗、安全、质控)进行汇总、分析、作出判断决策。

3. **应急指挥** 通过融合通信系统以及多媒体会议系统,实现医院内、医院间、卫生管理部门、应急管理部门等的多渠道沟通,启动相应的应急预案指挥系统。

4. **远程会诊中心** 通过融合通信系统以及统一视频服务平台,建立院级的会诊中心,实现与其他医疗机构的远程会诊。

(二)能耗监测管理系统

根据用户管理需要设置能耗监控管理中心,以方便进行设施能耗系统的统一管理。能耗监控管理系统的监控管理对象是电力、燃气、冷热水等各分类能耗系统,在建筑物各层设置带有通信功能的智能测控装置来传输能耗数据,并与中央监控通信,实时对整体能耗状况进行集中监测管理。

(三)语音视觉导航系统

除急诊按快速通道诊疗的地标指示外,智慧医院将通过医院内部无线网络导航系统结合语音光学指示,替代传统繁杂的指示牌。

(四)健康大数据分析系统

利用大数据分析技术,人工智能(artificial intelligence,AI)在大数据的基础上,对临床数据、自然语言进行精准的识别、处理,成为医疗管理者实时监测、实施预防、诊疗的有力帮手。一方面医院与专业的互联网机构合作,收取患者全生命周期的大数据信息,构建患者医疗信息数据库按需分类,合理利用,为患者提供更优质的服务;另一方面可提升医院的数字化医疗水平,使医院的医患信息与其他医疗机构进行共享。同时通过区域合作,构建大型的医疗信息共享平台,定期开展医疗机构与各医院间的座谈会,可进行案例分享,提高专业技能,追踪前沿动态,提升学术水平。

通过有效的方法提高大数据云计算环境下的数据安全,不但能够提高信息数据在网络中的安全性,而且在较大程度上可促进互联网技术在生活中的更好应用。此外,大数据云计算随着网络技术的提升有较快的发展,也是未来计算机网络技术发展方向,在此过程中把数据存储于云端,在一定程度上会造成数据风险,这就需要提高数据在大数据云计算环境中的安全系统,以此来提升信息数据在网络中的安全性。

(五)网络共享数字查询系统

共享到相关门诊,复诊时医生可提前看到,如无必要无需打印(患者要求保存也可自助打印)。如果医生允许,患者可凭验证码在医院的官网查询结果,或者系统第一时间通过短信微信等方式告知患者结果。既方便,又给予患者最大限度的选项。

智慧医院信息系统可以实现智能分诊、手机挂号、门诊叫号、医院自助地理位置导航等功能,将患者与医生紧密的联合起来,形成一站式医疗服务;患者或医生可以通过系统进行健康档案查询,发现问题时或去门诊、或去大医院,节省时间,节省费用;智慧医疗还可以用于远程探视,尤其是不能直接探视的患者(传染病),远程探视可解决这一问题,使患者感受到家人的陪同与安慰。

(六)营造智慧型医院的人文氛围

通过一系列的措施,构建温馨和谐的就医环境,塑造具有自身特色的医疗文化,构建自身的医疗文化氛围,推动新的医患模式发展,帮助医生树立良好的人际交往观念,具备良好的道德修养,医者仁心入心入脑,同时积极引导患者正确理性地表达诉求。良好沟通。医院还能结合自身特点,通过各种互联网客户端进行宣传,营造良好的医风和口碑。

(七)智慧病房与医用机器人

智慧病房是构建智慧医院的单元,通过整合病房医疗信息系统和物联网,为患者提供实时服务,提升患者体验、优化工作流程。

医用机器人技术是集医学、生物力学、机械学、材料学、计算机科学以及机器人学等多学科为一体的新型交叉技术,能够从视觉、触觉和听觉方面为医生决策和操作提供充分的支持,在诊断、治疗、康复方面具有巨大的优越性。医用机器人的出现,很大程度地减轻了医务工作者的负担。

医用机器人按照用途分为:

1. **转运机器人** 帮助医务人员移动行动不便患者,还可无接触运送药品、食品、化验单等。
2. **临床医用机器人** 包括诊断与治疗机器人,可以进行精确的诊断或外科手术。
3. **康复机器人** 为残疾人服务,可以帮助残疾人恢复独立生活能力。
4. **医用教学机器人** 在计算机内建立脏器的三维模型和力学特性模型,可以随操作产生图像变化,可有效提高医护人员手术配合和临场反应。
5. **病房机器人** 内置智能语音系统、IOT 物联网系统,通过语音模式与患者及患者家属进行交流,集成各种社会化服务。

第三节　智慧医疗与现代信息技术

近年来,大数据、云计算、物联网、人工智能等新兴技术迅猛发展,在智慧医疗体系建设中得到了广泛的应用。

智慧医疗在功能上实现对人和物的智能化服务与管理工作,主要包括居民健康卡、网上预约挂号、合理用药预警、临床路径、院前急救、辅助诊疗、远程会诊、数字化手术等系统,支持医院内部设备、药品、医疗、人员、管理等信息的数字化采集、处理、存储、传输、共享等,满足医疗智能管理与监控等方面的要求。

《中国移动健康发展白皮书 2015》提出了较为明确的定义:移动医疗(mobile medical)指基于移动设备,特别是手机和平板电脑等为载体的语音和数据功能来改善个体或人群健康的产品和服务,移动设备的首要作用是通信,促进健康为其延展功能。移动设备的功能覆盖广泛,包括语音、手机短信服务、多媒体信息服务、网页浏览和各种手机应用程序(application,App)等,可涉及多种操作系统以及功能繁多的传感器。

一、可穿戴设备

可穿戴设备即直接穿戴在身上,或整合到用户的衣服和配件的一种便携式设备。可穿戴设备不仅仅是一种硬件设备,更是通过软件支持以及数据交互、云端交互来实现强大的功能,可穿戴设备将会对我们的生活、感知带来很大的转变。

(一)可穿戴设备的研究现状

欧盟委员会于 2004 年启动了世界上最大的单项民用可穿戴计算研究项目,美国国家科学基金会持续资助了一批可穿戴医疗健康研究项目。另外,俄罗斯、法国、英国、日本和韩国多所大学的工程学院、科学技术院等研究机构均有专门的实验室或研究组专注于可穿戴医疗设备的研究。中国学者也在 20 世纪 90 年代后期,开展了可穿戴医疗健康研究,几乎与国际可穿戴医疗设备研究同步。

(二)可穿戴设备的特点

1. **交互性** 可穿戴设备具有便携性,在使用过程中非常便携,软硬件融合度较高,能够将设备搜集的信息第一时间推送给用户,给用户最直观的交互感受。

2. 可知性 可穿戴设备不同于以往的电子设备,通过不同的传感器组件,将人体的运动信息通过数字或图表的方式直观地展现给用户。可穿戴设备通过对身体情况的量化感知,将采集信息进行量化处理,通过图表或数字的形式给人们更加直观的感受,提升感知体验。

3. 智能化 可穿戴设备一般具有独立的数据处理能力,是"以人为本""人机合一"的计算机理念的产物。智能穿戴的目的,是实现"量身定做"的效果,为每个人提供个性化的服务,对数据进行累积,形成历史数据分析,实现人体的智能化延伸。

(三)可穿戴医疗设备目前面临的挑战

1. 数据精确度不足够 可穿戴医疗设备为人体健康大数据的检测提供了技术支撑,但数据的精确度还有待进一步提高。

2. 存在个人信息安全隐患 可穿戴医疗设备收集了用户的基本信息、客观生命体信息和主观输入的事件信息,这些信息可能发生泄露。

3. 产品性能尚无法满足患者需求 目前,我国的可穿戴医疗设备仍然在产业发展初级阶段,其众多产品的实际作用由于产品质量和产品服务的原因,无法真正地发挥,患者的需求无法得到真正的满足。

(四)可穿戴医疗设备未来发展趋势

可穿戴医疗设备产业正处于快速成长期,其产品的丰富性、功能性仍然无法满足市场需求。

1. 产品聚焦化 可穿戴医疗设备应更加针对具体病种、具体人群。这有利于数据的收集和处理。便于医生与患者基于数据进行交流,真正的帮患者减轻病痛,解决疾病问题,同时提高医生工作效率。

2. 数据云端化 随着移动医疗平台的快速发展,未来的可穿戴设备必将实现与云端互联,各数据可实现互通共享,各患者可实现"云端数据集成化",医生远程即可开出药物、提出诊疗建议等。因此,可穿戴医疗设备所产生的数据云端化,将会是未来重要发展方向。

3. 体验互动化 对于可穿戴设备来说,运动数据收集、建立运动排行榜和扩大交友渠道等用户的交互体验,极大地增加了用户的使用粘性。可穿戴医疗设备同样如此,应该注重患者医学类的交流,增强互动体验,更加深入的传递可穿戴设备的医学价值。

4. 诊断远程化 可穿戴医疗设备作为移动医疗重要的组成部分,需要量化医学诊断价值,让医生通过远程诊断即可为患者提出初步处理意见。总体来说,将远程诊断和可穿戴医疗设备有机结合起来,才会得到更迅猛地发展。

5. 管理模式创新化 随着可穿戴医疗设备快速发展,可穿戴医疗设备厂商将会从传统的硬件销售,逐渐向挖掘诊断价值、数据价值、医学价值和服务价值的新模式转变。这将会进一步推动可穿戴医疗设备的快速发展。

二、病房急救系统(emergency room system)和基于传感技术的心电监护系统

在重症监护病房每床均配有床边监护仪、中心监护仪、心电图机、血气分析仪、脑电图机等所需急救设备。在重症监护病房内设有中心监护站,可直接查看所有监护病床的数据状态。当患者病情变化,医务人员会第一时间对患者进行评估和治疗。

在重症加强护理病房(ICU)和冠心病监护病房(CCU)设置心电监护系统,由心电信号终端采集系统、心电监护信息中心和医院监护平台系统组成。形成以心电、血压、脉搏、呼吸、血氧等生命参数为主的监护网络系统。通过该系统,护士站可随时进行心电图采集和记录,可将心电数据通过网络传输给医院数据中心,由专家诊断。

三、自动药品分包系统

自动药品分包系统又叫自动摆药系统,包括片剂分包系统、针剂分包系统、粉剂分包系统等。系统可根据医院信息系统传输的医嘱信息,自动将患者每一次需要服用的药品包入同一药袋内,即按单剂量包装。同时根据医嘱将包装日期、科别、患者姓名、服药时间、药品名称、规格、数量、条码等关键信息都打印在包装袋上,便于药师、护士核对和患者服用。设备主要包括主机框架、高速药盒、非规则状药品自动包药装置、手工半自动包药装置、自动封包装置、触摸屏控制电脑、管理软件、耗材及其他辅助装置等。

四、冷藏药品运输温度检测系统

医疗冷链温湿度监测系统基于物联网射频识别技术(radio frequency identification, RFID)图10-2,通过智能温湿度传感技术实时监测,可将分散在医院库房、药房、病房的所有冷库、冰柜、冰箱以及运送保温箱集中进行监测管理,所有监测数据均通过医疗无线物联网接入系统管理软件,由此实现对设备温湿度信息的实时监测、显示和记录,并可对历史数据进行查询。本系统由库房温湿度监测、冷藏箱温湿度监测及运输车辆温湿度监测三个部分组成。

系统具有传输稳定、运行安全、检测精度高、扩充性好等特点。

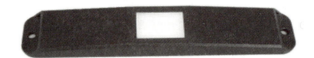

图 10-2　RFID 温度标签

五、医用气体报警系统

系统利用目前现代工业网络控制技术,采用总线分布式数据采集方式,用数据通信方式将各监控现场(包括手术室、ICU、普通病区及各医用气体站房)的主要气体监控参数(如多种气体的压力、氧气纯度、流量等)进行采集,通过数据总线传输至监控中心,由计算机对相关运行数据进行采集、控制和处理,对所有运行参数形成完善的数据库文件。可对运行数据和报警数据进行查询、搜索,并且能够及时定位故障并高效处理。

医用气体报警系统纳入智能化集成系统后与医院信息管理系统(HIS)、临床信息系统(CIS)对接,为医护系统提供医用气体预警及后备应急系统启用。

六、统一视频服务平台系统与病房监护系统

智慧医院统一视频服务平台是最主要的信息人机交互系统之一,其中央管理服务器纳入智能化集成系统,可为其他智能化系统提供信息发布和视频采集平台。系统以流媒体实时交换传输平台技术为基础,将视频(远程)会议、监控、信息发布、互动电视、IP 数据传输等视频、音频、通信、多媒体和 IP 数据等相关服务整合在一个系统平台上,统一智能化管理,通过同一条线路进行传输,实现多网合一、信息共享(图10-3)。医院统一视频服务平台包括以下系统功能:

1. **信息发布功能**
2. **数字电视功能**
3. **ICU、感染病房等(远程)探视功能**
4. **手术示教功能**
5. **远程会诊功能**

6. 智能化录播功能

7. 无人值守智能咨询功能

8. 智能化安防监控功能(人工智能、人脸识别)

9. 智能化视频会议功能

10. 平台化互联

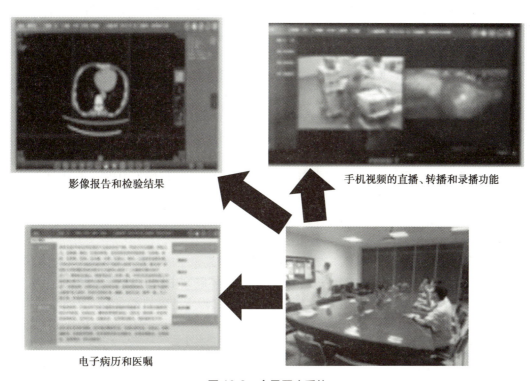

影像报告和检验结果

手机视频的直播、转播和录播功能

电子病历和医嘱

图 10-3 全景医疗系统

七、网络共享数字查询系统与无线查房系统

随着物联网、移动互联网、数据挖掘等信息技术的出现,将这些先进的技术与医疗卫生领域相结合,改善了医疗资源结构,提高了医疗行业为患者服务的质量。智慧医疗在我国迅速地发展起来,我国的医疗卫生出现了新型状态。

无线查房系统采用移动计算机技术、智能识别技术、数据融合技术进行构建,主要由无线网络平台、软件系统和硬件设备三部分组成。其中,无线网络平台主要由无线控制器、无线接入点(无线 AP)、无线基站、智分单元、美化天线等设备组成;软件系统主要由移动医生工作站和移动护士工作站两大部分组成;硬件设备主要由独立的服务器、条码打印机、移动终端设备以及前台工作站等部分组成。

八、VR 和 AR 在医学教育的应用

虚拟现实技术(VR)是仿真技术的一个重要方向,是仿真技术与计算机图形学、人机接口技术、多媒体技术、传感技术、网络技术等多种技术的集合,是一门富有挑战性的前沿学科和研究领域。虚拟现实技术主要包括模拟环境、感知、自然技能和传感设备等方面。

增强现实技术(AR)是将计算机生成的虚拟世界套在现实世界上,即把数字想象世界加在真实世界之上,从而实现虚拟信息对现实的"强化"。医学生通过 AR 来辅助手术学习,增强现实可以将患者的影像学信息呈现在视觉之中,从而帮助他们更好地掌握患者的情况。通过 VR 和 AR

技术,利用计算机模拟仿真产生一个多维空间的虚拟场景,提供视觉、听觉、触觉等多感官的模拟仿真,可随时随地无限制地观察三维空间的组织器官,构造一套完整的可视化结构模式和一套人机交互系统,提高教学质量,培养基础扎实、动手能力强、精准诊断治疗疾病的医务工作者,更好地服务社会。具体应用如下:

(一)人体生物结构、器官等可视化

如在耳鼻咽喉领域,通过三维建模技术 1:1 完善耳鼻咽喉头颈部的各类器官和结构,更便捷和直观地观察和学习这些解剖结构,也可以更好地展示各种疾病的发生发展过程。VR 和 AR 医疗可提供更有价值的参考素材。

同时在 VR 和 AR 技术下完善人体各部位、各个器官的建模,建立整个医疗行业齐全真实的人体模型数据库,辅助医疗过程。

(二)模拟工作场景、实验室

通过 VR 场景进行医疗器械教学和手术临床学习。传统的医疗器械教学和手术临床学习局限于场地、时间以及医疗器械的更新程度,无法做到最大限度地让学生真正学习和接触到最新的医疗设备器械以及新知识,通过把相应内容制作成 VR 内容,在 VR 场景中进行学习,可以节省时间、资金、师资成本等。通过 VR 内容的沉浸式体验,培训医疗器械的使用。

在虚拟场景中提供多种医疗器械的使用及说明,从线上线下创造更直观的产品的体验效果。

(三)模拟手术练习

以往的医生手术知识只能在实际手术过程或参与尸体解剖中获得,资源有限,对于学生及实习生掌握医学技术比较困难,所以模拟手术在医生成长过程中非常重要,模拟的场景真实,模拟训练的效果超过真实的手术练习。一方面,模拟训练可以反复模拟,深化印象;另一方面,模拟训练可以快速提高医生实践知识。

(四)混合现实技术

混合现实技术(mixed reality)是虚拟现实技术进一步发展,通过在现实场景呈现虚拟场景信息,在现实世界、虚拟世界和用户之间搭起一个交互反馈的信息回路,以增强用户体验的真实感。如在肝脏手术中,医师戴上配套的虚拟现实眼镜,借助混合现实技术可以清晰地看到患者的肝脏,肝脏内肿瘤以及周围肝动脉和门静脉等结构的全息影像。通过电脑控制图像,图像可放大或缩小,任意角度旋转,左右上下移动,并可以逐一去掉动脉、肝静脉、门静脉或任一肝段,更清楚地看到医生想看的部位和肝脏血管离断位置。此外还可以将这个全息图像放在患者本身的肝脏部位,与之重叠在一起,医生就像有了一双"透视眼"。

九、人工智能

人工智能技术是一种对于人体理论、方法和思维进行模拟的新型技术,属于计算机技术中的一部分。人工智能依托于计算机网络,需要大数据支持,完成智能化分析。人工智能技术在互联网技术中的应用,使计算机的工作形式更具人性化和智能化,将其原有的优势充分发挥出来。人工智能(AI)主要是依靠计算机的超算和学习模型来筛选和解析患者数字化信息,在医疗健康领域里,这些信息包括个人年龄、病史、健康状况、临检报告、医学影像资料、DNA 基因编码序列以及与健康相关的信息。

(一)辅助医生,但永远无法取代医生

AI 不可能取代医生,应用 AI 的目的是辅助支持。帮助医务工作者检索大量数据中的重要信息,否则那些潜在浩瀚中的信息可能被忽视或隐埋了。与此同时,AI 机器学习很难达到、或许永远无法超越专业人员对疾病和人体状况的理解。更重要的是人需要情感交流,不单单是生理数据指标。AI 为医生提供建议,即便是最好建议、最适合患者,仍需要人做出决策。

（二）监管问题和隐私保护

现在医疗服务提供者与患者间存在伦理、道德和隐私保护承诺。如果 AI 应用充分体现规范和准则，并以此为标，那么，推进 AI 普及应用将处于有利势头，也不会有太多麻烦。实际上，这也是希波克拉底誓言的延伸。保护患者隐私需要关注两件事：一、保护数据；二、建立信任。作为医疗服务方有责任和义务建立并维系这种信任。

（三）AI 融入临床诊疗和健康管理

AI 算法能整合多个数据流，在任何时刻绘制出某一位患者的疾病和健康状况视图。例如，通过可穿戴设备监测患者的活动水平、药房数据、服药依从性、家庭传感器上的呼吸和脉搏率状况。"智能"量表上的体重波动，甚至暴露于来自环境中传感器的空气污染程度，以及电子健康档案中记录的最近一次急诊原因和治疗情况等。

如果医生将这些数据结合在一起，利用 AI 识别心脏病患者的高风险情况。从预防心脏病突发风险角度看，可以系统地提示医生尽快联系该患者进行预约就诊或改变治疗方案。对于那些没有任何高风险特征、病情平稳的病患者则没有必要来就诊，可以继续远程监控，随时回答他们的健康咨询。

第四节 互联网医疗

近年来，随着互联网的不断发展与普及，"互联网+"为传统行业带来了新的生机。2015 年，国务院发布的《国务院关于积极推进"互联网+"行动的指导意见》中将"推广在线医疗卫生新模式"列为重点行动。随着 5G 通信技术的普及和共享优质医疗资源，人们寻医看病和健康管理将朝全球化、精准化、数字智能化和虚拟互联网化方向发展。在医药领域，互联网发挥的主要作用在于拉近医患之间的距离，打通线上医疗的新渠道。但"互联网+医疗"作为一个新生事物，在发展中仍有许多问题要解决。因此，如何推动"互联网+医疗"的可持续健康发展是当下急需解决的问题。下面主要从五方面介绍：

一、医疗服务领域的应用

"互联网+医疗"的可行性：在技术方面，包括感知类技术、通信类技术、信息类技术和医学人工智能技术的发展；在管理方面，通过逐步成熟的云计算系统平台，拥有合适网络设备和浏览器的用户开放；在社会方面，医疗资源分布不均，医疗保障系统认可，老龄化问题日益严重，网民基数大且增长迅速，智能手机的广泛使用。

（一）医联体

是指区域医疗联合体，是将同一个区域内的医疗资源整合在一起，通常由一个区域内的三级医院与二级医院、社区医院、村医院组成一个医疗联合体。目的是提供方便快捷的医疗服务，发热感冒的就不用再挤进三级医院，在小医院也能解决。实现了人民满意、政府满意、职工满意的预期目标。

鼓励医联体内医疗机构在保持行政隶属关系和财政投入渠道不变的前提下，统筹人员调配、薪酬分配、资源共享等，形成优质医疗资源上下贯通的渠道和机制。

（二）远程医疗

全面推进远程医疗专网建设，实施远程医疗区域中心医院检测设备保障工程。远程医疗服务覆盖全国所有医疗联合体和县级医院，并逐步向社区卫生服务机构、乡镇卫生院和村卫生室延伸。在基层用药上，加强医疗联合体内各医疗机构用药衔接，对向基层医疗卫生机构延伸的处方进行在线审核。在签约服务上，依托医疗联合体建设，通过远程会诊、在线咨询等方式，加大上级医院对基层的技术支持，加快提升家庭医生团队服务能力。

二级以上医疗机构提供分时段预约诊疗,提高群众就医获得感,加快推进智慧医院建设,运用互联网信息技术,优化诊疗流程,贯通诊前、诊中、诊后各环节,改善患者就医体验。

随着5G时代的到来,5G医疗应运而生,通过实时传送的高清视频画面,结合手术机器人,即使千里之外,医生也可进行远程手术(图10-4)。

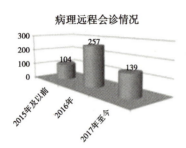
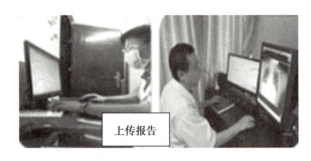

上传报告

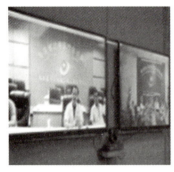
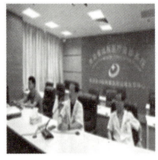
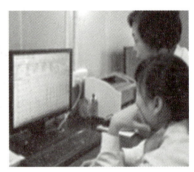

图 10-4   远程会诊系统

(三)分级诊疗

目前在大部分地区,基层向上转诊是不顺畅的,主要是上级医院无专人对接,基层转上去的人多居于形式,患者到医院后不知道找谁,针对这个问题,二级以上医院要指定专人负责对接,为签约转诊患者建立绿色通道,通过信息化手段丰富家庭医生上转患者渠道,提供优质转诊服务。并且在预约诊疗上,实现优先向医疗联合体内基层医疗卫生机构预留预约诊疗号源,推动基层首诊,畅通双向转诊,集中解决"挂号难"。

(四)电子健康卡

依据居民法定证件为城乡居民办理的统一标准、全国通用的就诊服务卡,便于居民获取医疗服务和基本公共卫生服务,动态掌握个人全生命周期电子健康档案,就医与健康管理。即使身处异地也可通过医院的微信公众号申领电子健康卡选择日期挂号,然后到医院就诊:并且电子健康卡在任何一家支持电子健康卡的医疗机构都可通用。

(五)互联网医院

包括作为实体医疗机构第二名称的互联网医院,以及依托实体医疗机构独立设置的互联网医院。

(六)完善"互联网+"医保服务

2019年人社部《关于全面开展电子社会保障卡应用工作的通知》中提出,将逐步实施电子社保卡的广泛应用。该卡具有移动支付功能,可用于线上身份认证、参保缴费、医保结算等。国家还将更多符合条件的"互联网+"医疗服务纳入医保支付范围,享受在线医保结算服务。

二、公共卫生方面的进展

主要包括疾病预防控制、电子健康档案或电子病历共享、妇幼保健和居民健康自助门户等系统。通过公共卫生信息化使公共卫生服务水平进一步提升，全方位了解人群基本健康，及时干预人群的健康问题，整体提高人群的健康水平。

公共卫生服务质量监管系统主要通过数据的采集服务从各基层业务系统中获取公共卫生数据，根据明确的质量监管指标加以统一监督和管理，以提供按照日期、行政区划、责任机构等多条件的查询和图表展示。

通过互联网信息平台的资源互通，使得公共卫生工作更加智能化、便捷化。未来有些慢性病群体，再也不用局限于现场随访。

1. 高血压、糖尿病等老年慢性病可线上管理，通过整合公共卫生信息系统与居民电子健康档案，健全高血压、糖尿病等老年慢性病以及食源性疾病管理网络，重点做好在线健康状况评估、监测预警、用药指导、跟踪随访、健康管理等服务。

2. 推进母子健康手册信息化，为妇女儿童提供生育全程医疗保健服务。以纳入国家免疫规划的儿童为重点服务对象，整合现有预防接种信息平台，开展预防接种知识科普宣教，鼓励有条件的地区提供在线接种预约、接种提醒等服务。

3. 建立全民健康信息平台，加强精神卫生等管理，通过区域全民健康信息平台，加强对严重精神障碍患者发病报告的审核、数据分析、质量控制等信息管理，精准做好随访评估、分类干预等工作。

三、卫生监督方向的拓展

智慧医疗系统可实现医疗行为全过程的动态实时监管，包括基础信息监管、医疗质量监管、病历质量监管、临床路径监管、医院输血安全监管、基本药物使用监管、食源性疾病监管、医院感染监控、护理安全监管、门诊处方监管、高值耗材监管、医疗费用监管、重大突发公共卫生事件监管等，可提高医疗卫生监管（health supervision）的时效性，使监管工作科学化和精细化。

新的形势下，将来可能会在传统的现场监督的基础上更多地引入计算机网络监测体系。整体层面上讲，互联网监测体系有助于及时知晓相关新闻热点、突发事件、舆情动态，从而提升处理突发应急事件的能力，启动相应的应对机制等；具体监督工作来讲，实现对互联网医疗（internet medicine）的电子处方、在线医嘱与电子病历等的实时监督，及时掌握相关数据。

四、家庭医生方面的趋势

"互联网+医疗"是建立居民电子健康档案，实现数字化健康管理的基础；是优化居民就医服务流程，提供高效便捷就医途径的有效措施；是监管家庭医生诊疗行为，提高患者就诊安全性的有力保障；是加强医疗机构间协作，实现资源共享的必备条件；是记录服务数量和服务质量，进行家庭医生绩效考核的便捷方法；是提高家庭医生的工作效率，保证全民享有健康服务的先决要素；是反映家庭医生制度建设情况，推进政府部门决策改革的重要依据。

公共卫生服务内容已覆盖包括居民健康档案管理，老年人及慢性病管理，传染病防治管理，精神卫生，妇幼保健，健康教育，中医药建设，卫生计生监督协管共计十余项公益性工作。现在的"互联网+"时代，其意义显得愈加深远而重要。建立卫生信息平台，实现互联互通，数据共享，为进一步强化基本公共卫生服务提供大数据支撑。公共卫生服务对象是庞大的群体，覆盖各人群从婴幼到老年的整个生命周期。

网上签约，家庭医生服务由"台前"转为"幕后"，是签约模式与时俱进的有效转变，在一定程度上能提高基层医生服务效率，同时还能改善签约群众的服务感受。搭建家庭医生与签约居民的服务互动平台,在线提供健康咨询、慢性病随访、健康管理、延伸处方等服务,转变服务模式,增进医患互动(图 10-5)。

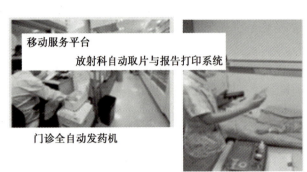
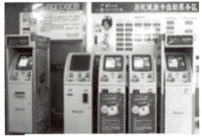

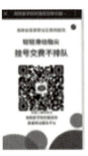
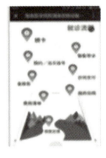
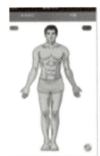
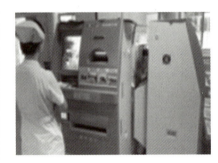

图 10-5　网上签约及就诊服务

思考题

1. 智慧医疗涉及哪些学科的知识?
2. 智慧医疗在我们日常生活中有哪些应用?
3. 简述健康信息管理的必要性与发展前景。
4. 简述智慧医疗与健康信息管理的内在联系。
5. 智慧医疗在医院的实践运用中存在哪些瓶颈?

(牟忠林)

第十一章 │ 健康信息分析与利用

本章要点

1. **掌握** 健康信息分析的概念、特点及分类，健康信息数据分析的基本步骤。
2. **熟悉** 健康信息数据常用分析方法及统计分析软件 SPSS 的使用。
3. **了解** 关联规则方法在健康信息数据分析中的应用。

第一节 健康信息分析概述

一、健康信息分析的相关概念

（一）数据、信息与知识

信息学有三个重要概念：数据、信息、知识。数据是原始符号，信息是经过分析的可用的数据，而知识是信息组成的一系列法则和公式。比如，体温计上的温度指示是数据，某个患者的腋下体温 40℃是信息，该患者发高热是知识。

数据是对事实、概念或指令的一种特殊的表达形式，这种特殊的表达形式可以用人工的方式或者用自动化的装置进行通信、翻译转换或者进行加工处理。数据是对客观事物特性和特征的一种抽象的、符号化的表示，如患者姓名、性别、出生年月等，每项都表示患者的一种特征，通过数据形式表示出来。数据可以以文本、数字、图像、声音、视频等形式存在。从信息科学的角度来考察，数据是指计算机能够生成和处理的所有事实、数字、文字和符号等。数据可以是散在的、无关的，也可以是按一定规律排列组合的。数据是信息的原料，而信息是知识的原料。

信息是指对人有用的数据，这些数据将可能影响到人们的行为与决策。从"数据"到"信息"的过程，也就是通过数据处理消除了部分不确定性转化为有用信息的过程。利用信息技术对数据进行加工处理，使数据之间建立相互联系，形成回答了某个特定问题的文本，以及被解释具有某些意义的数字、事实、图像等形式的信息。它包含了某种类型可能的因果关系的理解，回答"who（谁）""what（什么）""where（哪里）"或"when（何时）"等问题。如张三的体温是 40℃。

知识是人们在改造世界的实践中所获得的认识和经验的总和，而不是数据和信息的简单积累，知识是可用于指导实践的信息。如张三患了感冒。

数据、信息和知识之间不存在绝对的界限，从数据到信息再到知识的过程，是一个数据不断变得有序、不断得到验证，并最终揭示了事实之中所存在固有逻辑规律的过程。

（二）健康信息分析的概念

健康信息分析（health information analysis）是以用户需求为依托，以统计方法为手段，计算健康数据的有关指标，反映居民健康的综合特征，阐明事物的内在联系和规律，从而为决策服务的

147
- - - - - - - - -

一项活动。目前健康医疗大数据正对行业的发展产生重要影响,信息技术与医学社会的交汇融合引发了数据迅猛增长,人们收集到大量的数据,我们不再因为数据的贫乏而忧虑。通过对信息进行分析为决策服务,扭转"数据过剩,信息匮乏"的被动局面,信息分析技术的发展为健康信息分析带来了契机。通过对数据进行有效的深层次挖掘,从而为我们所用,是科研和管理工作者当前的主要任务之一。只有经过分析有用的数据才能体现出数据本身的价值。如我们在对居民电子健康档案数据进行分析,得到常见慢性病如高血压,糖尿病的患病率、发病率、控制率和该地的人均期望寿命数据,从而为我们采取相应的决策提供支持。

健康信息分析的目的来自健康管理服务需求,经过一系列相对程序化的环节,采用统计学方法和大数据挖掘的方法形成新的信息产品为不同层次的科学决策服务的。因此,健康信息分析是对各种健康相关信息的深度加工,是一种深层次或高层次的信息服务,是一项具有研究性质的智能活动。

二、健康信息的特点

(一)健康信息的特点

1. 半衰期短　由于健康信息技术的发展,会产生大量信息,这些信息又很快被转化。

2. 时序性　所有临床数据都有时序性,如疾病的发生发展以及在临床治疗过程中对病情的监控等。

3. 信息形式的多样性　健康信息不仅有文本格式还有图形、声音等格式。

4. 概念表述的多样性　同样一种疾病,由于习惯的不同表达方式可能不一样。

5. 模糊性　健康信息存在不确定性。如发热可以在多种疾病中出现,给疾病诊断带来困难。

6. 安全性　由于健康信息涉及个人隐私,而这些信息又存在于多个信息系统,又需要共享,这对信息安全带来了挑战。

7. 一致性要求高　健康信息是关于人的生命健康的科学,每一条临床知识或实验知识信息都可能关乎人的生命安全,因此医学知识要求有较高的准确度。

(二)健康信息分析的特性

1. 目的性　健康信息分析是建立在用户需求的基础上,最终服务于用户的一项知识再创造过程。

2. 研究性　健康信息分析是经过一系列相对程序化的综合、分析、研究等环节,对各种相关信息进行深度加工的过程。因此,它是一种高层次的信息服务,具有一定研究性质的智能活动。

3. 价值性　通过对大量散在信息的加工整理,激活静态的信息,使其成为用户需要的知识,并赋予它们更多的价值。因此,这些信息经过相对程序化的综合、分析和研究等环节,形成一种新增值的、高质量的、科学性的信息产品。能对用户的科学决策、预测未来、医学研究和临床决策提供指导作用。

4. 从属性　健康信息分析工作一般从属于某一组织机构,包括医疗机构、研究机构或政府机构,为需要该信息的部门提供服务。

三、健康信息数据分类

数据由具有若干变量的观测单位(observation)所组成。所谓观测单位是指研究的基本单位,如健康档案中每位居民的基本情况和健康信息等。变量就是观测单位的某种特征或属性,变量的具体取值就是变量值。如居民健康档案中居民的姓名、性别、年龄、学历、婚姻状况、体检信息等变量,可以反映个体特征或属性。变量中不同的观测单位(个体)结果可能有不同的取值,如果取值一样称为常量。例如,研究汉族人群 ABO 血型分布信息,民族就是常量。变量可分为定量变

Note

量(quantitative variable)、定性变量(qualitative variable)两大类。

（一）定量变量

也称数值变量,变量的观测值是定量的,其特点是能够用数值大小衡量其水平的高低,一般有计量单位。可以分为两种类型,离散型数据和连续型数据。离散型数据只能取整数值。例如,脉搏,红细胞计数。连续型数据由测量而得到,例如血压、身高、体重等。

数据分析之前首先需要进行描述分析。对于定量变量描述有:集中趋势和离散趋势。集中趋势用平均数进行描述。平均数(average)是描述一组观测值集中位置或平均水平的统计指标,它常作为一组数据的代表值用于分析和进行组间的比较。平均数有多种,常用的有算术均数(arithmetic mean,$\bar{x}$)、几何均数(geometric mean,G)和中位数(median,M)等。为了全面地把握数据的分布特征,不仅需要了解数据的平均水平,而且需要了解数据的变异程度。离散趋势用于描述一组数值变量观测值之间变异的程度,即变异程度。常用有极差(range,R)、四分位间距(quartile,Q)、方差(variance,S^2)、标准差(standard deviation,S)、变异系数(coefficient of variation,CV),这里只给出常用指标的计算方法,其他可参考医学统计学相关书籍。

算术均数(arithmetic mean)简称为均数,用于说明一组值的平均水平或集中趋势,是描述定量数据的一种最常用的方法。主要适用于对称分布或偏斜度不大的资料,尤其适合正态分布资料。公式为:$\bar{x}=\sum x/n$。

方差(variance):离均差平方和除以自由度(df,n-1),值越大说明数据(观测值)变异越大。

$$S^2 = \frac{\sum (x-\bar{x})^2}{n-1}$$

标准差(standard deviation):将方差取平方根,还原成与原始观测值单位相同的变异量度,即:

$$S = \sqrt{\frac{\sum (x-\bar{x})^2}{n-1}} = \sqrt{\frac{\sum x^2 - (\sum x)^2/n}{n-1}}$$

标准误(standard error of mean):反映样本均数之间变异的标准差,称为均数的标准误,估计值为:

$$S_{\bar{x}} = \frac{S}{\sqrt{n}}$$

标准误小于原始测量值的标准差,标准误越小说明样本均数与总体均数越接近。用样本均数推论总体均数的可靠性越大,因此可以用均数的标准误表示均数抽样误差的大小。

（二）定性变量

定性变量也称为分类变量。变量的观测值是定性的,表现为互不相容的类别或属性。按是否有序分为有序分类变量和无序分类变量。无序分类变量也称名义变量。如性别(男、女)、职业(教师、公务员、农民等)、婚姻状况(未婚、已婚、丧偶、离婚)、血型(A、B、O、AB)等。常用的描述指标有率、构成比和相对比(relative ratio)。率表示在一定空间或时间范围内某现象的发生数与可能发生的总数之比,说明某现象出现的强度或频度,通常以百分率(%)、千分率(‰)、万分率(1/万)、或十万分率(1/10万)等表示。如与时间有关的,如某地区某年某病发病率、死亡率;与时间无关,如某病患病率。构成比(proportion):表示某事物内部各组成部分在整体中所占的比重,常以百分数表示。如某人群性别构成,男性占55%,女性占45%等,某地区住院患者中心脑血管病占40%等。相对比(relative ratio)是两个有关联指标值之比,用以描述两者的对比水平,通常用倍数或分数表示。两个指标可以是性质相同,如男女人数之比,医生护士人数之比,不同时期的患病人数之比;也可以是性质不同,如床位与护士人数之比,计算BMI(体质指数)中的体重

（kg）与身高（m）的平方之比等。

患病率也称现患率,是表示某一时点某人群人口中患某病的频率,通常用来表示病程较长的慢性病的发生或流行情况。

$$某病患病率 = \frac{某地某时点某病患病例数}{该地同期间内平均人口数} \times 比例基数$$

构成比(proportion)表示某事物内部各组成部分在整体中所占的比重,常以百分数表示。

$$构成比 = \frac{该事物内部某一组成部分的观察单位数(例数)}{某事物内部的所有观察单位之和(例数之和)}$$

有序分类变量也称半定量变量或等级变量。变量的观测值是定性的,但各类别(属性)之间有程度或顺序上的差别,如文化程度分为文盲、小学、中学、大学及以上等。满意程度调查中非常满意、满意、一般、不满意、非常不满意。尿液某化验指标的结果分为−、+、++、+++等。

对于定性数据及有序数据,为便于录入与分析,常用代码1,2,3…等代码表示。定性数据变量间无大小顺序关系,数量大小只表示代号,如性别1代表男,2代表女等。为了数据分析的方便,可将一种类型的变量转化为另一种类型。但变量只能由"高级"向"低级"转化:定量→有序→分类→二值,不能作相反方向的转化。如按收缩压(SBP)和舒张压(DBP)值大小可分为,正常血压(SBP<120mmHg 和 DBP<80mmHg)、正常高值[SBP 120~139mmHg 或 DBP 80~89mmHg]和高血压[SBP≥140mmHg 或 DBP≥90mmHg]。也可以按收缩压是否大于等于140mmHg 或舒张压是否大于等于90mmHg,将研究个体分类为高血压与非高血压,则血压这一连续型的定量变量就转化为二项分类变量(定性变量)。但反之不行,定性变量无法再转为定量变量。如对于体温来说可以以37.5℃为界分为发热和不发热,医生可能关注这个结果、但如果看发热高低与白细胞的关系,应该采集到具体温度。因此在搜集数据阶段应尽可能搜集原始的定量数据,便于对数据进行多维度的分析,定量变量比定性变量包含更多信息。有序数据的描述可参考定量数据的描述和定性数据的描述,如中位数、构成比等。

四、健康信息分析基本步骤

健康信息分析流程可以分为任务选择、制订研究计划、信息采集、信息整理鉴别与分析、报告撰写5个步骤。这些步骤既相互独立的,又互相联系。

(一)任务选择

根据要求为解决某个实际针对健康领域的问题确定任务。要考虑到需要性、必要性与可能性,创新与效益相结合。结合本人研究领域及业务需求确定分析任务。

(二)制订研究计划

详细的研究计划和概要研究计划,是研究工作的先导和依据,其任务是对全过程(设计、搜集资料、整理资料和分析资料)有一个全面的设想。包括专业设计和统计设计。内容包括研究目的和指标,研究对象和观察单位、选定研究方法(调查方法)、搜集资料方法、调查表设计、制订分析大纲、预期成果形式、时间进度、人员分工与实施步骤等。制订调查表过程中要注意信息的标准化问题,调查表设计中问题要符合专业标准(如国家标准 GB),定性数据及有序数据应尽量采取代码化表示,如性别,1代表男,2代表女。数据要尽量采集原始数据,如血压要用原始值(如120mmHg 等)不要用等级表示(高血压、低血压等)。尽量是封闭式问题,减少开放式问题数量,便于后期的统计分析。

(三)信息采集

遵循统计学原理,按照设计要求,采取必要措施得到准确可靠的原始资料。信息采集原则是及时、准确、完整。信息采集方式有直接观察、采访(访谈)、填表和信息化(通信)四种方式。数据来源包括常规保存记录、实验室记录、现场调查记录和其他数据记录(如文献数据和信息系统数据等)。

1. 信息来源类型　包括统计报表,如机构、人员和床位;报告卡,如出生和死亡报告卡、肿瘤报告卡;日常记录,如健康档案,病历、体检表;专题调查或实验室信息。目前多数信息都采用信息化存储,可直接从信息系统获取。

2. 信息数据的搜集　要确定时间、地点、参加人员,制订调查员培训方案,开展预调查或预实验。明确资料的记录方式,制订和印刷调查表,准备采集的仪器或试剂。确定抽样复核方法以及经费准备等。

(四)信息整理鉴别与分析

健康信息来自各个方面,信息整理的过程就是信息组织的过程,使信息从无序变为有序,成为便于分析利用的形式。通过对数据进行分组、对数据质量进行检查,结合数据分布情况,检查异常值及数据是否符合特定的统计分析方法要求。信息整理一般包括形式整理与内容整理两个方面。形式整理基本上不涉及信息的具体内容,如资料按照某种顺序排序,进行分门别类的整理,便于检索。内容整理主要指根据研究目的将原始数据进行归纳、分组或计算等。如对信息进行编码,便于信息录入。对数据进行数据清洗,是对数据进行重新审查和校验的过程,目的在于删除重复信息、纠正存在的错误,使数据保持一致性。

信息分析是按照研究设计的要求,计算有关指标,反映数据的综合特征,阐明事物的内在联系和规律。信息分析包括描述和推断。描述是总结一组数据的重要特征,目的是使实验或观察得到的数据表达清楚并便于分析。用集中趋势和离散趋势对数据进行描述,如前面对于定量变量用均数和标准差描述。定性变量用率、构成比、相对比等。描述结果的表达方式主要是统计表和统计图。如某地区高血压患病率,调查人群的地区、性别分布等。推断主要是指统计推断,是指由样本数据的特征推断总体特征的方法,包括参数估计和假设检验。如根据样本数据采用一定的统计方法推断出男性高血压患病率是否高于女性。

信息分析也可从内容上划分为跟踪型信息分析、比较型、预测型、评价型跟踪型信息分析四种类型。跟踪型信息分析又分技术跟踪型和政策跟踪型,常规的方法是通过收集现有信息,建立文献型、事实型和数值型数据库,并对信息进行加工整理和定性分析,可以掌握某领域的发展趋势,及时了解新动向,从而做到发现问题、提出问题及解决建议。比较型信息分析是确定事物间相同点和不同点的方法,在对各个事物的内部矛盾的各个方面进行比较后,认识不同事物间的差异,利用样本数据分析总体的规律,把握事物间的内在联系,认识事物的本质,提出解决问题的建议,是决策研究中广泛采用的方法。比较可以是定性、定量数据之间的比较,一般采用统计学的方法进行比较。预测型信息分析是利用已经掌握数据信息、知识和手段,预先推知和判断事物的未来或未知状况。预测的要素包括:人(预测者)、情况和知识(预测数据)、手段(预测方法)、事物未来和未知状况(预测对象)、预先推知和判断(预测结果)。如根据儿童年龄预测体重,建立多元回归模型。根据脑卒中的危险因素(高血压、糖尿病、吸烟、高血脂、不运动、肥胖或超体重、遗传、瓣膜心脏病等)预测患脑卒中的风险,建立 Logistic 回归模型或神经网络模型。评价型信息分析一般需要经过探讨前提条件、分析评价对象、选定评价项目、确定评价函数、计算评价值、进行综合评价等几个步骤。评价的方法有多种多样,如层次分析法、模糊综合评价法等,通过评价为决策提供依据。

信息分析的类型也可以按照采用的方法来划分为定性分析方法和定量分析方法两种。定性分析方法一般不涉及变量关系,指通过逻辑推理、哲学思辨、历史求证、法规判断等思维方式,着重从质的方面分析和研究某一事物的属性或问题,如比较、推理、分析与综合等。

德尔菲法(Delphi method)是一种常用的定性分析方法,又称专家咨询法,该方法基本流程是由调查者拟定调查表,按照既定程序,以函件的方式分别向专家组成员进行征询,而专家组成员又以匿名的方式(函件)提交意见;调查者对首轮专家咨询结果进行归纳、统计,汇总专家的修改意见,在此基础上研制下一轮调查表;接着再次对专家进行第二轮征询,收集第二轮专家反馈结果,汇总专家修改意见。经过几次反复征询和反馈,专家组成员的意见逐步趋于集中,最后获得具有很高准确率的集体判断结果。

德尔菲法的优点在于可以充分地接收专家们的各种意见加以汇总,将专家的专业知识和经验积累充分调动利用,最后的结论往往比较可靠;加之对专家的咨询采取匿名的方式,能够让每一位专家毫无思想压力地进行独立判断而不受到人为因素干扰。德尔菲法的重点和难点在于咨询专家的遴选,遴选的专家不仅需要具备扎实的专业知识,而且要对咨询的领域较为熟悉,同时还要熟悉综合性的评价方法,具有一定的学术能力。

定量分析方法是依据统计数据,建立数学模型,并用数学模型计算出分析对象的各项指标及其数值的一种方法。例如 Logistic 回归、人工神经网络和决策树。Logistic 回归是一种广义的线性回归分析模型,是一种常用于数据挖掘、预测结局、探索影响因素的方法;人工神经网络则是一种应用类似于大脑神经突触联接的结构进行信息处理的数学模型,临床上它可以用于各类疾病的预测及分级,在影像学方面可用于发现异常、量化测量及鉴别诊断,在药学中可以用于制药、药物的光谱分析、药物代谢及动力学,同时它还可以用于医疗费用的预测及疾病的预警等,用途非常广泛;而决策树是在已知各种情况发生概率的基础上,通过构成决策树来求取净现值的期望值大于等于零的概率,评价项目风险,判断其可行性的决策分析方法,是直观运用概率分析的一种图解法,常用于发现影响因素及预测结局。

由于信息分析问题的复杂性,很多问题的解决需要定性分析和定量分析方法相结合的方法。层析分析法(analytic hierarchy process,AHP)是 20 世纪 70 年代提出的一种定性与定量相结合确定权重的决策分析方法,最终目的是确定各决策方案对于总目标的重要程度,使那些难以全部量化处理的复杂的管理问题,能得到比较满意的决策结果。其基本原理就是把所要研究的复杂问题看作一个大系统,通过对系统的多个因素的分析,划出各因素间相互联系的有序层次;再请专家对每一层次的各因素进行较为客观的判断后,相应给出相对重要性的定量表示;进而建立数学模型,计算出每一层次全部因素的相对重要性的权值,并加以排序;最后根据排序结果进行规划决策和选择解决问题的措施。层次分析法建模的步骤包括:建立递阶层次的结构模型;构造判断矩阵;层次单排序及一致性检验;层次总排序及一致性检验。常被用于评价指标体系的构建和指标权重的计算。

(五)报告撰写

根据要求目的撰写研究报告。研究目的与领域不同,研究报告的格式可能不同。科研报告一般分题目、摘要、引言(研究背景)、正文、附录、参考文献等几部分。题目应能反映主要研究内容,摘要应反映正文的主要内容,引言部分应提出报告研究的假设及检验的性质,目前该领域研究现状、存在问题及研究思路,提出研究的主要目的。正文部分包括研究对象、研究内容,材料与研究方法,结果及讨论。结果部分是根据研究目的与方法得到的主要结果,尽量用详实的数据表述,一般用统计图或统计表展示结果。讨论部分,首先应总结研究的主要结果,回答引言中提出的假设,分析结果产生的原因,与国内外其他相近结果比较。指出研究的创新点或存在的不足。最后概括本研究的结论。附录是正文后面与正文有关的文章或参考资料,作为研究论文的补充部分,并不是必需的,如调查中设计的调查表等。参考文献是指为撰写或编辑论文和著作而引用的有关文献信息资源,应符合相关格式要求。

信息分析的整个工作流程也可分为整理、评价、预测和反馈四项基本功能。整理功能是对信息进行收集、组织,使之由无序变为有序;评价功能是在对信息价值进行评定;预测功能是通过对已知信息内容的分析获取未知或未来信息;反馈功能是在根据实际效果对评价和预测结论进行审议、修改和补充。

第二节　医学统计学基本概念

一、总体与样本

总体(population)是根据研究目的所确定的同质观察对象的全体,或者说所有同质的某指标实测值的集合。研究对象个体数目有限的总体称为有限总体,某地区 60 岁以上老人血压值构成一个有限总体;研究对象无限多或不确定的总体称为无限总体,60 岁以上老人血压,则所有 60 岁以上老人血压值构成一个无限总体。根据总体变量值统计计算出来的,描述总体统计特征的指标称为参数(parameter)。总体一旦确定下来,参数便是固定不变的常量,如均数(mean)、标准差(standard deviation)、概率(probability)等的总体参数分别记为希腊字母 μ、σ、π。如某地区 60 岁以上老人的平均收缩压为 135mmHg,用 μ 表示该地区老人的平均收缩压,即 μ=135mmHg,μ 是平均数的总体参数。研究总体中的个体(individual)往往很多,要对每一个个体进行研究往往不可能,也没有必要,因此参数值一般无法直接获得。科学的办法是从研究总体中抽取有代表性的一部分个体,称为抽样(sampling);对这些个体组成的样本进行研究,利用统计学知识,透过样本数据对研究总体的规律进行推断。样本(sample)是根据随机化的原则从总体中抽取有代表性的部分观察单位,其变量实测值构成样本。根据样本资料计算出来的、描述样本特征的统计指标称为统计量(statistic)。如抽取得到 100 个老年人样本的平均收缩压血压值为 136mmHg,这里的平均值就是统计量。用 $\bar{x}$ 表示算数平均数的统计量,即 $\bar{x}$=136mmHg。由于抽样误差的存在使得从不同样本所得到的统计量与总体参数会有所不同。如均数、标准差、概率等的样本统计量分别记为 $\bar{x}$、S 和 P。

二、同质与变异

同质(homogeneity)是指根据研究目的所确定的观察单位其性质应大致相同。如某地区汉族成年男性身高数据组成的观察对象,但成人男性和女性身高就不是一个同质的总体。在医学研究中,有些影响因素往往是难以控制的(如遗传、营养等),甚至是未知的,因此,在实际工作中只有相对的同质。可以把同质理解为对研究指标影响较大的、可以控制的主要因素尽可能相同。例如研究儿童的身高时,要求影响身高较大的、易控制的因素如性别、年龄、民族、地区要相同,而不易控制的运动、营养等影响因素可以忽略。

变异(variation)是指在同质基础上个体之间的差异。观察单位(observed unit)是研究对象的基本单元,可以是一个人、一个地点、一只动物、一份生物样品等。性质相同的事物,如果观察同一指标,各观察单位之间往往存在个体差异,也会使测量结果不同。如一组成年男性的身高数据中,每个人的身高不尽相同。

三、误差

误差(error):指测量值和真值之间的差别。误差=测量值-真值。误差包括系统误差,随机测量误差和抽样误差。

系统误差(systematic error):误差大小通常恒定或按照一定规律变化,有一定来源且具有方向性和规律性。在实际观测过程中,由受试对象、研究者、仪器设备、研究方法、非实验因素影响等原因造成的有一定倾向性或规律性的误差。流行病学称之为偏倚(bias)。特点是观察值有系统性、方向性、周期性的偏离真值。可以通过严格的实验设计和技术措施消除。如体重计的零点不准,仪器未调整好,受外界环境(光线、温度、湿度、电磁场等)的影响等所产生的误差。这类误差只要事先做好充分准备,是可以避免的。

随机测量误差(random measurement error):由各种偶然因素或尚无法控制的因素造成误差,没有固定的大小和方向,但具有一定的统计规律。由于变异的存在,随机误差不可避免,但可以通过增加重复测量次数,来降低随机误差的大小。如同一个人的身高不同人测量结果可能不同(以 cm 为单位,精确到小数点后 2 位)。

抽样误差(sampling error):由于抽样而引起的样本统计量与总体参数间的差异。如从某市 2019 年 10 岁男童中随机抽取 100 名,得到身高均数为 119.95cm,该值不一定恰好等于该市 10 岁男童的总体身高均数。抽样误差不可避免,但有一定的分布规律,可通过估计和计算标准误($S_{\bar{x}}$)得到。

四、概率

概率(probability):描述某事件发生可能性大小的度量。事件 A 发生的概率可以写成 $P(A)$,其取值为 0~1。$P=1$ 表示必然事件,如太阳从东方升起。$P=0$ 表示不可能事件,如太阳从西方升起。$P \leq 0.05$ 或 $P \leq 0.01$ 为小概率事件,认为在一次具体的实践中,一般不会发生的事件,如双色球抽奖中一等奖的概率是很小的。

第三节 调查研究设计

医学研究设计包括专业设计和统计学设计两个部分。根据研究目的和对研究对象是否进行干预,医学科学研究分为干预性研究和观察性研究两大类,或称调查研究和实验研究。实验研究是人为地对实验对象(如人或动物)施以处理(干预)措施,并对实验对象进行随机化分组。调查研究属于观察性研究(observational study)是在不对研究对象施加任何干预措施的情况下,通过观察或访问的方法,客观地记录被研究事物的状况,由于没有干预措施,也未按照研究因素对研究对象进行随机分组,是一种常用和基本的研究方法。本节以调查研究为例说明健康信息研究方法。

一、调查目的

调查设计的主要目的一是用于了解总体参数,说明总体特征,二是研究事物之间的关联。评估某暴露因素对健康的影响,或用于探索疾病可能的病因,以及评价疾病的预防控制措施的效果等。描述研究对象的基本特征,对所研究的人口中某些现象或疾病进行描述,如研究脑卒中的流行现况(时间、空间及人间三间分布特征),包括地区、年龄、性别、民族、职业、文化、婚姻状况及不同时间等的分布(患病率、发病率)特点,如通过调查得知不同时间、不同地区、不同人群脑卒中患病流行现状。分析某种现象或疾病发生的原因,如通过分析得到脑卒中的影响因素为高血压、糖尿病、高血脂、房颤、肥胖、不运动、遗传、吸烟等。进行检验假设,分析脑卒中农村与城市患病率差异是否具有统计学意义。也可用于评价某项目效果,如开展健康教育对人群脑卒中危险因素的控制效果等,以及根据目前患病情况,预测脑卒中的发展趋势。可以通过设计调查问卷,在某地区进行抽样调查,抽样调查(sample survey)是从总体中抽取一定数量的观察单位组成样本,用样本信息推断总体特征。

二、调查对象与观察指标

确定调查对象与观察单位:首先要根据调查目的确定调查的总体,划清调查总体的同质范围,在总体中明确具体的调查对象和观察单位。例如,若调查目的是了解某地 60 岁以上老年人脑卒中患病情况,则总体即是该地区全部 60 岁以上老年人。调查对象为该地区 60 岁以上老年人,观察单位是人。

确定调查指标:是根据调查目的确定的具体指标,要遵循代表性和客观性的原则。代表性是指确定的调查指标应能代表调查的目的;客观性是指在确定调查指标时要尽量选用客观性强、灵敏度高和精确性好的定量指标,少用定性指标。例如调查儿童生长发育情况及影响因素,调查指标有地区、姓名、民族、年级、性别、年龄、身高、体重等。

三、调查设计类型

若调查目的在于了解总体特征,可采用横断面调查方法;若调查目的在于研究事物之间的相互关系,可采用病例对照或队列研究方法。

横断面研究(cross-sectional study)是收集一定时间、范围内某人群各种变量情况进行调查研究,适用于描述某现象的基本情况,如 60 岁以上人群高血压患病率,也可以探讨某疾病的相关因素和高危人群。对总体中全部个体进行调查称为普查(census),如人口普查或疾病普查。普查没有抽样误差,但容易产生其他非抽样误差,因此对调查时点,方法等需要统一规范。采取某种抽样方法研究总体中的部分个体,从"目标"总体中随机抽取一定数量具有代表性的观察单位组成样本,用样本的信息来推断总体特征。抽样调查可以节约时间、人力和物力。另外一种是有目的地选择典型的观察单位进行的典型调查(typical survey)。

病例对照研究(case-control study)是一种回顾性研究(retrospective study)。先选定病例组和对照组,然后分别回顾两组暴露危险因素情况,比较其差异,是一种由果到因的研究方法。暴露(exposure)是指研究对象接触过某种研究的物质(如有害物质)、具备某种待研究的特征(如年龄、性别)或行为(如吸烟)。暴露可以是有害的,也可以是有益的。危险因素(risk factor)指能引起某特定结局(outcome)的发生,或发生概率增加的因素,如个人行为、生活方式、环境和遗传等。如脑卒中患者和非脑卒中患者,比较发现脑卒中组中暴露人数(高血压)与非暴露人数(不患高血压)的比值除以对照组中暴露(高血压)人数与非暴露(不患高血压)人数的比值(OR,优势比)大于 1,说明高血压可能是脑卒中的危险因素。优点是一次调查中可同时调查多个暴露因素,省人力、物力和财力,所需样本较少,其缺点是不能计算发病率,也不能获得因素与疾病之间的因果关系;对于问卷调查资料通常是通过回忆得到,容易产生偏倚。

队列研究(cohort study)按照对研究对象开始观察的时间点的不同,可分为前瞻性队列研究和回顾性队列研究。前瞻性队列研究(prospective cohort study):从现在的一个时间点开始观察到将来某一时间。回顾性队列研究(retrospective cohort study)。从过去的某一个时间点开始观察到后面的某一个时间或现在。双向性队列研究(ambispective cohort study):从过去的一个时间点开始观察,观察到现在,再到将来某个时间。

如观察高血压是否脑卒中的危险因素,从现在开始(或过去某个时间开始)将人群分为两组,一组是暴露组,暴露于某因素之下,如高血压。另一组是对照组,没有受到该因素的影响(血压正常),或暴露于该因素的低水平或零水平,其他所有条件两组基本相同。追踪观察一定时间,如果暴露组和对照组的某病发病率(如脑卒中)或死亡率确有差异,则该疾病的发生可归因于该暴露因素或对某疾病有影响。队列研究一般用于常见病的病因研究。其优点是能直接且较可靠地估计发病与暴露因素的联系程度。缺点是花费人力、物力和财力,易发生失访;难以实施盲法。但随着人口健康信息平台的建立,电子健康档案、电子病历数据库中存放了大量的不同时间、人群及地区的健康数据信息。利用现有数据库对数据进行分析是目前比较有效的采集数据及分析数据的方法。

四、调查研究的抽样方法

从总体中抽取一定数据的样本要符合随机抽样(random sampling)的原则。即每个符合条件的受试对象被抽取的机会相等,这样会保证所得样本具有代表性,使研究结论能从样本推广到总体。常用的随机抽样方法有单纯随机抽样、系统随机抽样、分层随机抽样和整群随机抽样。

(一)单纯随机抽样

单纯随机抽样(simple random sampling)是其他抽样方法的基础,或称简单随机抽样。首先,确定总体的抽样范围和结构,其所含个体应当完整而不重复。例如,学生花名册或居民户籍册等。将调查总体全部编号,然后借助抽签或随机数字表(可借助工具软件,如 EXCEL 中的 RAND 函数)进行抽样。例如,调查某中学 15 岁男生身高情况,在全体 500 名中学生男生中,随机抽取 50 人,首先将学生按某种顺序(学号)统一进行编号,第一个产生的随机数对应第 1 号学生,第二个对应第 2 号学生,依此类推,直至第 500 号学生;最后,对随机数从小到大排序,则前 50 个随机数所对应的 50 个对象即为所抽取的对象。或在统一对调查总体单位统一编号(1~500)后,在随机数字表中取对应的数字对应的前几位(3 位)整数,如随机数字中出现 0.283 1 和 0.240 2,取 283 和 240,选取编号范围内(1~500 之间)的数码,超出范围(500)的数码不选,重复的数码不再选,直至达到预定的样本容量(50)为止;优点是估计误差比较简单;缺点是当调查总体例数较多时,编号比较费时、费力。如果总体分布较为分散,会使抽取的样本的分布也比较分散,当样本容量较小时,可能会影响样本的代表性。如果某因素会直接影响研究结果时,不能采用该方法。

(二)系统抽样

系统抽样(systematic sampling)或称机械抽样、等距抽样,是将总体中个体的某种编号(如门牌号、学号),按照某种确定的规则"系统"地抽取。如抽取相同间隔的号码的个体组成样本。抽样间隔=总体单位数/样本含量。例如,调查某班级心理健康状况,该班 120,欲抽查 30 人,则抽样间隔为 120/30=4,即每隔 4 人抽取 1 人。学号编号为 1,2,3,…,120,在 1~10 之间随机确定一个数字,如 3,则抽取号为 3,7,11,…,119 号组成样本。抽样方法的优点是简便和节省时间,其抽样误差小。缺点是当全部单位存在某种趋势时(如数据按某一趋势呈周期性变化),可能会产生偏性。适合分布较均匀的总体。

(三)分层抽样

分层抽样(stratified sampling)是指先将总体中全部个体按某种特征(地区,经济水平、性别、年龄)分成若干层(stratum),再从每一层内随机抽取一定数量的个体组成样本。层内个体差异越小越好,层间差异越大越好。优点是抽样误差小,各层可独立进行分析,层间也可进行比较。缺点是分层较多时,调查和分析费时。

(四)整群抽样

整群抽样(cluster sampling)是指先将总体分成若干群(cluster),从中随机抽取几个群,抽中群内的全部个体组成调查的样本。如调查某地区 15 岁学生身高情况,可抽取该地区若干个中学(几个群)的全体 15 岁学生。优点是在大规模调查中,易于组织,节省费用,缺点是往往由于不同群之间的差异较大,由此而引起的抽样误差往往大于简单随机抽样,由于样本分布面不广、样本对总体的代表性相对较差。

以上各种抽样方法的抽样误差从小到大依次为,分层随机抽样、系统抽样、单纯随机抽样、整群抽样。为减少抽样误差,有时往往采用多阶段抽样的方法,先将总体划分成若干个群,这些群被称为初级(一级)抽样单位,然后,用某种抽样方法抽取一部分初级抽样单位;再将抽到的各初级单位按照某种规则划分成若干个次级(或二级)抽样单位等,直到无需再划分为止。如需要了解某地区居民健康状况,有时可以按经济条件或地理位置进行分层,选取几个县(区),再进一步按某一条件(如经济条件)抽取若干个乡,或继续抽取某几个村,对抽中的村进行调查。也可以单纯随机抽取某些户进行调查,称为多阶段单纯随机抽样。

五、调查方式

主要包括观察法、问卷法、访谈法等。各种方法有其适用范围,有时需相互结合使用。

观察法是指研究者根据一定的研究目的,用自己的感官和辅助工具去直接观察被研究对象,从而获得资料的一种方法。对于客观指标的测量、样本的检查等均属于观察,如身高、体重的测量,生化检查,医学影像检查等。

问卷法是根据调查目的,设计问卷对主观指标和一些无法通过检查测量获取的客观指标获取数据信息的方法。可以由被访者自填问卷,也可以由调查员询问被访者再填写。如居民健康档案建立中个人基本信息(出生日期、文化程度、婚姻状况、收入等)、既往病史、家族史、生活环境、满意度等的调查。问卷调查的质量取决于调查表的内容、项目的多少、询问者及被访者的配合程度等多方面因素。问卷调查中条目尽量采用封闭式问题。

访谈法是根据调查目的对被调查对象直接或间接访谈获得主观指标的方法。直接访谈包括面对面访谈、开会等;间接访谈包括信访、电话访问、网络访谈(微信)等。访谈的内容、形式灵活多样,一般需要事先列出问题大纲,采用开放式的询问方式,便于获得更广泛和深入的信息,作为问卷调查的补充。也可采用座谈会的形式进行集体访谈,针对某个问题进行专题小组讨论。采用头脑风暴法,集思广益,使被访谈者发挥出针对项目更大的潜力。

六、调查表设计与实施

1. 调查表设计　调查设计要遵循随机、对照、重复和均衡的原则。根据调查目的设计调查项目及内容。调查表也称问卷(questionnaire),是调查过程中,收集与研究有关信息,反映事物特征的一种最主要的测量工具。调查表所收集资料的质量,将直接影响整个调查研究的质量。根据填写方式不同,调查表可分为如下两种:问卷或访问调查表和自填调查表。调查表通常包括标题、说明(引导语)、基本情况(背景资料)、主要内容、编码和作业证明的记载等。调查表制定应遵循标准的流程,一般需经过信度和效度等方面的评价。

调查表标题即调查研究的主题。标题应简单明了,如"社区居民健康状况调查表""大学生丙肝知晓情况调查"等。说明(引导语)一般在问卷开头,主要是向被访者说明本次调查的目的及填表方法(如对勾位置)、注意事项等。也包括调查者的承诺让被访者打消顾虑。基本情况主要包括指被访者社会学特征,如姓名、性别、年龄、民族、职业、文化程度、婚姻状况及家庭情况等,可用于对调查项目进行分组研究。调查项目是调查表的核心部分,设计与研究目的有关的调查项目,通常既包括原因变量也包括结果变量。

编码主要是对调查表、调查项目和回答问题选项的编号。可根据调查表编号识别出调查表的基本情况,如地区、分组类别、调查对象信息和流水号等。一般信息录入时还需要一个录入编码。调查表内容编码一般采用如 A01、A02、A03…、B01、B02、B03 形式,回答问题一般采用带括号的阿拉伯编码。如,(1)、(2)、(3)等。随着信息技术的发展,目前已经开始使用电子问卷,采用平板电脑或手机在线采集方式,因此编码非常重要,便于数据录入和分析。作业证明需要填写调查人、审核人信息及调查时间等。

调查内容尽量采用原始信息(如身高是具体数值),问题应简单明了,意义明确。选择题中问题间没有交叉含义。变量(问题)及数值(结果)应符合相关行业标准及规范。

社区居民健康状况调查表

NO 编号_____

说明:本调查主要了解您的健康状况,为对您的健康进行有针对性指导提供帮助,请您如实回答或填写。请先在回答的选项编号上打"√",并在相应问题后面的方框内"□"填写编码。我们会对您的信息保密。

某乡镇卫生院

N1 现住地址:_____省_____市_____县(区)_____乡(街道)_____村(居委会)

N2 户籍地址:_____省_____市_____县(区)_____乡(街道)_____村(居委会)

A 基本情况

A0 姓名_____

A1 性别 (1)男   (2)女   □

A2 出生日期 □□□□年□□月□□日

A3 婚姻状况 (1)未婚 (2)已婚 (3)丧偶 (4)离婚   □

A4 职业 (0)国家机关、党群组织、企业、事业单位负责人 (1)专业技术人员 (2)办事人员和有关人员 (3)商业、服务业人员 (4)农、林、牧、渔、水利业生产人员 (5)生产、运输设备操作人员及有关人员 (6)军人 (7)不便分类的其他从业人员 (8)其他职业   □

A5 体检日期 □□□□年□□月□□日

A6 既往病史(多选)(1)无 (2)高血压 (3)糖尿病   □□

B 体检信息

B1 身高_____cm   B2 体重_____kg   □□□.□□ □□□.□□

N1 调查员签名_____ N2 调查日期   年   月   日

N3 审核员签名_____ N4 审核日期   年   月   日

2. **调查实施**   制订实施计划包括组织管理、预调查计划、时间进度、任务分工、调查员培训、宣传动员、设备准备、经费预算等。

3. **数据整理与分析**   调查完一个对象后要及时审核有无漏项、缺项和不符合逻辑要求的项目,当时予以纠正。当天由审核人员及时审核。录入阶段对所有原始资料再次进行核查,对遗漏数据加以补充,错误的予以剔除。然后采用专业录入软件如 Epidata 进行双录入,建立数据库并进行锁定。对于居民电子健康档案等信息化产生的工作数据库,应首先明确分析目的,在采集数据前对数据库结构有所了解,有些数据可能来自多个数据库。需要对数据库信息采集者、使用者(信息录入员)进行培训提高数据质量,联系数据库管理人员导出数据,注意对数据库应及时备份。最后,运用统计学方法对数据进行描述性分析和推断性分析。

第四节 健康信息分析常用统计方法

一、统计分析软件 SPSS 介绍

(一)SPSS 软件概述

SPSS(statistical product and service solutions),"统计产品与服务解决方案"软件,是世界著名的统计分析软件之一。应用于调查统计、市场研究、医学统计、政府和企业的数据分析等自然科学、社会科学的各个领域。目前 SPSS 已发行版本 26.0。SPSS 用户界面友好,使用方便,统计功能强,成为当今世界上最受欢迎的统计软件包之一。本章以 SPSS 23.0 中文版为版本,介绍健康信息分析方法。

SPSS 最常见的窗口有 3 个,数据编辑窗口(Date Editor)、输出窗口(Viewer)以及语法编辑窗

口（Syntax Editor），另外还有图形编辑窗口（Chart Editor）等。每个窗口中会有自己的一组菜单，用于对该窗口进行操作。通过"文件→新建"（File→New）命令新建各类窗口，或通过"文件→打开"（File→Open）命令打开一个已存在的窗口。SPSS 将一些常用的功能以图形按钮的形式组织在工具栏中。数据编辑（Data Editor）窗口 SPSS 是一个数据分析系统，启动 SPSS 后首先进入"数据编辑窗口"（Data Editor），如图 11-1 所示，用来建立数据文件。与 Windows 其他窗口一样，有标题栏、菜单栏、工具栏、数据编辑区以及窗口底部的系统状态栏（显示系统当前的工作状态）等。可通过"文件→新建"（File→New）命令建立数据文件，可同时创建或编辑两个以上的编辑窗口（图 11-1）。

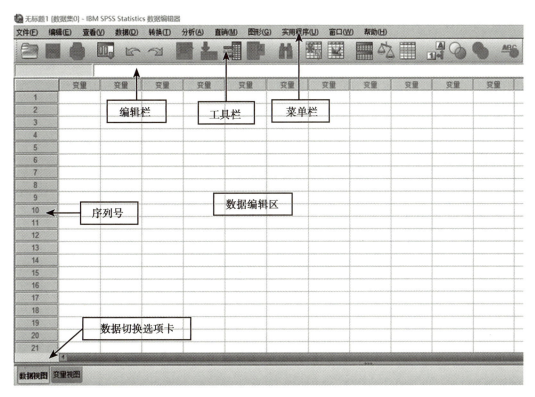

图 11-1　数据编辑窗口

1. **数据编辑窗口**　是一个类似于 EXCEL 的电子表格形式，是一个可扩展的二维表格，可在该窗口中建立或编辑数据文件。数据编辑窗口有两个视图窗口，一个是数据视图（Data View）窗口，另一个是变量视图（Variable View）窗口。变量视图（Variable View）窗口用于定义变量的类型、宽度等格式；数据视图（Data View）窗口用于向定义好格式的数据文件中输入数据，可通过单击相应的标签进行切换。数据编辑窗口建立的文件扩展名为 SAV。通过"编辑→选项"（Edit→Options）选择输出及用户界面的语言类型、字体。

2. **输出（Viewer）窗口**　当对数据进行统计分析后，统计结果、统计报告、统计图表将在输出窗口（Viewer）出现，执行统计命令中产生新变量信息、运行命令及程序产生错误时的警告信息等日志信息也在该窗口显示。输出窗口建立的文件扩展名为 SPV。输出窗口由窗口主菜单、工具栏、分析结果显示区、状态显示区组成。分析结果显示区分成两个窗口：左边称为标题窗，右边的区域是各个分析结果的详细报告，称为内容窗。

3. **语法编辑（Syntax Edit）窗口**　使用 SPSS 菜单命令操作后，都会打开一个对话框，每一个对话框都有一个"粘贴"（Paste）按钮，用于将该窗口对应的程序及用户选择的参数存入"语法编辑窗口"（Syntax Editor）。也可通过文件菜单中的新建命令新建或打开语法格式（程序）文件。保存该文件(扩展名.SPS)后,对数据进行分析时,不需通过菜单方式,可直接通过该窗口的"运行命令"(Run)运行该程序文件,自动完成相应的操作。

(二)数据分析的基本步骤

1. 数据采集   建立数据文件,根据分析目标采集分析数据,对收集数据进行加工整理(包括清洗),使收集数据符合分析要求。

2. 统计分析   根据任务目的,采用相应的统计分析方法。先进行数据描述统计,再选择一种或几种统计分析方法分析统计数据。

3. 结果及解释   解释统计分析结果,发现规律,得出结论。

(三)数据文件的建立方法

SPSS 建立数据文件有两种方法:一是由 SPSS 系统建立数据文件;二是从其他系统导入数据文件。

根据本章第三节调查表设计与实施中《社区居民健康状况调查表》内容,收集老年人健康档案数据(表 11-1)。其中,表中的 N0、A1、A2、A5、A601、B1、B2 变量为调查所得原有变量。Q1~Q4 变量由计算得到,不需要事先建立。

表 11-1   老年人健康档案数据

N0	A1	A2	A3	A4	A5	A601	A602	B1	B2	Q1	Q2	Q3	Q4
410184007150226D	1	1946/9/20	3	0	2017/6/21	0	0	1.75	66	70.75	3	25.66	3
410184001210096A	1	1941/10/28	2	4	2017/4/17	1	0	1.71	55	75.47	4	21.03	2
410184004050268A	1	1939/12/20	2	1	2017/9/27	0	0	1.62	62	77.77	4	23.43	2
410184005130019A	1	1944/8/10	2	3	2017/6/26	1	1	1.72	75	72.88	3	28.58	4
410184004140384A	1	1945/1/12	2	6	2017/7/24	1	1	1.64	56	72.53	3	20.82	2
410184009160053A	1	1955/2/18	3	4	2017/9/13	1	0	1.64	49	62.57	1	18.22	1
410184007020443A	1	1945/1/14	2	4	2017/6/17	1	1	1.66	83	72.42	3	30.12	4
410184007020833A	1	1949/1/21	2	2	2017/7/1	0	0	1.66	70	68.44	2	25.40	3
410184001210917A	1	1950/7/13	2	4	2017/4/17	1	0	1.67	70	66.76	2	25.10	3
410184010030533A	1	1936/3/9	3	5	2017/4/20	0	0	1.68	65	81.11	5	23.03	2
41018401410C280A	1	1953/9/15	2	4	2017/6/10	0	1	1.68	75	63.73	1	26.57	3
410184010010447A	1	1946/4/4	2	4	2017/4/25	0	0	1.69	58	71.06	3	20.31	2
410184005050298A	1	1951/4/27	2	4	2017/5/25	1	0	1.70	71	66.08	2	24.57	3
410184010080646A	1	1949/9/19	2	4	2017/4/25	0	0	1.73	75	67.60	2	25.06	3
410184005150009A	2	1926/4/23	1	5	2017/5/8	0	0	1.42	50	91.04	7	25.12	3
410184006020484B	2	1950/9/23	2	2	2017/4/6	0	1	1.50	49	66.54	2	21.78	2
410184016040658B	2	1930/8/29	2	1	2017/6/22	1	0	1.51	56	86.81	6	24.56	3
410184006030291A	2	1934/2/15	3	4	2017/4/7	1	0	1.54	59	83.14	5	24.88	3
410184009220212D	2	1949/12/5	3	4	2017/5/18	0	0	1.54	65	67.45	2	27.41	3
410184001170245B	2	1949/12/30	2	4	2017/6/7	0	0	1.55	57	67.44	2	23.73	2
410184004220009D	2	1944/7/6	3	4	2017/7/4	0	0	1.56	67	72.99	3	27.33	3
410184005080051B	2	1947/3/20	2	4	2017/11/2	1	0	1.57	57	70.62	3	23.12	2

续表

N0	A1	A2	A3	A4	A5	A601	A602	B1	B2	Q1	Q2	Q3	Q4
410184014X02K119	2	1955/3/16	4	3	2017/7/10	1	1	1.60	75	62.32	1	29.30	4
410184006270186B	2	1955/6/12	2	4	2017/4/12	0	0	1.60	58	61.83	1	22.66	2
410184001050134B	2	1949/12/13	2	4	2017/4/21	0	0	1.61	71	67.35	2	27.31	3
410184006100008A	2	1956/1/1	2	4	2017/4/29	0	0	1.63	72	61.33	1	26.99	3
41018401410N107B	2	1945/7/16	2	0	2017/5/6	1	0	1.64	50	71.81	3	18.59	2
410184002270835B	2	1953/10/6	2	4	2017/4/6	0	0	1.64	48	63.50	1	17.81	1
410184002020300A	2	1951/3/30	2	4	2017/7/3	0	0	1.65	79	66.26	2	29.05	4
410184001210723B	2	1948/9/3	2	4	2017/8/20	1	0	1.57	60	68.96	2	21.51	2

1. **由系统建立数据文件** 在 SPSS 中建立数据文件分两步:一是在数据编辑窗口的变量视图(Variable View)中定义变量的属性(定义变量名、类型、宽度等);另一个是在数据视图(Data View)中,向建立好格式的数据文件中输入数据。

例 11-1 根据社区居民健康状况调查表采集得到的表 11-1 数据在 SPSS 中建立数据文件。

(1) 定义变量格式:单击"变量视图"(Variable View)选项卡,打开"变量视图"窗口,系统出现定义变量的 11 种选项,功能如下:

名称(Name):在该栏输入变量名。变量名以字母和汉字开头,长度不超过 64 个字符,但一般不超过 8 个字符或 4 个汉字。本例,可以将调查表设计时的变量汉字名称前面的字母作为变量名。

类型(Type):变量类型有 9 种:数字(Numeric)可以输入 0~9 的数字,小数点及正负号,逗号(Comma)是整数部分自右向左每 3 位用逗点作分隔符。点(Dot)则是每 3 位用圆点作分隔符。科学记数法(Scientific Notation):可以把一个数值用一位整数和若干位小数表示,如:12345 可显示值为 1.2345E+04。日期(Date)型变量可表示日期或时间,有多种形式,一般选用"YYYY/DD/MM"形式。美元(Dollar)主要用来表示货币数据,默认值在显示时有效数字前有"$"。定制货币(Custom Currency)可自行设置 CCA 到 CCE 共五种货币格式。字符串(String)主要用于输入包含任何字符(汉字、字母和数字等)的字符串,编号、身份证号等应用字符型格式。另外还有受限数字(带有前导零的指数)(Restricted Numeric(integer with leading zeros))。

宽度(Width)与小数位数(Decimals):根据每个变量数据的大小(最大数)及保留小数点的位数,定义变量的总宽度,小数点位数。总宽度包括小数点前后位数及小数点本身。如:123 45.67。宽度定义为 8 位,2 位小数。

标签(Label):变量名一般没有完全表达变量内容信息,为了便于标示变量,对变量的含义进行进一步说明,可用汉字说明。其最大长度为 255 个字符(含空格)。

值(Values):变量值标签是对变量的可能取值做进一步说明。如性别采用代码 1 和 2 输入,数值标签(Value Label)中定义其含义。"1"为"男","2"为"女"。

缺失(Missing):分为系统缺失值和用户定义缺失值。用户定义的缺失值由用户自行定义。如身高误写为 250cm,不符合逻辑。可以将他定义为缺失值(无效值),对数据进行分析时,系统将不分析这些数据,使该项其他数据有效。缺失值可以是一个范围。系统缺失值不需定义,数据输入该项为空,数值型数据显示为".",字符型显示为"空"。

列(Columns):定义变量值的列显示宽度,默认宽度为 8。

对齐(Align):定义变量值显示的对齐方式,有三种选择项:靠左(Left)向左对齐;靠右(Right)

向右对齐;居中(Center)居中对齐。默认字符型数据左对齐,其他数据为向右对齐,用户可单击右侧的下拉列表中选择一种对齐方式。

测量(Measure):也称测度,根据统计数据的类型定义度量尺度。有三种类型选择:标度型(Scale)也称刻度型,为定量变量,如身高、体重等。有序型(Ordinal)用于表示有顺序的等级变量,如文化程度,职称等有序变量。名义型(Nominal)为定性变量,如:性别、宗教信仰,党派等,没有顺序大小之分。字符型变量默认为名义型。

角色(Role):对每一变量定义相应角色。常用角色类型为输入、目标(例如因变量)、两者(变量将同时用作输入和输出)、无(变量没有角色分配)等(图11-2)。

	名称	类型	宽度	小...	标签	值	缺失	列	对齐	测量	角色
1	NO	字符串	16	0	编码	无	无	13	左	名义	输入
2	A1	数字	8	0	性别	{1, 男}...	无	2	右	名义	输入
3	A2	日期	10	0	出生日期	无	无	9	右	名义	输入
4	A3	数字	8	0	婚姻状况	{1, 未婚}...	无	3	右	名义	输入
5	A4	数字	8	0	职业	{0, 国家机...	无	4	右	名义	输入
6	A5	日期	10	0	体检日期	无	无	8	右	名义	输入
7	A601	数字	1	0	高血压	{0, 否}...	无	4	右	名义	输入
8	A602	数字	1	0	糖尿病	{0, 否}...	无	4	右	名义	输入
9	B1	数字	6	2	身高(m)	无	无	5	右	标度	输入
10	B2	数字	3	0	体重(kg)	无	无	3	右	标度	输入
11	Q1	数字	6	2	年龄	无	无	5	右	标度	输入
12	Q2	数字	2	0	年龄组	{1, 60~}...	无	3	右	有序	输入
13	Q3	数字	6	2	BMI	无	无	4	右	标度	输入
14	Q4	数字	1	0	BMI分类	{1, 体重过...	无	3	右	有序	输入

图 11-2 数据文件格式

变量 A6(既往病史)可以输入到一个变量 A6 中(字符型),在疾病编码中间加逗号",",形式,如 2,3 表示该居民同时患了高血压和糖尿病,最后采用后面的"计算变量"(Compute)命令生成 A601(高血压),A602(糖尿病)等变量,变量值为 1 的表示患了该疾病。这里直接建立了 A601、A602 两个变量。

(2) 数据录入:变量格式定义完毕,单击数据编辑窗口下端的"数据视图"(Data View)标签,可录入数据。一个变量名和一个案例序号(case number)就对应了二维表格中的一个单元格。将表 11-1 数据录入,输入完后,单击"文件"(File)菜单中的"保存"(Save)命令或工具栏上的"保存"按钮,保存文件,扩展名为 .SAV。这里保存为"老年人健康档案 .SAV"。也可以保存为文本文件格式(.dat、.csv)、Excel 格式(.xls、.xlsx)、DBASE 格式(.dbf)、SAS 格式(.sd2、.sd7、.sas7bdat)、stata(.dta)格式等。

2. 由其他文件建立数据文件 如数据已经在其他软件中输入,可执行"文件→打开"(File→Open)命令,选择"数据"(Data)选项,出现"数据文件"(Open File)对话框,选择打开的文件类型,如 Excel 文件。目前很多信息系统数据可以导出为 CSV 格式(第一行为变量名,下面每一行为变量内容,中间用逗号","分隔)的文本文件,可以将数据读取到 SPSS 系统中。例如可以将电子健康档案数据库文件中对老年人每年一次进行的健康体检档案信息导出为 Excel 文件格式(.xls)

或 csv(逗号分隔文本)格式。选择第一行为变量名,根据向导提示,将其他数据格式文件导入到
SPSS 中(图 11-3)。

	NO	A1	A2	A3	A4	A5	A601	A602	B1	B2	Q1	Q2	Q3	Q4
1	410184007150226D	1	1946/09/20	3	0	2017/06/21	0	0	1.75	66	70.75	3	25.66	3
2	410184001210096A	1	1941/10/28	2	4	2017/04/17	1	0	1.71	55	75.47	4	21.03	2
3	410184004050268A	1	1939/12/20	2	1	2017/09/27	0	0	1.62	62	77.77	4	23.43	2
4	410184005130019A	1	1944/08/10	2	3	2017/06/26	1	1	1.72	75	72.88	3	28.58	4
5	410184004140384A	1	1945/01/12	2	6	2017/07/24	1	1	1.64	56	72.53	3	20.82	2
6	410184009160053A	1	1955/02/18	3	4	2017/09/13	1	0	1.64	49	62.57	1	18.22	1
7	410184007020443A	1	1945/01/14	2	4	2017/06/17	1	1	1.66	83	72.42	3	30.12	4
8	410184007020833A	1	1949/01/21	2	2	2017/07/01	0	0	1.66	70	68.44	2	25.40	3
9	410184001210917A	1	1950/07/13	2	4	2017/04/17	0	0	1.67	70	66.76	2	25.10	3
10	410184010030533A	1	1936/03/09	3	5	2017/04/20	1	0	1.68	65	81.11	5	23.03	2
11	41018401410C280A	1	1953/09/15	4	2	2017/06/10	1	0	1.68	75	63.73	1	26.57	3
12	410184010010447A	1	1946/04/04	2	2	2017/04/25	0	0	1.69	58	71.06	3	20.31	2
13	410184005050298A	1	1951/04/27	2	2	2017/05/25	1	0	1.70	71	66.08	2	24.57	3
14	410184010080646A	1	1949/09/19	2	4	2017/04/25	0	0	1.73	75	67.60	2	25.06	3
15	410184005150009A	2	1926/04/23	1	5	2017/05/08	1	0	1.42	50	91.04	7	25.12	3
16	410184006020484B	2	1950/09/23	2	2	2017/04/06	0	0	1.50	49	66.54	2	21.78	2
17	410184016040658B	2	1930/08/29	2	1	2017/06/22	0	0	1.51	56	86.81	6	24.56	3
18	410184006030291A	2	1934/02/11	2	4	2017/04/07	1	0	1.54	59	83.14	5	24.88	3
19	410184009220212D	2	1949/12/05	2	2	2017/05/18	1	0	1.54	65	67.45	2	27.41	3
20	410184001170245B	2	1949/12/30	2	4	2017/06/07	0	0	1.55	57	67.44	2	23.73	2
21	410184004220009D	2	1944/07/06	3	4	2017/07/04	0	0	1.56	67	72.99	3	27.33	3

图 11-3　健康档案数据导入 SPSS 中

二、常用统计分析方法

(一)数据准备

例 11-2　利用表 11-1 老年人健康档案数据,计算年龄(Q1),年龄组(Q2)体质指数(BMI,
Q3)及 BMI 分类(Q4),年龄按每 5 岁一组。

数据分析之前需要对数据进行整理。如求每人的年龄,可以使用"转换→计算变量"(Trans-
form→Compute)命令中的计算变量(Compute)命令产生新变量。在打开的计算变量对话框目标
变量(Target Variable)中输入 Q1,在数字表达式中输入(A5−A2)/60/60/24/365.25。得到从出生
(A2)到体检日期(A5)之间的年龄(Q1)。SPSS 中两个日期型数据相减得到 2 个日期之间的秒
数。即:Q1 = (A5−A2)/60/60/24/365.25(图 11-4)。

同理,如根据每人体重(B2)及身高(B1)求 BMI(体质指数),BMI = 体重(kg)/身高(m²)。
BMI 结果存入 Q3 中,在目标变量(Target Variable)中输入 Q3,在数字表达式中输入 B2/B1 ∗ ∗ 2,
"∗ ∗"表示乘方("2"指二次幂),即 Q3 = B2/B1²。

可以使用 RECORD 命令对命令进行分组。如将 60 岁以上老年人按每 5 岁间隔分组。执行
"转换→重新编码为不同变量"(Transform→Recode into Different Variables)弹出"重新编码为不同
变量"(Recode into Different Variables)对话框。选择 Q1(年龄)变量进入"数值变量→输出变量"
(Numeric Variable→Output)对话框,同时在"输出变量"(Output Variable)名称框内输入一个新赋
值变量 Q2(可以是新的,也可以是旧的变量)在"标签"(Label)框中输入变量标签:年龄组。单击
"更改"(Change)按钮后,系统会在"数值变量→输出变量"(Numeric Variable→Output)对话框中

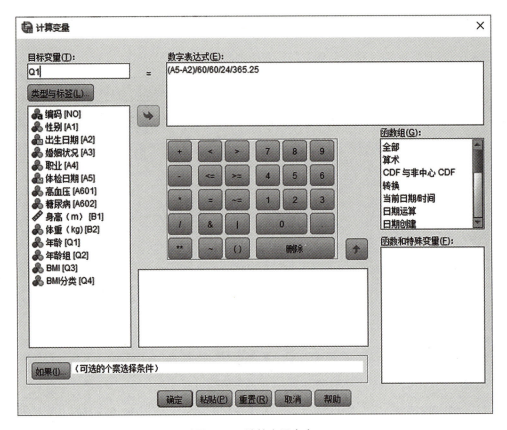

图 11-4 计算变量命令

显示 Q1→Q2。

单击"旧值和新值"（Old and New Values...）按钮，系统会弹出"重新编码到不同变量：旧值和新值"（Recode into Different Variables：Old and New Value）对话框。输入数据转换范围即可，如图 11-5 所示。

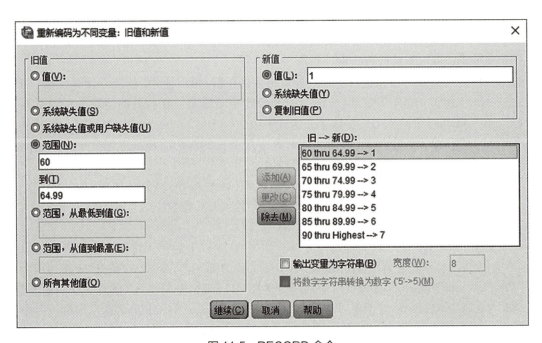

图 11-5 RECORD 命令

如果在主对话框单击"粘贴"（Paste）按钮,则会把输入的命令粘贴到,语法编辑窗口（Syntax Editor）中。对应程序如下:

RECODE Q1（60 thru 64. 99 = 1）（65 thru 69. 99 = 2）（70 thru 74. 99 = 3）（75 thru 79. 99 = 4）（80 thru 84. 99 = 5）（85 thru 89. 99 = 6）（90 thru Highest = 7）INTO Q2.

EXECUTE.

RECORD（重新编码）和EXCUTE（执行）是两个命令,每个命令以"."结束。可以通过保存命令将程序保存起来。要执行命令可以通过"运行→全部"（Run→All）命令运行程序,也可以运行选定程序。

同理,可对BMI进行分组,生成Q4变量,分为低体重（BMI<18.5kg/m²）,正常体重（18.5kg/m²≤BMI<24.0kg/m²）,超重（24.0kg/m²≤BMI<28.0kg/m²）和肥胖（BMI≥28.0kg/m²）。可对分组变量在数值标签总给出显示信息,如年龄分组变量Q1,60~64.99岁组（值为1）标签为"60~"等。

如果将既往病史多选结果输入A6变量,计算高血压（A601）可用Compute命令或在"语法编辑窗口"输入下面命令。

IF　（CHAR. INDEX（A6,"2",1）>0）A601 = 1.

IF　（CHAR. INDEX（A6,"2",1）= 0）A601 = 0.

EXECUTE.

（二）统计描述方法

例11-3　利用表11-1老年人健康档案数据,对年龄、BMI、年龄组人数构成、不同性别分组身高变量的进行统计描述。

1. 打开已建立的"老年人健康档案.SAV"数据文件,执行"分析→描述统计→频率"（Analyze→Descriptive-Frequencies）命令,打开"频率"（Frequencies）对话框,如图11-6所示。左边的列表框表示待分析的变量,右边的列表框表示分析变量。选定需分析变量,如"性别"及"年龄"等变量,方法与选定文件方法类似,将分析变量移到右边的"变量"（Variable）列表框中。

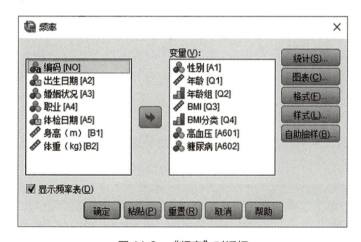

图11-6　"频率"对话框

选择左下角的"显示频率表格"（Display frequency tables）表示是否输出频数分布表。此项为系统默认方式。

2. 单击"统计量"（Statistics…）按钮,系统弹出"频率:统计量"（Frequencies:Statistics）对话框,如图11-7所示。

在对话框中选择输出统计量,可供选择的统计量分四组,每组中的统计量可以同时选择。

1）百分位值（Percentile Values）:输出所选变量的百分位数。包括:①四分位数（Quartiles）:

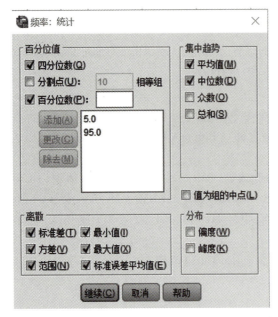

图 11-7　"统计量"对话框

即 25%,50%,75% 百分位数。②分割点（Cut points for equal groups）：在右边的文本框中输入数据 K,表示将数据平分为 K 等份；输出各分点处的变量值,即求第 K 百分位数。默认为分 10 个点,即求 10%、20%、30%…90%,共 9 个百分位数。③百分位数（Percentiles）：由用户定义的百分位数。本例输入 5,95,即分别求 5%、95% 百分位数。

2）离散（Dispersion）：离散趋势组,输出所选变量的离散程度统计量。包括：①标准差（Std. deviation）；②方差（Variance）,即 S^2；③范围（Range）：极差,即最大值-最小值；④最小值（Minimum）；⑤最大值（Maximum）；⑥均值的标准误（S. E. mean）。

3）集中趋势（Central Tendency）：用于指定反映变量值集中趋势的统计量。包括：①均值（Mean）；②中位数（Median）；③众数（Mode）：频数最多的一组,如有两组相同则取第 1 个频数最多的组；④合计（Sum）。

4）分布（Distribution）：描述数据分布统计量。包括：①偏度（Skewness）。②峰度（Kurtosis）。选择这两项则连同其标准误（SE of Skewness 及 SE of Kurtosis）一起显示出来,如果数值接近于 0,变量的分布越接近于正态分布。一般用偏度系数及峰度系数除以其标准误值与界值比较（如 α= 0.05 水准为 1.96）作为判断是否满足正态性的标准。

3. 单击"图表"（Charts…）按钮,系统弹出"频率：图表"（Frequencies：Charts）对话框,可以选择输出的统计图形,本例中选择直方图（Histogram）可做出 BMI 的分布直方图。

4. 使用"频数"（Frequencies）命令对数据进行分组描述时（如求不同性别对象的身高）,应先选择"数据"（Data）菜单中的"拆分文件"（Split File）命令,对数据按某一个或几个分组变量（如性别）进行拆分后再使用该命令。可分组（性别）输出不同频数分布表。另外也可以使用"分析→描述统计→探索"（Analyze → Descriptive →Explore）命令,将分析变量（如身高）选到因变量列表（Dependent List）,将分组变量（如性别）选到因子列表（Factor List）可以对不同分组的定量数据进行分析。

结果及解释：年龄及 BMI 的统计描述,表 11-2,包括集中趋势和离散趋势指标。

表 11-2　年龄及 BMI 的统计描述

		年龄	BMI
个案数	有效	30	30
	缺失	0	0
平均值		70.618 8	24.301 4
平均值标准误差		1.336 58	0.603 49
中位数		68.700 9	24.722 6
标准差		7.320 75	3.305 46
方差		53.593	10.926

续表

		年龄	BMI
范围		29. 72	12. 31
最小值		61. 33	17. 81
最大值		91. 04	30. 12
百分位数	5	61. 605 2	18. 034 3
	25	66. 215 6	21. 711 8
	50	68. 700 9	24. 722 6
	75	72. 905 5	27. 068 2
	95	88. 716 8	29. 667 5

年龄组人数构成,见表 11-3。65~岁年龄组人数最多,占比为 33.3%;85~ 和 90~岁年龄组人数最少,占比均为 3.3%。

表 11-3　年龄组人数构成

		频率	百分比	有效百分比	累计百分比
有效	60~	6	20. 0	20. 0	20. 0
	65~	10	33. 3	33. 3	53. 3
	70~	8	26. 7	26. 7	80. 0
	75~	2	6. 7	6. 7	86. 7
	80~	2	6. 7	6. 7	93. 3
	85~	1	3. 3	3. 3	96. 7
	90~	1	3. 3	3. 3	100. 0
	总计	30	100. 0	100. 0	

不同性别分组身高变量的统计描述(表 11-4)。

表 11-4　不同性别分组身高变量的统计描述

	性别			统计	标准误差
身高(m)	男	平均值		1. 682 1	0. 009 95
		平均值的 95% 置信区间	下限	1. 660 6	
			上限	1. 703 6	
		5% 剪除后平均值		1. 681 8	
		中位数		1. 680 0	
		方差		0. 001	
		标准差		0. 037 25	
		最小值		1. 62	
		最大值		1. 75	
		全距		0. 13	
		四分位距		0. 06	
		偏度		0. 158	0. 597
		峰度		−0. 603	1. 154

续表

性别			统计	标准误差
女	平均值		1.570 3	0.015 5 5
	平均值的95%置信区间	下限	1.537 2	
		上限	1.603 5	
	5%剪除后平均值		1.574 5	
	中位数		1.570 0	
	方差		0.004	
	标准差		0.062 2 0	
	最小值		1.42	
	最大值		1.65	
	全距		0.23	
	四分位距		0.08	
	偏度		−0.908	0.564
	峰度		1.123	1.091

（三）定制表命令绘制表格

例11-4　利用表11-1建立的老年人健康档案数据文件,对不同性别的年龄及BMI进行描述统计。

当列变量为定性变量(如性别)时,行变量为定量变量(如年龄、BMI)或定性变量(或有序变量,如BMI分组、高血压患病情况)时,自定义绘制表格。

1. 单击"分析→定制表→定制表"(analyze→custom tables→ custom tables)命令,打开"定制表"对话框。

2. 行变量为定量数据时:将"性别"变量(分组变量)拖动到"列"中,将定量变量"年龄""BMI"拖动到"行"中,在左下角"摘要统计"中选择"计数""均数"和"标准差",设定2位小数。分别单击"性别"变量,添加"总计"。定制表的表界面如图11-8,摘要统计如图11-9。

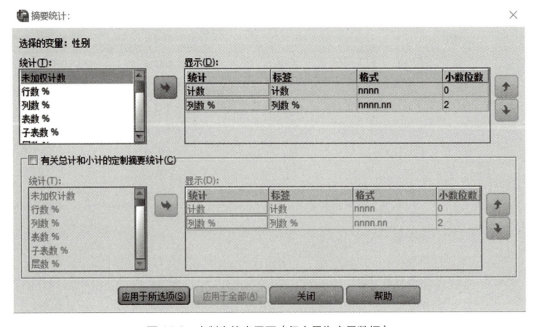

图11-8　定制表的表界面（行变量为定量数据）

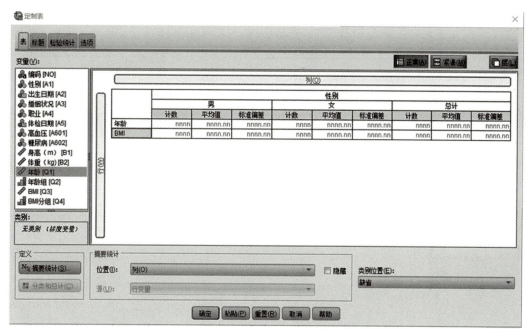

图 11-9　定制表的摘要统计（行变量为定量数据）

输出结果如表 11-5。30 例老年人的平均年龄为 70.62±7.32 岁,其中男性为 70.66±5.25 岁,女性为 70.59±8.93 岁;30 例老年人的平均 BMI 为 24.30±3.31kg/m²,其中男性为 24.14±3.28kg/m²,女性为 24.45±3.43kg/m²。

表 11-5　自定义表命令分析结果（行变量为定量数据）

	性别								
	男			女			总计		
	计数	平均值	标准差	计数	平均值	标准差	计数	平均值	标准差
年龄	14	70.66	5.25	16	70.59	8.93	30	70.62	7.32
BMI	14	24.14	3.28	16	24.45	3.43	30	24.30	3.31

3. 行变量为定性数据时:将"性别"变量(分组变量)拖动到"列"中,将定性变量"BMI 分组"和"高血压"拖动到行中,在左下角"摘要统计"中选择"计数"和"列%",设定 2 位小数。分别单击"性别""BMI 分组""高血压"变量,添加"总计"。定制表的表界面如图 11-10,摘要统计如图 11-11。

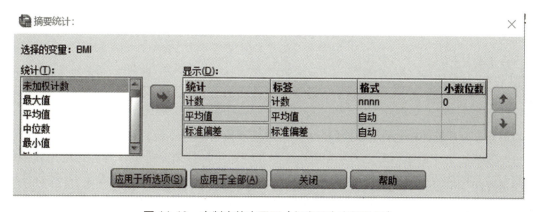

图 11-10　定制表的表界面（行变量为定性数据）

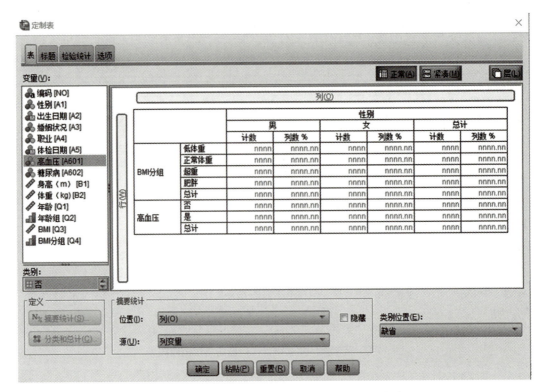

图 11-11　定制表的摘要统计（行变量为定性数据）

　　输出结果如表 11-6。男性人群中,肥胖者占 14.29%,高血压患病率为 50.00%;女性人群中,肥胖者占 12.50%,高血压患病率为 37.50%。

表 11-6　自定义表命令分析结果（行变量为定性数据）

		性别					
		男		女		总计	
		计数	列数%	计数	列数%	计数	列数%
BMI 分类	低体重	1	7.14	1	6.25	2	6.67
	正常体重	5	35.71	6	37.50	11	36.67
	超重	6	42.86	7	43.75	13	43.33
	肥胖	2	14.29	2	12.50	4	13.33
	总计	14	100.00	16	100.00	30	100.00
高血压	否	7	50.00	10	62.50	17	56.67
	是	7	50.00	6	37.50	13	43.33
	总计	14	100.00	16	100.00	30	100.00

（四）两独立样本 t 检验

　　以 t 分布为基础的检验称为 t 检验。t 分布的发现使得小样本统计推断成为可能,它被认为是统计学发展历史中的里程碑之一。在健康信息相关的定量数据分析中,t 检验是应用较多的一类对定量数据的假设检验方法。t 检验的应用条件是:两样本都是随机抽取的样本（随机性或独立性）;来自正态分布总体（正态性）,但两个样本足够大时（$n_1+n_2>40$,即使样本数据呈明显的偏态分布,统计量 t 仍较稳健,仍可用 t 分布）;两均数比较时,要求两总体方差相等（方差齐性）。

t 检验一般分为三类,分别是单样本 t 检验、配对设计资料的 t 检验以及两独立样本资料的 t 检验。t 检验用于两样本均数的比较,对于三组及以上样本均数的比较,需要采用方差分析,这里暂不进行介绍。下面以两独立样本资料的 t 检验为例,介绍其软件实现过程。

例 11-5 利用表 11-1 建立的老年人健康档案数据文件,比较不同性别老年人平均身高是否相同。

1. 建立检验假设,确定检验水准

$H_0 : \mu_1 = \mu_2$,男性与女性老年人身高相同。

$H_1 : \mu_1 \neq \mu_2$,男性与女性老年人身高不同。

$\alpha = 0.05$

2. 计算检验统计量

在 $\mu_1 = \mu_2$ 成立的前提条件下,计算统计量为:

$$t = \frac{\bar{x}_1 - \bar{x}_2}{\sqrt{s_c^2 \left(\frac{1}{n_1} + \frac{1}{n_2} \right)}}, S_c \ 是合并样本方差, S_C = \frac{(n_1-1)s_1^2 + (n_2-1)s_2^2}{(n_1+n_2-2)}$$

3. 软件操作

(1) 首先对不同性别的身高变量进行正态性检验。打开"老年人健康档案 . SAV"数据文件,正态性检验也可通过许多方法实现,如执行数据探索命令("分析→描述统计→数据探索"(Analyze→Descriptive Statistics→Explore),如图 11-12,将分析变量(身高)选到因变量列表(Dependent List),将分组变量(性别)选到因子列表(Factor List),点击右侧"图",选择"含检验的正态图",单击"继续"(Continue)按钮返回主对话框。单击"确定"(OK)按钮提交系统运行。

(2) 执行"分析→比较平均值→独立样本 T 检验"(Analyze→Compare Means→Independent-Sample T Test)命令,系统弹出"独立样本 T 检验"(Independent-Samples T Test)对话框,如图 11-13 所示。

(3) 从源变量清单中选择一个或几个数值变量移入"检验变量"(Test Variables)框内,这里选择分析变量 B1(身高)变量进入"检验变量"(Test Variables)框内。

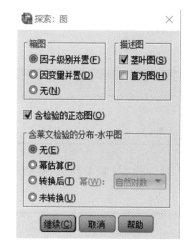

图 11-12　正态性检验

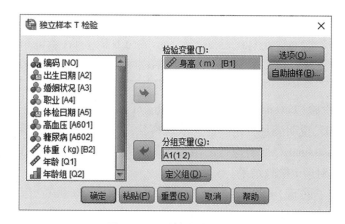

图 11-13　独立样本 t 检验

（4）选择分组变量"A1（性别）"进入"分组变量"（Grouping Variables）框内，表示要以性别为分组依据对身高的均数进行比较，此时出现"A1[?,?]"，单击下面的"定义组"（Define Groups）按钮，弹出"定义组"（Define Groups）对话框。对 A1 分组变量进行定义，本例因为性别分组变量第 1 组定义为 1（男），第 2 组为 2（女），故在组 1（Group1）框内键入 1，在组 2（Group2）框内键入 2，单击"继续"（Continue）按钮返回主对话框。单击"确定"（OK）按钮提交系统运行。

4. 结果及解释

正态性检验结果见表 11-7。不同性别的身高变量，经正态性检验（Kolmogorov-Smirnov 检验和 Shapiro-Wilk 检验），显著性（P 值）分别为 0.984 和 0.933，P>0.10，说明满足正态性，符合独立样本 t 检验的应用条件之一。

表 11-7　正态性检验

	性别	Kolmogorov-Smirnov[a]			Shapiro-Wilk		
		统计	自由度	显著性	统计	自由度	显著性
身高（m）	男	0.094	14	0.200[*]	0.984	14	0.992
	女	0.125	16	0.200[*]	0.933	16	0.268

[*]. 这是真显著性的下限。
[a]. 里利氏显著性修正

不同性别的身高情况见表 11-8，可知，男性平均身高为 1.68±0.04m，女性平均身高为 1.57±0.06m。

表 11-8　组统计

	性别	个案数	平均值	标准差	标准误差平均值
身高（m）	男	14	1.682 1	0.037 25	0.009 95
	女	16	1.570 3	0.062 20	0.015 55

独立样本 t 检验结果，见表 11-9。

表 11-9　独立样本 t 检验结果

		莱文方差等同性检验		平均值等同性 t 检验						
		F	显著性	t	自由度	显著性（双尾）	平均值差值	标准误差差值	差值 95%置信区间 下限	上限
身高（m）	假定等方差	2.313	0.140	5.863	28	0.000	0.111 83	0.019 07	0.072 76	0.150 90
	不假定等方差			6.057	24.975	0.000	0.111 83	0.018 46	0.073 80	0.149 86

莱文方差等同性检验（Levene's Test for Equality of Variances）为方差齐性检验，F = 2.313、P 值（Sig）= 0.140>0.05，说明满足方差齐性。故观察独立样本 t 检验的结果时应观察"假设方差相等"（Equal variances assumed）所对应行的结果。如方差不齐，应看的"假设方差不相等"（Equal variances not assumed）对应 t 检验结果。

本例 t = 5.863，df（自由度）= 28，$Sig.$（双侧概率 P）= 0.000<0.001。因此应拒绝 H_0（两组身高差异无统计学意义），接受 H_1（两组身高差异有统计学意义），故可以认为不同性别老年人身高不同，由表 11-8 样本均数可知，两样本均数分别来自不同总体，男性身高高于女性。系统还输出

了差值的均数(Mean Difference)、标准误(Std. Error Difference)以及差值的95%可信区间。

(五)四格表资料的卡方检验

前面我们知道可以采用 t 检验比较两组样本的均数之间的差异是否有统计学意义。在分析定性数据时,若要比较两个或多个率之间差异有无统计学意义,则可采用 χ^2 检验(卡方检验)。χ^2 检验主要包括两独立样本四格表的 χ^2 检验、多组独立 R×C 列联表资料的 χ^2 检验、配对设计资料的 χ^2 检验等。这里以两独立样本四格表的 χ^2 检验为例,介绍进行 χ^2 检验时的软件实现过程。

例 11-6　利用表 11-1 建立的老年人健康档案数据文件,比较不同性别高血压患病率。

1. 建立检验假设并确定检验水准

$H_0:\pi_1=\pi_2$,即男性与女性的高血压患病率相等。

$H_1:\pi_1\neq\pi_2$,即男性与女性的高血压患病率不相等。

$\alpha=0.05$

2. 计算检验统计量　当理论频数(四格表的某一单元格行合计与列合计乘积除以总例数)T >5 时可采用下面的公式。

$$\chi^2=\frac{(ad-bc)^2n}{(a+b)(c+d)(a+c)(b+d)}$$

其中,a,b,c,d 分别对应,不同性别高血压有和无人数(表 11-10)。

表 11-10　性别 * 高血压交叉表

			高血压		总计
			否	是	
性别	男	计数	7	7	14
		期望计数	7.9	6.1	14.0
		占性别的百分比	50.0%	50.0%	100.0%
		占高血压的百分比	41.2%	53.8%	46.7%
	女	计数	10	6	16
		期望计数	9.1	6.9	16.0
		占性别的百分比	62.5%	37.5%	100.0%
		占高血压的百分比	58.8%	46.2%	53.3%
总计		计数	17	13	30
		期望计数	17.0	13.0	30.0
		占性别的百分比	56.7%	43.3%	100.0%
		占高血压的百分比	100.0%	100.0%	100.0%

3. 软件操作　比较不同性别高血压患病率差异有无统计学意义。可以采用 χ^2 检验进行分析。

执行"分析→描述统计→交叉表…"(Analyze→ Descriptive Statistics→ Crosstabs)命令,系统弹出"交叉表"(Crosstabs)对话框,如图 11-14 所示。

(1)从变量清单中选择 1 个[性别(A1)]或几个变量进入行[Row(s)]框中,作为交叉表的行,选择 1 个[高血压(A601)]或几个变量进入列[Column(s)]框中,作为交叉表的列。此时如单击"OK"(确定)则仅输出四格表数值。

(2)选择控制变量进入层(Layer)框中,以决定交叉表频数的层,称这个变量为分层变量,如

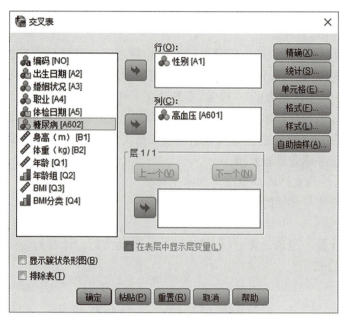

图 11-14　"交叉表"对话框

选择多个层变量,可单击"下一张"(Next)按钮,单击左边的"上一张"(Previous)按钮可选择前面已选定的变量。以计算分层卡方。如上述资料为原始数据,有职业变量,可分职业(层)分别计算两组的比较结果。这里不选。

(3) 单击"统计量"(Statistics…)按钮,系统弹出"交叉表:统计量"(Crosstabs:statistics)对话框,如图 11-15 所示。

系统共提供了六组统计方法和参数选项进行选择,这里选择"卡方"(Chi-square)计算卡方值,对行变量和列变量的独立性进行卡方检验,包括皮尔逊卡方检验、Likelihood-ratio(似然比)检验、Linear-by-Linear Association(依线形的线形关联)检验等。单击"继续"(Continue)按钮返回主对话框。

(4) 单击"单元格"(Cells…)按钮,系统弹出"交叉表:单元格显示"(Crosstabs:Cell Display)对话框,如图 11-16 所示,用于定义列联表单元格中需要计算的指标:

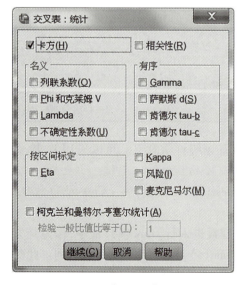

图 11-15　"统计量"对话框

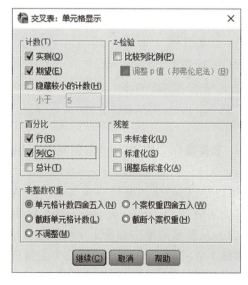

图 11-16　"单元格显示"对话框

计数栏(Counts)用于选择交叉表单元格中频数显示格式。

1) 观察值(Observed):实际观察频数。

2) 期望值(Expected):理论频数。

3) 百分比(Percentages)用于选择交叉表中单元格中百分比的显示格式。①行(Row):行百分数;观测值占该行观察值总数的百分比。②列(Column):列百分数;观测值占该列观察值总数的百分比。③合计(Total):合计百分数;观测值占全部观察值总数的百分比。

4) 标准化(Standardized):标准化的残差,即均值为 0,标准差为 1 的 Pearson 残差。

5) 非标准化(Unstandardized):非标准化的残差;即单元格中观察值(实际频数)与预测值(理论频数)之差。

6) 调节的标准化(Adj. standardized):调整的标准化残差,即观测值与理论频数之差除以标准差的值。

(5) 这里选择观察值与期望值、行、列百分比,单击"继续"(Continue)按钮返回主对话框。

单击"OK"(确定)按钮提交系统运行。

4. 结果及解释 先给出交叉表结果(表 11-10)。表中的期望计数即理论频数。四格表的 a, b,c,d 分别为 7,7,6,10。

期望计数即理论频数(Expected Count),可根据理论频数及例数判断采用哪种方法。对于四格表资料,通常规定为(n 代表总例数,T 代表理论频数):①当 $n \geqslant 40$ 且所有的 $T \geqslant 5$ 时,用 χ^2 检验的基本公式或四格表资料 χ^2 检验的专用公式;②当 $n \geqslant 40$,但有 $1 \leqslant T < 5$ 时,用四格表资料 χ^2 检验的校正公式;③当 $n < 40$ 或 $T < 1$ 时,用四格表资料的 Fisher 精确概率法。

两组患病率的卡方检验结果见表 11-11。

表 11-11 卡方检验结果

	值	自由度	渐进显著性 (双侧)	精确显著性 (双侧)	精确显著性 (单侧)
皮尔逊卡方	0.475[a]	1	0.491		
连续性修正[b]	0.102	1	0.749		
似然比	0.476	1	0.490		
费希尔精确检验				0.713	0.374
线性关联	0.459	1	0.498		
有效个案数	0.30				

a. 0 个单元格(0.0%)的期望计数小于 5。最小期望计数为 6.07

b. 仅针对 2×2 表进行计算

第 1 行显示皮尔逊卡方的值(Pearson Chi-Square),自由度(df),双侧 P 值(Asymp Sig. 2-sided),该卡方值不仅可以用于四格表资料,也可用于 R×C 列联表资料。第 2 行显示连续校正卡方统计量(Continuity Correction),适合 $1 \leqslant T < 5$ 的资料,仅用于四个表资料。第 3 行显示似然比值(Likelihood Ratio),当大样本时,卡方检验与似然比检验结果一致。第 4 行显示费希尔精确检验(Fisher's Exact Test)精确概率 P,分单侧(1-dides)及双侧(2-sided)概率。第 5 行线性关联检验(Linear-by-Linear Association),两变量均为等级变量,且均从小到大排列时才有意义。

本例 $n < 40$,则使用第 4 行结果,$P = 0.714 > 0.05$,差异无统计学意义,即该例中不同性别高血压患病率没有差异。

第五节　关联规则分析

近年来,由于大数据时代的到来,机器学习在处理医学大数据方面也崭露头角,在实现对疾病预测及诊断、生物学中的基因序列分析以及药物研发、科研等方面表现出了强大的优势,本节主要介绍关联规则方法在医学数据分析方面的应用。

一、关联规则简介

关联规则反映一个事物与其他事物之间的相互依存性和关联性,它认为如果两个或者多个事物之间存在一定的关联关系,那么,其中一个事物就能够通过其他事物预测到。关联分析(association analysis)则是从给定的数据集中发现频繁出现的项集模式知识(又称为关联规则,association rules),数据关联是数据库中存在的一类重要的、可被发现的知识,关联分为简单关联、时序关联和因果关联,关联分析的目的是找出数据库中隐藏的关联网。一般用 support(支持度)和 confidence(可信度)两个阈值来度量关联规则的相关性,引入 lift(提升度),相关性等参数,使得所挖掘的规则更符合需求。

典型的关联规则问题是对超市中的货篮数据(market basket)进行分析,通过发现顾客放入货篮中的不同商品之间的关系来分析顾客的购买习惯。沃尔玛超市通过数据分析发现尿布和啤酒销量之间存在关联,是由于丈夫替代哺乳期的不便出门的妻子购买婴儿尿布时,通常同时也会顺手为自己购买啤酒,发现此规律的沃尔玛超市将啤酒与尿布摆放在一起,这个发现为商家带来了大量的利润。通过这个例子我们可以发现关联规则能反映一个事物与其他事物之间的相互依存性和关联性,如果两个或多个事物之间存在一定的关联关系,那么,其中一个事物就能够通过其他事物预测到。

下面我们来看一下关联规则的有关概念。

1. **项与项集**　设 $I=\{i_1,i_2,\cdots,i_m\}$ 是 m 个不同项目的集合,每个 $i_k(k=1,2,\cdots,m)$ 称为一个项目(Item)。项目的集合 I 称为项目集合(Itemset),简称为项集。其元素个数称为项集的长度,长度为 k 的项集称为 k-项集(k-Itemset)。

由 k 个项构成的集合,如{牛奶}、{面包}是 1-项集;{牛奶,面包}是 2-项集;{啤酒,面包,牛奶}是 3-项集。项集的支持度超过设定的阈值(最小支持度时),该项集即称为频繁项集。

关联规则是形如 X→Y 的表达式,和是两个不相交的项集,这里的项集指的是购买商品的集合。X 称为规则前件,Y 称为规则后件。

2. **Support(支持度)**　是一个元组在整个数据库中出现的概率,即表示前项与后项在一个数据集中同时出现的频率。

Support(X→Y)=(同时包含 X 和 Y 的事务数/事务总数)×100%

假设 10 000 个人购买了产品,其中购买 A 产品的人是 1 000 个,购买 B 产品的人是 2 000 个,AB 同时购买的人是 800 个。在该例中支持度是项集 X,Y 同时出现在购买记录中的频繁程,即关联的产品(假定 A 产品和 B 产品关联)同时购买的人数占总人数的比例,即 800/10 000=8%,有 8%的用户同时购买了 A 和 B 两个产品,对于疾病而言,相当于 A、B 病同时发生的概率,同时也说明描述的 AB 事件重要性。

3. **Confidence(可信度)**　它是针对规则而言的,即所有事务中,在 X 出现的情况下 Y 出现的概率。也就是说可信度是指包含 X 和 Y 的事务数与包含 Y 的事务数之比。即:

Confidence(X→Y)=(包含 X 和 Y 的事务数/包含 Y 的事务数)×100%

可信度指的是在购买了一个产品之后购买另外一个产品的可能性,如购买了 A 产品之后购买 B 产品的可信度=800/1 000=80%。把满足最小支持度阈值和最小可信度阈值的规则称为强规则。对于疾病而言相当于在 A 病发生的前提下,B 病发生的条件概率。

4. Lift(提升度) 其计算方法为可信度与后项支持度的比,即为同时出现 X 和 Y 的情况乘以总事件发生的数目,再除以 X 事件发生与 Y 事件发生的例数的乘积,目的是使所挖掘的规则更符合需求。

$$Lift = Confidence(X \rightarrow Y)/Support(Y)$$

或 Lift =(包含 X 和 Y 的事务数×总数)/(包含 X 的事务数×包含 Y 的事务数)

提升度用以度量此规则是否可用。它描述的是:相对于不用规则,使用规则可以提高多少。当 Lift>1 时,这条规则比较好,表示 X→Y 有方向性。当 Lift<1 时,表示这条规则没有实际意义。Lift 越大,规则的实际意义就越好。

二、关联规则分析过程

IBM® SPSS® Modeler 是一组数据挖掘工具,通过这些工具可以采用商业技术快速建立预测性模型,并将其应用于商业活动,从而改进决策过程。SPSS Modeler 参照行业标准 CRISP-DM 模型设计而成,可支持从数据到更优商业成果的整个数据挖掘过程。SPSS Modeler 提供了各种借助机器学习、人工智能和统计学的建模方法。通过建模选项板中的方法,可以根据数据生成新的信息以及开发预测模型。每种方法各有所长,同时适用于解决特定类型的问题。

例 11-7 为了探索高血压、冠心病、糖尿病和脑卒中之间的关联,收集了 12 例患有慢性病的老年人数据,见表 11-12,N0 是每位患者的编号,A1 代表高血压,A2 代表冠心病,A3 代表糖尿病,A4 代表脑卒中。0 代表未患该病,1 代表患有该病。使用 IBM SPSS Modeler 14.1 软件,采用关联规则分析,探讨疾病之间的关系。

表 11-12 关联规则数据

N0	A1	A2	A3	A4
01	0	1	0	1
02	1	1	0	1
03	0	1	0	1
04	1	1	1	1
05	1	1	1	1
06	0	1	1	0
07	0	1	1	0
08	0	1	0	0
09	0	0	0	1
10	0	0	1	1
11	0	0	1	1
12	0	0	0	1

1. 将表 11-12 中数据录入保存为"关联规则数据. sav"数据文件,打开 IBM SPSS Modeler 14.1,界面如图 11-17 所示,在源里找到 sav 文件图标,双击该图标,将"关联规则数据. sav"数据文件导入,点击过滤,过滤 N0 变量,点击类型,在测量一栏中全部改为标志,角色全部改为两者,点击应用,点击确定。

2. 字段选项中选中"类型",双击"类型"见图 11-18。

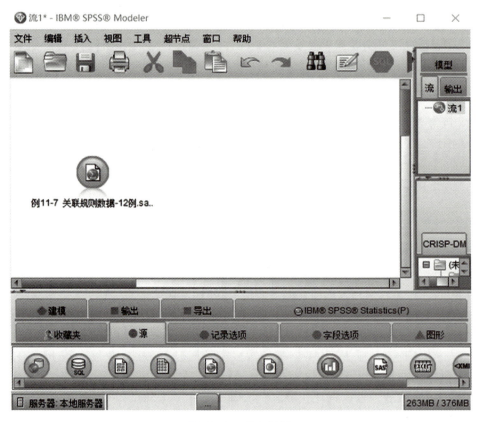

图 11-17　导入数据

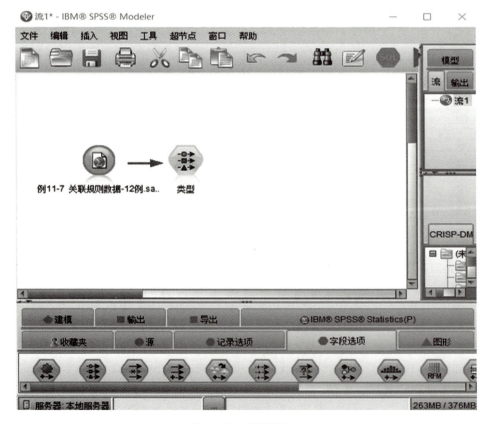

图 11-18　类型选项卡

3. 对"类型"属性编辑,此处注意角色选择"两者"见图 11-19。

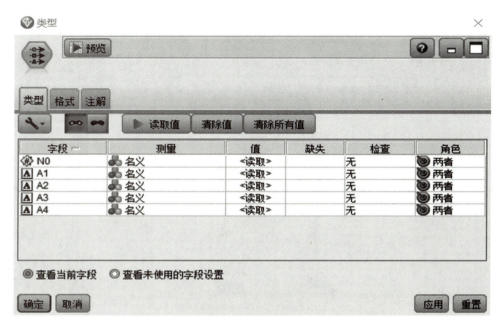

图 11-19　类型选项卡

4. 在"建模"栏中选择"Apriori"方法,即关联规则的经典算法见图 11-20。Apriori 算法选中之后出现,其属性设定最低条件支持度和置信度,根据需要设定。

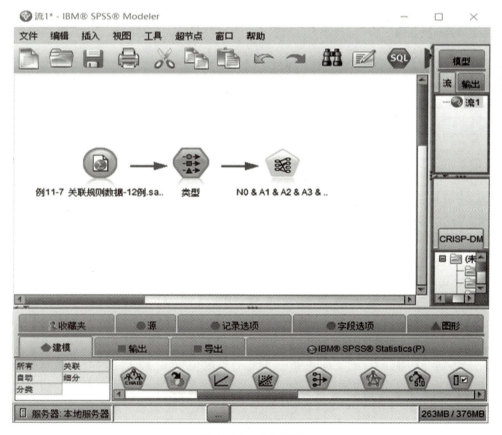

图 11-20　建立模型

5. 在"图形"栏选择"网络",看看直观的关联,点击该绿色三角运行,双击可看运行结果见图11-21。

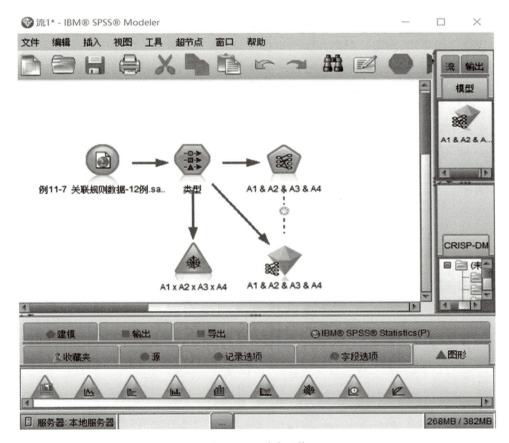

图 11-21   建立网络

三、结果及解释

1. 图 11-22 中,线的粗细和深浅代表关联联系的强弱,由图可以看出这四种疾病之间的关联关系较强。

2. 双击图中新出现的黄钻样图标,可以得到疾病之间的相关关系,包括规则支持度、可信度与提升度见图 11-23。(A1 代表高血压,A2 代表冠心病,A3 代表糖尿病,A4 代表脑卒中)

由图 11-23 可以看出慢性病共病现象普遍存在,我们由支持度和可信度列出提升度最高的三个条目:

(1)高血压→糖尿病、冠心病和脑卒中:规则支持度 16.7%,规则可信度 100.0%。即表示在高血压状态下出现糖尿病、冠心病和脑卒中频率为 16.7%,而在糖尿病、冠心病和脑卒中共存的状态下高血压出现的概率为 100%。提示患有高血压时应关注患糖尿病、冠心病和脑卒中的风险。支持度和可信度均较大,认为他们具有强关联关系。同时提升度>1 表明规则为有效的强关联规则,若提升度<1 表明规则为无效的强关联规则,当为 1 时则代表前项和后项相互独立。

(2)冠心病→高血压:规则支持度 25%,规则可信度 100%。即表示冠心病状态下高血压出现的频率为 16.7%,而在高血压状态下冠心病出现的频率为 100%。提示患有冠心病时应关注患高血压的风险。支持度和可信度均较大,认为他们具有强关联关系。同时提升度>1,表明规则有效。

(3)冠心病→高血压和糖尿病:规则支持度 16.7%,规则可信度 100%,即冠心病状态下高血

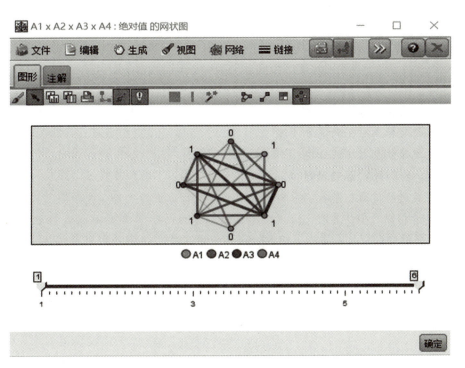

图 11-22 绝对值的网状图

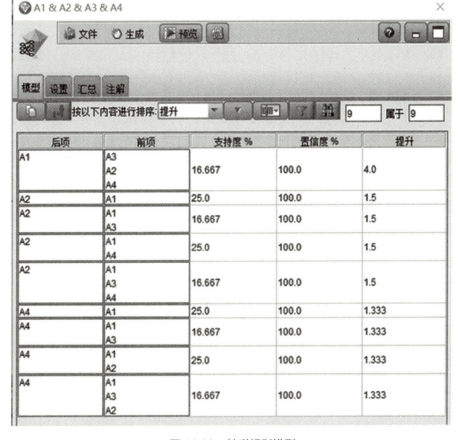

后项	前项	支持度 %	置信度 %	提升
A1	A3 A2 A4	16.667	100.0	4.0
A2	A1	25.0	100.0	1.5
A2	A1 A3	16.667	100.0	1.5
A2	A1 A4	25.0	100.0	1.5
A2	A1 A3 A4	16.667	100.0	1.5
A4	A1	25.0	100.0	1.333
A4	A1 A3	16.667	100.0	1.333
A4	A1 A2	25.0	100.0	1.333
A4	A1 A3 A2	16.667	100.0	1.333

图 11-23 关联规则模型

压和糖尿病同时出现的频率为 16.7%,而在高血压和糖尿病共存时冠心病出现的频率为 100%。提示患冠心病时应关注患高血压和糖尿病的风险。支持度和可信度均较大,认为他们具有强关联关系。同时提升度>1,表明规则有效。

思考题

1. 简述健康信息分析的概念和特点。

2. 简述健康信息分析的基本步骤。

3. 简述健康信息数据的分类,并举例说明。

4. 简述 t 检验与 χ^2 检验的区别与应用条件。

5. 简述在进行健康信息数据分析时应用数据挖掘方法的优势。

6. 将病情相似的 169 名消化道溃疡患者随机分为两组,4 周后评价其疗效,奥美拉唑组 85 人,其中治愈 64 人,雷尼替丁组 84 人,其中治愈 51 人,问两种药物治疗消化道溃疡的治愈率有无差别?

(时松和)

第十二章 健康大数据

本章要点

1. **掌握** 大数据、健康大数据的概念和特征;健康大数据存储技术。
2. **熟悉** 健康大数据管理面临的挑战。
3. **了解** 目前国内外健康大数据的产业及应用。

第一节 大数据与健康大数据

一、大数据的概念

大数据(big data)指的是无法在一定时间范围内用常规软件工具进行捕捉、管理和处理的数据集合,是需要新处理模式才能具有更强的决策力、洞察发现力和流程优化能力的海量(volume)(通常为 TB 级别,表 12-1)、高增长率(velocity)和多样化(variety)的信息资产。

表 12-1 进制数据存储的基本单位及换算关系

英文	中文	换算关系
B(Byte)	字节	1B = 8 bit(比特)
KB(Kilobyte)	千字节	1KB = 1 024 B
MB(Megabyte)	兆(百万字节)	1MB = 1 024 KB
GB(Gigabyte)	吉(十亿字节)	1GB = 1 024 MB
TB(Trillionbyte)	太(万亿字节)	1TB = 1 024 GB ≈ 10^3 GB
PB(Pegabyte)	拍(千万亿字节)	1PB = 1 024 TB ≈ 10^6 GB
EB(Exabyte)	艾(百亿亿字节)	1EB = 1 024 PB ≈ 10^9 GB
ZB(Zettabyte)	泽(十万亿亿字节)	1ZB = 1 024 EB ≈ 10^{12} GB
YB(Yottabyte)	尧(一亿亿亿字节)	1YB = 1 024 ZB ≈ 10^{15} GB
BB(Brontobyte)	千亿亿亿字节	1BB = 1 024 YB ≈ 10^{18} GB
NB(Nonabyte)	一百万亿亿亿字节	1NB = 1 024 BB ≈ 10^{21} GB
DB(Doggabyte)	十亿亿亿亿字节	1DB = 1 024 NB ≈ 10^{24} GB

2013 年被认为是"大数据元年",各国政府开始将大数据应用到各种行业变革中,主要的领域有政府政务、保险行业、交通运输行业、医疗健康行业、银行证券行业、教育行业、制造业和自然资源行业、销售行业、能源和公用事业等。

二、大数据的特征

大数据有"4V1O"特征,即:海量的数据规模(volume)、数据类型繁多(variety)、数据产生和流转速度极快(velocity)、价值密度较低并且价值大(value)和数据在线性(online)。

1. **海量的数据规模**　大数据的首要特征体现为数据体量的"大"。随着电子信息技术的高速发展,各种数据呈爆发式增加。特别是网络上的数据,主流网站上每天产生的数据甚至能达到EB级别。一般而言,只有达到TB级别以上的数据才能称之为大数据。

2. **数据类型繁多**　大数据的数据来源广泛,以至于导致大数据类型多样性。除了包括目前常见的结构化数据,还有一些非结构化和半结构化的数据,如图片、音频、视频等。任何形式的数据都可以产生作用。

3. **数据产生流转速度极快**　大数据的产生非常迅速,主要通过互联网传输。数据无时无刻不在产生,个人每天都在向大数据提供大量的资料。数据具有一定的时效性,是不停地变化的,可以随时间数据量逐渐增大,也可在空间上不断移动变化的数据。大数据对处理速度有非常严格的要求,服务器中大量的资源都用于处理和计算数据,很多平台都需要做到实时分析。

4. **价值密度较低且价值大**　是大数据的核心特征。尽管大数据的体量巨大,但是有价值的信息极少。相比于传统的小数据,大数据最大的价值在于通过从大量不相关的各种类型的数据中,挖掘出对未来趋势与模式预测分析有价值的数据。

5. **数据在线性**　数据是永远在线的,随时能调用和计算,这是大数据区别于传统数据最大的特征,是互联网高速发展背景下的特点。比如,在医疗健康领域,医生、患者和研究人员能随时调取相关数据,这样的数据才有意义。如果是放在磁盘中而且是离线的,这些数据远远不如在线的商业价值大。

三、健康大数据的概念

健康大数据是指在人们生命、生活、生产、疾病防治和健康管理等活动过程中产生的与健康相关的各种数据。健康大数据贯穿着人的生老病死、衣食住行等所有生活过程。

健康大数据指与健康医疗相关,满足大数据基本特征的数据集合,是国家重要的基础性战略资源,正快速发展为新一代信息技术和新型健康医疗服务业态。

四、健康大数据的特征

健康大数据除了具有大数据的4V特征外,还具有在健康领域大数据的独特特征。

(一)健康大数据的具体4V特征

1. **数据体量巨大**　每年在我国诊疗人次达80亿人次,产生的诊疗数据达近30EB;在影像检查中,每个CT约150M,一个标准的病理图接近5GB;在生物信息学发展的今天,人体基因组测序数据超过100GB,转录组测序的数据超过30GB。

2. **增长与处理速度快**　全球大健康行业的数据每年以约50%的速度增长;在诊疗或健康管理中,检查检验结果需第一时间展现给医生或患者。

3. **数据结构多样**　健康大数据来源广泛,包括医院内数据、医院外数据和测序数据等,造成数据结构多样。包含有常见的患者信息等记录型的结构化数据,也包括电子病历等纯文本或PDF格式的半结构化数据,还包括医学影像、病历检查、组学数据等非结构数据,图12-1所示为目前健康大数据来源。

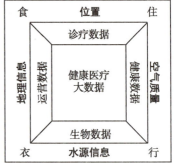

图 12-1　健康大数据来源及相互关系

4. **价值密度低,应用价值高**　例如在医学影像检查中,获得的影像信息达数百兆,但其中有价值、能作为诊断依据的往往只有几个片段;在健康管理中,体质能监测设备监测的数据敏感信息少,需连续动态监测才能捕获异常数据或发现健康风险。

综上,健康大数据完全满足大数据的4V特征。

(二)健康大数据的特有特征

与其他行业相比,除了满足大数据4V特征,健康大数据有自己独特的特征。

1. **长期保存性**　这个特征称为"慢数据",在一段时间内,持续不断地监测某些健康指标,通过长时间的健康数据积累,准确预测未来患上的某种疾病的可能性,以达到健康管理的目的。

2. **时空性**　健康大数据贯穿人的生老病死、衣食住行。个人健康数据与记录数据时的时间与空间有很大关系,在不同状态下记录的数据具有不同的指标含义,不能统一一个标准进行分析。

3. **语义性**　在基于健康大数据的健康评估系统中,需要基于对医生输入的数据内容的理解,才能做出准确的健康评估。这就必需要求对于数据内容的语义处理,而这必需基于健康知识库。

4. **隐私性**　健康档案是每一个人健康的基本记录,加上医院里的电子病例,基本构成了一个人全生命的健康信息。个人健康数据属于个人,在共享数据的过程中,首先要保护患者的隐私,保护数据的安全。只有在确保安全的情况下,行业才能健康有序地发展。

5. **精确性**　不同于其他行业,健康大数据的收集一般情况下不允许出错。在诊疗过程中获得的数据质量极高,错误率极低;同时要求基于健康大数据的数据处理及方法也要精确。

(三)健康大数据的来源

健康大数据的采集相比其他行业更具难度和更有价值。健康大数据的主要来源是医院内部数据、医院外部产生的数据和生物大数据等,不同来源的数据具有不同的性质和不同的医学价值。由于健康大数据的多样性、隐私性、时空性等特点,使得健康大数据在实际应用中难以共享,其数据挖掘处于一个较为困难的局面,能够分析的数据只占理论上可以分析的数据的极小部分。目前健康大数据的研究更多的主要来源于医院内部数据,外部数据并没有得到很好的应用。

第二节　健康大数据存储与质量控制

一、健康大数据存储

健康大数据所面临的数据量非常大,TB级别的硬盘已经不可能容纳下如此巨量的数据。为了达到健康大数据的存储能够适应大数据产生及速度流转快的特征,同时为了保证符合健康大数据长期稳定保存的目的。目前主要是依赖于磁盘阵列来存储健康大数据,并通过分布式存储的方式将不同区域、类别、级别的健康大数据存放于不同的磁盘阵列中。

(一)应对健康大数据存储的数据库模型

在针对传统数据存储时,一般用的都是关系型数据库,由于其设计模式的限制,一般设计都针对单机的数据存储,无论数据量多少,只让一台机器存储和管理所有数据。由于单机可以承载的存储设备有限,存储的空间也只在TB级别。并且数据库的数据量和文件的尺寸暴增到一定程度后,数据的检索速度就会变慢。

针对大数据存储,采用分布式存储技术,从而可以将一张很大的表中的记录拆分到不同的节点上去进行查询。对于每个节点来说,数据量不会很大,从而提升了查询效率。同时,大数据的数据类型多,特别是健康大数据包括了结构化数据、半结构化数据和非结构化数据,用传统的关系型数据库已无法满足存储和分析需求。目前主流的大数据存储数据库模型主要有两种:

1. **Shared Nothing 架构(SN架构)的数据库集群模型**　各个处理单元都有自己私有的

CPU/内存/硬盘等,不存在共享资源,各处理单元之间通过协议通信,并行处理和扩展能力更好。各节点相互独立,各自处理自己的数据,处理后的结果可向上层汇总或在节点间流转,其架构示意图如图 12-2 所示。

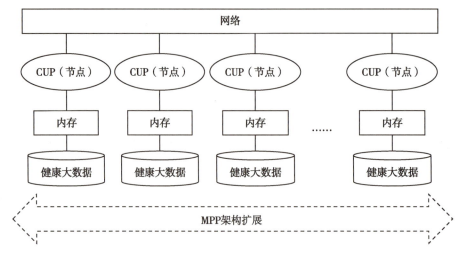

图 12-2　Shared Nothing 架构示意图

该模型相对中央控制架构有很大的优点。可以避免单点故障,拥有自我恢复能力,并且在不破坏原有系统的情况下进行升级。SN 架构有很强的可扩展性。可以通过增加廉价的计算机来实现极大的扩展,因为在系统中没有单点瓶颈去降低系统的速度。一个典型的 SN 系统把它的数据划分为不同的部分存储在不同节点的数据库中,并且为不同的用户和请求分配不同的节点,要求系统中的每个节点使用某种协议维护自己的应用程序数据的副本。这通常被称为数据库分片。然而,SN 架构需要更长的时间来响应涉及不同分区(机器)的大型数据集的连接查询。即便如此,SN 的应用潜力是巨大的。

2. **非关系型数据库(NoSQL)模型**　与传统的关系型数据库不同,到大数据种类繁多的今天,提倡使用非关系型数据库来存储大数据,目前主流的 NoSQL 数据库主要有四大类:键值(Key-Value)存储数据库、列存储数据库、文档型数据库和图形(Graph)数据库(表 12-2)。

表 12-2　NoSQL 四大类数据库比较分析

数据库分类	优　点	缺　点
键值(Key-Value)存储数据库	查找速度快	数据无结构化,通常只被当作字符串或者二进制数据
列存储数据库	查找速度快,可扩展性强,更容易进行分布式扩展	功能相对局限
文档型数据库	数据结构要求不严格,表结构可变,不需要像关系型数据库一样需要预先定义表结构	查询性能不高,而且缺乏统一的查询语法
图形(Graph)数据库	利用图结构相关算法。比如最短路径寻址,N 度关系查找等	很多时候需要对整个图做计算才能得出需要的信息,而且这种结构不太好做分布式的集群方案

针对大数据存储,NoSQL 有以下优势:

1. **扩展性**　不用预先定义字段,灵活的扩充字段,相比传统数据库需要静态的定义字段才能存储数据有方便扩展的优势。

2. **去中心化**　相对于将所有数据存储的存储区域网络中的全共享架构。NoSQL 往往将数据划分后存储在各个本地服务器上。因为从本地磁盘读取数据的性能往往好于通过网络传输读取数据的性能,从而提高了系统的性能。

3. **分布式**　它的存储是基于很多节点的分布式,扩充容量只需要添加节点即可,迁移十分方便,方便集中读写数据,单点不容易失败。

4. **异步复制**　和 RAID 存储系统不同的是,NoSQL 中的复制,往往是基于日志的异步复制。保证数据尽快地写入一个节点,不会被网络传输引起迟延。缺点是并不总是能保证一致性,这样的方式在出现故障的时候,可能会丢失少量的数据。

(二)应对健康大数据存储的服务器架构

前面讲述了健康大数据存储的数据库模型,数据库不能单独运行,需依托服务器架构才能发挥作用,目前针对大数据存储、处理、分析的大数据服务器架构主要有三种:MPP 架构、Hadoop 和大数据一体机。

1. **MPP**　全称为大规模并行处理(massively parallel processing),数据库集群一般采用 Shared Nothing 架构,每个节点都有独立的磁盘存储系统和内存系统,健康大数据根据数据库模型和应用特点划分到各个节点上,数据节点之间通过专用网络或者通用网络互相连接,协同计算,作为整体提供数据库服务。通过列存储、粗粒度索引等多项大数据处理技术,再结合 MPP 架构高效的分布式计算模式,完成对分析类应用的支撑。SN 数据库集群部署在 MPP 架构服务器上有完全的可伸缩性、高可用、高性能、优秀的性价比、资源共享等优势,如图 12-2 所示。

简单来说,MPP 是将任务并行地分散到多个服务器和节点上,在每个节点上计算完成后,将各自部分的结果汇总在一起得到最终的结果。MPP 可以有效支撑 PB 级别的结构化数据分析,这是传统数据库技术无法胜任的。对于结构化的健康大数据分析,目前最佳选择是 MPP 数据库。

2. **Hadoop**　是一个分布式系统基础架构。采用分布式服务器集群,采用并行处理技术存储大数据并执行分布式分析应用。Hadoop 能应对传统关系型数据库较难处理的数据和场景,如对非结构化数据的存储和计算等。其有 2 个核心子项目:MapReduce 和 HDFS。MapReduce 在 Hadoop 架构中负责计算,用于编写在 Hadoop 上运行的程序,编写的程序能够对集群上的大数据进行并行计算;HDFS 是一个分布式文件系统(Hadoop distributed file system),负责存储,将数据分发到集群的计算节点,确保实现 MapReduce 的快速运算。HDFS 提供高吞吐量来访问应用程序的数据,适合那些有着超大数据集的应用程序,并且可以以流的形式访问文件系统中的数据。对于非结构、半结构化数据处理、复杂的 ETL 流程、复杂的数据挖掘和计算模型,Hadoop 平台更擅长(图 12-3)。

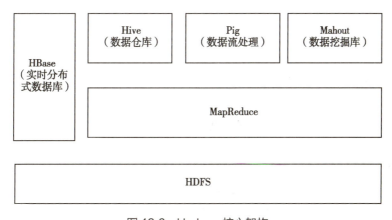

图 12-3　Hadoop 核心架构

3. 大数据一体机,这是一种专为大数据的分析处理而设计的软、硬件结合的产品,由一组集成的服务器、存储设备、操作系统、数据库管理系统以及为数据查询、处理、分析用途而特别预先安装及优化的软件组成,高性能大数据一体机具有良好的稳定性和纵向扩展性。

大数据一体机采用全分布式大数据处理架构,将硬件、软件整合在一个体系中,采用不同的数据处理的架构来提供对不同行业应用的支撑。通过全分布式大数据处理架构和软硬件优化,使得平台能够随着客户数据的增长和业务的扩张,可通过纵向扩展硬件得到提升,也可通过横向增加节点进行线性扩展。此外还采用软硬件一体的创新数据处理平台,针对不同应用需求融合硬件到软件的一系列的手段实现数据采集、数据存储、数据处理、数据分析到数据呈现的全环节覆盖,为用户提供整体方案,用户可以根据各自应用特点选择不同系列的产品,实现按需定制、插电即用。

(三)基于 Hadoop 架构的健康大数据平台优势

健康大数据有很大一部分是非结构化的数据,并且非结构化的数据比重越来越大,基于 Hadoop 架构,可以为健康大数据下的医疗诊断、治疗,健康管理及科研提供技术支持,例如病历和医学影像检查结果的归档、临床资料的快速查找等。基于 Hadoop 构架的健康大数据平台有以下优点:

1. 数据存储更安全、更可靠　HDFS 是 Hadoop 中负责存储的部分,可以针对健康大数据分析挖掘的实际需求,对 Hadoop 进行个性化改进,以适应各种来源的健康大数据的存储。

2. 数据存储速度更快　HDFS 的读写并行执行,能够大幅度提高数据读写速度,提升健康领域工作者的效率。

3. 健康大数据的处理更易实现　分布式存储、分布式计算能力,可以对健康大数据的分析挖掘过程更高效。

4. 数据存储及计算能力更易扩展　在存储方面,当存储能力不够时,可以为集群中每一个节点增加存储量;在计算能力方面,当计算能力不够时,可以为数据中心直接添加节点进行计算。

二、健康大数据的质量控制

健康大数据约占各行业数据的 30%,并且以每年 48% 的数据增量增长,是增长速度最快的行业之一,预计 2009 年到 2020 年,健康大数据的数据量增长 44 倍。健康大数据资源蕴藏着无限的宝藏,然而,数据质量却成为人们在挖掘宝藏过程中的一大障碍。大数据处理的关键就是解决数据质量问题,规避数据错误、保障数据质量才能真正从健康大数据应用中获得利益。

(一)数据质量评估标准

在大数据分析挖掘过程中,首先需要对数据进行简单的检测评估,在基于大数据的知识发现中,数据质量是保证获得知识准确性的基础,只有高质量的数据才能获得科学、正确的知识,从而依据获得的知识做出正确的决策。数据质量主要通过四个标准来评估是否达到预期设定的质量要求:完整性、一致性、准确性、及时性。

1. 数据完整性指的是数据信息是否存在缺失的状况,数据缺失的情况可能是整个数据记录缺失,也可能是数据中某个字段信息的记录缺失。不完整数据的价值就会大大降低,也是数据质量最为基础的一项评估标准。数据质量的完整性比较容易评估,一般可以通过数据统计中的记录值和唯一值进行评估,例如:某个健康管理机构的就诊人员平时日平均访问量在 5 000 人左右,某一天突然降低到 50 人,这是就要检查一下数据是否存在缺失了,再例如,对全国就诊人员地域分布情况的每一个地区名就是一个唯一值,我国包括了 31 个省、自治区和直辖市(不包括我国台湾省、香港和澳门),如果统计得到的唯一值小于 31,则可以判断数据有可能存在缺失。

2. 数据一致性是指数据是否遵循了统一的规范,数据集合是否保持了统一的格式。数据质量的一致性主要体现在数据记录的规范和数据是否符合逻辑。规范指的是,一项数据存在它特定的格式,例如疾病编码一定是按照 ICD-10 编码,身份证位数一定是 18 位。逻辑指的是,多项数据间存在着固定的逻辑关系,例如医生一天开出的处方数一定不会多于挂号人数。由于健康大数据来源广泛,采集设备多,数据一致性一直是健康大数据分析挖掘的一大问题,例如不同医院由于采用不同的检验设备或者由于医生的经验差异,造成数据采集的标准不统一;不同厂家生产的可穿戴设备记录格式不一致等,这些对健康大数据的分析挖掘造成了极大的困扰。

3. 准确性是指数据记录的信息是否存在异常或错误。存在准确性问题的数据不仅仅只是规则上的不一致。其次,异常的大或者小的数据也是不符合条件的数据。数据质量的准确性可能存在于个别记录,也可能存在于整个数据集,例如测量血压时,有医生以 mmHg 为单位,有医生以 Pa 为单位等。一般数据都符合正态分布的规律,如果一些占比少的数据存在问题,则可以通过比较其他数量少的数据比例,来做出判断。

4. 数据及时性是指数据从产生到可以查看及分析的时间间隔,也叫数据的延时时长。及时性对于数据分析本身要求并不高,但如果数据分析周期加上数据建立的时间过长,就可能导致分析得出的结论失去了借鉴意义,及时性在大数据离线项目里面影响关系不大,但是对于大数据实时的项目则有很大的影响。如健康管理的特殊群体监护中,如果监控设备(或可穿戴设备)数据延迟过长,会造成分析的结果不能及时反馈给相关人员,有可能造成事故。

(二)健康大数据质量控制

健康大数据行业属于起步阶段,属于朝阳产业,大数据包括采集、分析和应用,目前健康大数据从医疗信息化开始,导致现在很多时候出现所谓信息孤岛,数据来源非常复杂,这些数据又不能够在同一个平台进行多元、异构、统合真正大数据的分析,使得看到的应用是碎片化,难以挖掘其潜在的应用价值。

健康大数据的质量控制可以从三方面进行:数据采集阶段、数据传输存储阶段和数据分析挖掘阶段。

1. **数据采集阶段** 现在各个机构的医疗健康大数据平台的标准体系不统一,如不同医院之间的相同疾病名词甚至都不一致,这些标准不统一的数据,将对数据的分析带来极大的资源浪费,需要花费大量的人力和成本进行数据的统一。缺乏质量控制的健康大数据的应用达不到医疗标准,对其的分析不能很好地应用到实际医疗指导中。与各个机构标准不统一相对应的,是各级卫生主管部门和行业协会均制定了不同的标准,造成了健康大数据的标准太多,这就造成了标准无法落地实施,标准太多就成了没有标准。还有前面所说的,不同检验设备、不同健康管理相关便携设备的厂家制订的数据格式、数据标准等不统一,也对健康大数据的质量造成影响。

针对这些问题,在健康大数据采集阶段,可采用以下方式进行数据质量控制:
(1) 全面梳理健康医疗大数据行业的数据特征,建立起数据元模型;
(2) 在数据元模型的基础上,根据健康管理需求和技术需要定义多个质量模型;
(3) 在此基础上,针对健康大数据质量模型进行抽象,形成一个可控制的元质量扩展模型;
(4) 最终在这个基础上为企业数据质量体系定义一个完整的框架。

以上质量的控制,需要政府、行业协会等牵头制定标准体系,制定发布的数据元、数据元值域代码、医疗卫生术语、共享文档规范等标准基础上,结合业务特性建立业务的关联性,建立业务逻辑模型,并落实到健康大数据采集的相关数据接口中。从而建立医疗健康大数据标准体系,包括医疗健康大数据服务数据规范、医疗健康大数据服务接入管理规范、医疗健康大数据服务开放管理规范和医疗健康大数据服务安全隐私规范。

2. **数据传输及存储阶段** 该阶段需要对采集的数据进行监控,并报告和记录异常的过程。商业智能软件可以捕获这些异常,用于自动解决方案,以便在错误数据可用之前捕获这些异常数据。然后整理出潜在的不良或不完整的数据,并进行适当的数据更正,例如完善数据,删除重复数据或解决其他一些数据问题。

3. **数据分析挖掘阶段** 在数据的处理过程中,数据需要经过人机交互、传输、存储,等等,每个环节都可能出现错误而产生数据异常,导致数据质量问题。由此可以根据数据质量评估标准来进行数据质量控制:

（1）数据约束关系问题:例如缺乏唯一性约束关系,或缺乏引用性约束关系等

（2）数据本身问题:例如数据为空值、数据重复、数据缺失,等等

（3）数据处理过程异常:例如状态缺失、未按预期处理、无法跟踪、过程数据缺失,等等

三、健康大数据的管理问题

健康大数据相比于其他行业的大数据,具有其特殊性,健康大数据来源复杂,开放和应用涉及隐私和数据安全问题。此外,我国居民的健康大数据已上升为国家重要的基础性战略资源。这对新兴起的健康大数据的管理形成了很大的挑战。

对于从事健康管理的人员,必需妥善管理好获得的健康大数据。针对健康服务与管理这个行业,健康大数据管理的解决方案应该包括数据收集和集成、测量、分析和形成关于各种数据的报告,以达到对健康大数据更好的管理,为临床和财务决策提供建议。最终的目标是改善患者的健康体质,降低成本,提高患者的健康质量。但是,健康大数据的来源是复杂的,并且有许多相互关联的信息。因此,当健康管理从业者从各种数据源提取数据时,必须集成这些异构数据源。各个机构的健康大数据管理存在一些需要克服的挑战。

1. **健康大数据的数据安全问题** 对于用于在医院信息系统及各个健康大数据采集存储系统来说,是否有足够的安全性是一个问题,目前的健康大数据采集存储通常是封闭的网络系统,但是,由于新的数据存储和共享技术,如云计算等,实现访问共享数据时,必需符合数据安全协议。健康大数据安全问题非常重要,因为健康行业的数据泄露成本非常高。

由于移动设备的兴起,现在患者和医生有更多的机会使用智能手机、可穿戴设备、平板电脑和手持数据输入系统收集和共享数据。这些移动设备的好处是数据访问变得更快、更有效,但这也意味着必需保证有安全的无线访问。这也意味着必须为医生和患者制定新的安全协议。

2. **健康大数据的数据标准问题** 集中式数据管理系统对于管理在医疗机构内部患者的记录是行之有效的,但是当需要与机构外的从业者共享数据时,就会出现集成不同数据存储标准的问题。

3. **健康大数据的数据质量问题** 健康大数据具有类型多样化和异源异构等特点。现有的健康数据存在数据可用性低、数据质量差等问题。数据质量问题已成为限制医疗健康大数据效能发挥的瓶颈和短板。数据质量涉及许多因素,包括完整性、准确性、一致性、时效性、可信性和可解释性,如何更好地进行数据治理,控制数据质量已成为医疗健康大数据管理的关键问题。

4. **健康大数据的管理政策问题** 健康大数据越开放越有价值,但缺乏大数据相关的政策法规,导致数据开放和隐私保护之间难以平衡,也难以更好地进行开放。健康大数据作为国家重要的基础性战略资源,国家卫生健康委员会于2018年7月发布了《国家健康医疗大数据标准、安全和服务管理办法（试行）》,该办法从健康大数据的标准管理、安全管理、服务管理和管理监督四大块进行了规定。

第三节 健康大数据的隐私保护与安全共享

一、健康大数据的安全防御

医疗卫生机构数据安全能力和防范意识不高,易导致数据泄露。如:黑客入侵造成的信息泄露;医疗卫生机构内部信息系统发生的信息泄露,在医疗卫生服务流程中有多个节点可以对数据

进行访问;在信息使用传递过程中发生的泄露,可能包括科学研究过程、区域信息平台数据交互过程等,尽管使用了基于角色访问控制技术和部分加密技术,但在信息安全和隐私保护等方面仍存在较大问题。下面介绍一些健康大数据的安全防御方法和技术。

1. **分布式编程框架的安全保障**　Hadoop 等分布式编程框架对大数据分发,但它们也存在严重的数据泄露风险。附带了所谓的"不可信映射器"(untrusted mappers),即集成来自多个数据源的数据,这些数据源可能会产生错误的集成结果。

首先通过使用 Kerberos 身份验证等方法建立信任,同时确保符合预定义的安全策略。然后,通过将所有个人身份信息(PII)与数据解耦来"反识别"数据,以确保个人隐私不受损害。然后,使用预定义的安全策略授权对文件的访问,然后使用强制访问控制,如 Apache HBase 中的哨兵工具,确保不受信任的代码不会通过系统资源泄漏信息。在这之后,通过定期维护来防止数据泄漏。医疗结构的数据管理部门应该检查云或虚拟环境中的工作节点和映射器,并监视假节点和修改的数据副本。

2. **非关系数据的安全保障**　非关系数据库(如 NoSQL)很常见,但它们容易受到 NoSQL 注入等攻击。首先对密码进行加密或哈希,通过使用高级加密标准(AES)、RSA 和安全哈希算法 2(SHA-256)等算法对静止的数据进行加密,确保端到端加密。传输层安全性(TLS)和安全套接字层(SSL)加密也很有用。

除了这些核心措施,再加上数据标记和对象级安全性等,还可以使用可插入身份验证模块(PAM)来保护非关系数据;这是一种灵活的方法,用于验证用户身份,同时确保记录事务。最后,还有缺陷注入方法,它通过在协议、数据节点和分布的应用程序级别使用自动数据输入,公开跨站点脚本编写并在 NoSQL 和 HTTP 协议之间注入漏洞。

3. **数据存储和事务日志的安全保障**　存储管理是大数据安全等式的关键部分。使用签名消息摘要为每个数字文件或文档提供数字标识符,并使用一种称为安全不可信数据存储库(secure untrusted data repository,SUNDR)的技术来检测恶意服务器代理对未经授权的文件的修改。

此外还有延迟撤销和密钥旋转、广播和基于策略的加密方案,以及数字权限管理(DRM)。但是,除了在现有基础设施上构建自己的安全云存储之外,目前没有其他替代方案。

4. **端-点过滤和验证**　端-点安全是最重要的,卫生医疗机构可以从使用受信任证书、进行资源测试开始,并通过使用移动设备管理解决方案(在防病毒和恶意软件保护软件之上)仅将受信任设备连接到网络。在此基础上,可以使用统计相似性检测技术和离群检测技术来过滤恶意输入,同时防范 Sybil 攻击(一个实体伪装成多个身份)和身份欺骗攻击。

5. **遵从性和安全性的实时监控**　在处理健康大数据时,数据遵从性是一大难题。在堆栈的每一个级别上通过实时分析安全性直接解决这个问题。通过使用 Kerberos、secure shell(SSH)和 internet protocol security(IPsec)等工具应用大数据分析来处理实时数据。

通过挖掘日志事件,部署前端安全系统(如路由器和应用程序级防火墙),并开始在云、集群和应用程序级别实现整个堆栈的安全控制。此外,要警惕试图绕过大数据基础设施的攻击,以及所谓的"数据中毒"攻击(伪造数据欺骗监控系统)。

6. **细粒度的访问控制**　访问控制有两个核心内容:限制用户访问和授予用户访问。这要求构建和实现在给定场景中选择正确的策略。下面是常见的设置粒度访问控制的方法:

(1) 规范化可变元素和非规范化不可变元素。

(2) 维护访问标签。

(3) 跟踪管理数据。

(4) 使用单点登录(SSO)和使用标记方案来维护适当的数据联合。

7. **审计**　细粒度审计在大数据安全中是必不可少的,尤其是在系统受到攻击之后。可以在任何攻击之后创建一个内嵌的审计视图,并确保提供完整的审计跟踪,同时确保能够方便地访问这些数据,从而减少事件响应时间。

审计信息的完整性和保密性也很重要。审计信息应单独存储,并通过细粒度用户访问控制和定期监视加以保护。确保将大数据和审计数据分开,并在设置审计时启用所有必需的日志记录(以便收集和处理尽可能详细的信息)。

此外,还有数据隐私保护和数据加密方面进行防御,本书有专门章节进行叙述。

二、健康大数据的隐私保护

健康大数据来源复杂,涉及大量的个人隐私和敏感的数据,开放和应用涉及隐私和数据安全问题。这些数据若被滥用,会带来很大的危害。但是又不能将健康大数据封存起来,不开放使用,因为这样就失去了健康大数据的价值,不能对健康大数据进行应用。因此,对健康大数据的隐私保护相对其他行业更重要也更有必要。

(一)健康大数据隐私安全存在的问题

1. 传统的隐私保护技术在大数据时代可能无效。传统的隐私保护在拿到患者数据时,可以通过隐藏、删除个人敏感信息(如身份证号、姓名、住址、联系方式等)来达到保护个人隐私的目的,但是在大数据时代,大数据有着超强分析能力,如关联分析、连接分析、聚集分析、基于历史的MBR(memory-based reasoning)分析等,这些大数据分析挖掘方法会带来隐私泄露的风险。在进行隐私处理的时候,用到的算法、规则都是不一样的,这种情况下,就会对多来源、多类型的数据集进行关联分析和深度挖掘,可能会复原匿名化数据。

2. 健康大数据包括结构化数据、半结构化数据和非机构化数据,是非关系数据库。传统隐私保护技术难以适应非关系数据库。健康大数据基本通过非关系型数据库(NoSQL)进行存储,目前并没有严格的访问控制机制及相对完善的隐私保护工具来适应这种非关系型数据库的保护。

(二)健康大数据隐私保护策略

健康大数据的隐私保护一般在三个阶段进行:数据采集前,该阶段应向患者本人告知数据的采集风险和数据权责等相关事项;数据采集中,这个时候注意数据采集时的传输和存储应该是加密处理的,以防黑客侵入系统后能对数据一览无遗;第三阶段是数据开放研究中的隐私保护问题,这是本书的重点,下面从几个方面叙述在数据开放中如何做到隐私保护:

1. **敏感标识的脱敏保护**　患者在进行健康行为过程中,会有特定标识识别特定患者,如姓名、身份证号、手机号、设备 ID 等,这些信息原则上只有患者本人和其主治医生或直接面对健康管理人员掌握,且只有患者本人能对其信息是否开放具有决定权,其他任何机构和个人不得使用。前面所说,数据必需开放研究才能发挥价值。那么在开放健康大数据过程中,这些敏感的身份标识应该脱敏处理,包括加密或直接删除等方法,对另外一些准标识数据(如年龄、性别等)进行匿名处理,这样可以在保护隐私的基础上加强数据的完整性、准确性。在这过程中可以使用有损连接方法进行研究。

2. **健康大数据的分级隐私保护**　不同类别的患者的隐私保护程度不一样,如果全部患者均按照最高的隐私保护,那么开放的数据就会非常有限,造成数据资源的浪费,产生的应用效率也很低。如果只对核心标识进行保护,那么极大可能造成泄露。所以,应该构建分级隐私保护制度,对不同的人的不同数据对不同对象开放的采取不同隐私保护措施,确保把健康大数据的价值尽可能发挥出来。

3. **基于访问控制的隐私保护**　现阶段健康大数据系统参与的人员众多,很难对隐私进行保护,潜在泄露点随着参与人员的增加而增加。利用访问控制技术,可以对不同的人设置不同的访问权限,如药房管理人员,只能看到医生开具的医嘱,而看不到医生的诊断。目前传统的医疗信息系统,按照系统不同角色设置权限,能达到一定的效果,但是其实现规则和权限分则在大数据时代,其过程显得复杂和困难,难以通过统一的规则来实现设置统一授权,因此,很多情况下需针对特殊情况单独设置,难以实现整体的管理与调整。

4. 采用"可伸缩和可组合"的技术 在不断增长的健康大数据中维护数据隐私是不容易的,可以采用"可伸缩和可组合"的技术,比如差分隐私(最大化查询准确性,同时最小化记录标识)和同态加密(在云中存储和处理加密信息)的方法。除此之外,加强医务及管理人员数据隐私意识培训,关注隐私法律法规,并确保通过使用授权机制维护软件基础设施。最后,可以通过实现"隐私保护数据组合"审查和监视将数据库连接在一起的基础设施来控制来自多个数据库的数据泄露。

三、健康大数据的加密

当健康大数据采集和存储过程时,数据安全主要面临三个问题:保密性、完整性和可用性。前两项与数据隐私直接相关,即,如资料的保密或完整性受到侵犯,将直接影响患者的私隐。本节中将讨论与健康大数据的数据加密问题。

保护个人隐私是健康大数据存储系统的基本要求。现有的一些机制可以满足这一要求。例如,在数据采集传输时,发送方可以使用公钥加密(public key encryption,PKE)对数据进行加密,只有有效的接收方才能解密数据,这样即使有数据在传输过程中被非法拦截获取了,也因为没有密钥而无法解读数据。当数据存储在系统上时,保护用户隐私的方法如下:

1. 基于属性的加密(ABE) 基于属性的加密技术可确保大数据系统中的端到端的大数据隐私。在该加密技术中,数据访问策略由系统管理员定义,数据在这些策略下加密。数据只能由属性满足数据系统管理员定义的访问策略的用户解密。在处理大数据时,通常需要更改数据访问策略,因为系统管理员可能会开放共享数据给不同的对象。当前基于属性的访问控制方案不考虑策略更新。在基于属性的访问控制系统中,策略更新是一项非常具有挑战性的任务。

2. 基于身份的加密(IBE) 该技术是 PKE 的一种替代方案,该方案通过使用电子邮件地址或 IP 地址等人的身份作为公钥,简化基于证书的公钥基础设施(PKI)中的密钥管理。为了保持发送方和接收方的匿名性,提出了基于身份的加密方案。通过使用这些原语,可以对数据的源和目标进行私有保护。IBE 和 ABE 这样的加密方案不支持更新密文接收器。有其他方法可以更新密文收件器。例如,数据所有者可以使用解密然后重新加密模式。但是,如果数据很大,在处理大数据时,解密和重新加密可能会非常耗时,并且由于计算开销而成本高昂。此外,在这种模式下,数据所有者必须始终在线。更新密文接收器的另一种方法是将此任务委托给具有数据所有者解密密钥知识的受信任的第三方。这种方法几乎没有缺点,例如方案依赖于第三方的完全信任,而且由于第三方需要知道有关收据的信息才能进行重新加密,因此无法实现密文接收者的匿名性。

3. 同态加密 由于健康大数据系统参与的人员众多,数据泄露的可能性非常高。保护健康大数据的一种方法是加密数据并将其存储系统上,并允许系统通过加密数据执行计算。完全同态加密是一种加密类型,允许根据加密数据计算函数。只要对消息进行加密,就可以通过直接对加密进行计算来获得该消息函数的加密。同态加密提供了完全的隐私,但它以计算复杂性为代价,有时很难用现有技术实现。

 思考题

1. 如何理解健康大数据的概念和特征?
2. 健康大数据的存储相比传统数据存储有什么特点?
3. 如何进行健康大数据的安全防御?
4. 为什么要对健康大数据进行隐私保护?
5. 简述几种针对健康大数据加密的方法。

(曾 柱)

第十三章 | 医养结合与智慧养老

本章要点
1. **掌握** 医养结合和智慧医养的概念及其内容。
2. **熟悉** 医养结合的几种养老模式和智慧养老系统。
3. **了解** 智慧医养服务平台内容及其发展。

第一节　医养结合概述

一、医养结合概念

医养结合养老模式是指将现有的医疗卫生资源和养老资源进行统筹、重组、有效整合，从而更好地满足老年人养老过程中不同阶段对健康问题的需求，同时合理利用医疗资源，使老年人的生活和生理健康得到照料。不同于传统的生活照料养老服务，医养结合不仅为老年人提供生活照护、文体娱乐服务、心理服务，还提供专业的医疗服务，包括健康教育、医疗保健、体检及疾病诊治、慢病管理及疾病康复甚至临终关怀等，从而实现医疗与养老的优势及功能互补。

现有研究对医养结合养老模式有两种理解：一种观点认为医养结合养老模式服务的目标群体是患慢性疾病、处于大病恢复期、绝症晚期的老年人及养老机构中的残障、失能老人。该观点更强调医的重要性，认为医养结合养老模式的服务核心是老年人的健康管理。另一种观点认为医养结合是一种有病治病、无病疗养的养老模式。该观点把医与养放在同等重要的位置，强调医疗保健服务和养老照料服务的整合，以满足老年人对医疗和照护的普遍需求。

基于以上研究，按照老人不同需求，对医养结合的认识又有如下方面：

"医"主要就是重大疾病早期识别、必要的诊断、治疗、康复训练等。"养"主要包括生理和心理上的护理、用药安全、日常饮食照护、功能训练、日常学习、日常活动、危重生命体征、身体状况分析、体重营养定期监测等服务。利用"医养结合"的发展模式，就是把大病早期识别干预、大病早期康复训练、日常生活、养护疗养、日常学习、护理等综合为一体。

（一）"医"是基础，"养"是核心

通过健康体检、监测等全方位健康管理档案，及时了解、改善身体状况（图 13-1）。

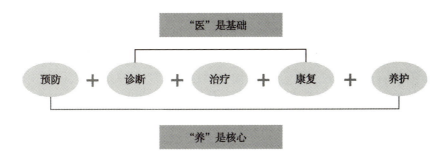

图 13-1　医是基础，养是核心

（二）以"行动自由度"来划分客群

老年人自步入老龄到濒临离世，其生命周期大致包括四个阶段：健康活跃期、辅助生活期、行动不便期、临终关怀期，每个阶段对应着不同生活能力和身体状态的老年人，分别是自理、介助、介护和临终老人（图 13-2）。

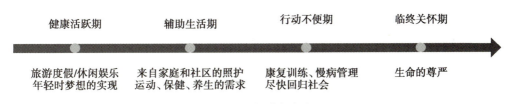

图 13-2　行动自由度

（三）不同阶段的老年群体对"医"和"养"的需求不同

随着身体状况的变化，老年人群对医护的需求是不同的，是多样化、持续性的医养服务体系：健康管理、非正式医疗、正式医疗、临终关怀（图 13-3）。

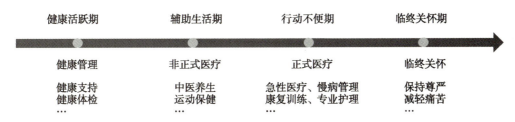

图 13-3　医养需求的不同

（四）多彩的生活与医疗安排同样重要

老人自尊心更强，希望能掌握生活选择权，而非将老年人区别为特殊人群对待，否则将降低老年群体的"快乐指数"（图 13-4）。

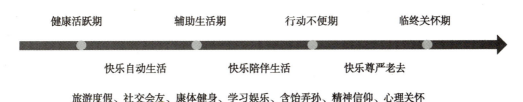

图 13-4　老年生活

二、医养结合养老模式发展现状

随着我国步入老龄化社会,人口老龄化程度逐渐增高,我国人口出现高龄化、空巢化趋势,加之独生子女政策的实行,失独老人数量增多,需要照料的失能、半失能老人也呈现上升趋势。伴随老龄化而来的健康问题对现行养老和健康体系带来严峻的挑战。因此,需要创新养老模式,在养老服务中树立健康理念,强化医疗服务,整合现有医疗服务与养老服务资源,推动新的医养结合模式的发展。

(一)不同阶段的老年群体对"医"和"养"的需求不同

马斯洛需求层次理论精炼地提出了人们所有的需求,当然包括老年群体的需求意愿:生理需求、安全需求、社交需求、尊重需求和自我实现需求(图 13-5)。

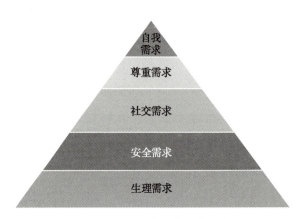

图 13-5　马斯洛需求层次理论

(二)老年人患病率高于普通人群,对医疗服务依赖性更强

根据国家卫生健康委员会的调查,慢性病患病率成为影响老年人群健康的主要问题。到2018 年,我国老年人口超 7 成有慢性病,多病共存现象普遍。

(三)医疗和养老资源紧张

我国是世界上老年人口最多的国家,老龄化速度较快。失能、半失能老年人口大幅增加,老年人的医疗卫生服务需求和生活照料需求叠加的趋势越来越显著,健康养老服务需求日益强劲,目前有限的医疗卫生和养老服务资源以及彼此相对独立的服务体系远远不能满足老年人的需要,迫切需要为老年人提供医疗卫生与养老相结合的服务。加强医疗卫生服务对养老服务的支撑,支持医疗机构进入养老机构、社区和居民家庭提供医疗服务,探索医疗、社会、家庭、临终关怀一体化的社区养老新模式。

三、医养结合模式

中国人的养老观念倾向于选择居家养老,我国提出 9073 概念,形成以 90% 居家养老为基础,7% 社区养老为依托,3% 机构养老为补充的中国养老模式。

医养结合是在政府的统筹规划下,调动各方力量的参与,整合已有的医疗、养老等资源,由接受专业技能培训的人员对老年人提供医疗、康复、生活照料、心理疏导、临终关怀等为一体的服务,主要有以下几种模式:

(一)养老机构增设医疗服务

养老机构可根据服务需求和自身能力,按相关规定申请开办老年病医院、康复医院、护理院、中医医院、临终关怀机构等,也可内设医务室或护理站,提高养老机构提供基本医疗服务的能力。

（二）医疗机构设立养老机构

医疗机构面向老年人开展集中居住和照料服务,申请养老机构设立许可,民政部门予以优先受理,颁发养老机构设立许可证。对于无内设养老机构,但具有养老服务需求的医疗机构,民政部门指导其与养老机构建立协作机制,开展一体化的健康和养老服务。

（三）医疗结构与养老机构合作

养老机构与周边的医疗卫生机构开展多种形式的协议合作,建立健全协作机制,本着互利互惠原则,明确双方责任。医疗卫生机构为养老机构开通预约就诊绿色通道,为入住老年人提供医疗巡诊、健康管理、保健咨询、预约就诊、急诊急救、中医养生保健等服务,确保入住老年人能够得到及时有效的医疗救治。养老机构内设的具备条件的医疗机构可作为医院(含中医医院)收治老年人的后期康复护理场所。

（四）医养结合进社区、家庭

充分依托社区各类服务和信息网络平台,实现基层医疗卫生机构与社区养老服务机构的无缝对接。发挥国家卫生健康委员会系统服务网络优势,结合基本公共卫生服务的开展为老年人建立健康档案。为社区高龄、重病、失能、半失能以及计划生育特殊家庭等行动不便或确有困难的老年人,提供定期体检、上门巡诊、家庭病床、社区护理、健康管理等基本服务。

第二节　智 慧 养 老

一、智慧养老的含义

智慧养老是利用物联网、云计算、大数据、智能硬件等新一代信息技术产品,能够实现个人、家庭、社区、机构与健康养老资源的有效对接和优化配置,推动健康养老服务智慧化升级,提升健康养老服务质量效率水平。为加快智慧健康养老产业发展,培育新产业、新业态、新模式,促进信息消费增长,推动信息技术产业转型升级。

智慧养老是面向居家老人、社区及养老机构的智慧养老服务平台,并在此基础上提供实时、快捷、高效、低成本的,物联化、互联化、智能化的养老服务。平台以养老服务为基础,以老人、亲属、养老机构、服务机构、政府为服务核心,整合各类养老服务资源,就近提供各类养老服务,实现服务选择、服务订购、服务交易、服务派单、服务过程跟踪、服务质量监管等功能,满足各类角色多样化的服务需求。

二、智慧养老的背景

我国现阶段在老年人权益保障和养老服务业发展等方面的法规政策不断完善;基本养老、基本医疗保障覆盖面不断扩大,保障水平逐年提高;以居家为基础、社区为依托、机构为补充、医养相结合的养老服务体系初步形成;老年宜居环境建设持续推进,老年人社会参与条件继续优化;老年文化、体育、教育事业快速发展,老年人精神文化生活日益丰富;老年人优待项目更加丰富、范围大幅拓宽,敬老养老助老社会氛围日益浓厚,老年人的获得感和幸福感明显增强。

我国智慧养老产业从 2012 年起步,经历了倡导、试点阶段,从 2017 年开始进入全国推广、快速发展阶段。2017 年 2 月,工业和信息化部、民政部、国家卫生计划委员会联合发布了《智慧健康养老产业发展行动计划(2017—2020 年)》,标志着第一个国家级智慧养老产业规划出台,我国智慧养老产业迎来了发展的快速期、黄金期。服务需求急剧增长,政策支持力度加大,技术产品创新加快,市场规模迅速扩张,服务模式和业态创新持续推进,产业效益初步显现等,是这个阶段智慧养老产业发展的主要特征。

我国正处于工业化、城镇化、人口老龄化快速发展阶段,生态环境和生活方式不断变化,健康、养老资源供给不足,信息技术应用水平较低,难以满足人民群众对健康、养老日益增长的需求,我国未来老龄化将面临诸多挑战。

（一）智慧养老需求持续增长

老年人口增长、消费能力提高、互联网及电子信息产品快速发展,推动智慧养老需求持续增长。

1. 健康和生命安全保障需求凸显　随着经济发展和人们生活水平的提高,我国人口平均预期寿命逐渐延长,根据国家统计局数据,目前,我国失能和部分失能老人近 4 000 万,80 岁以上高龄老人近 2 500 万。以城市老年人群为例,据统计,一半以上的城市老年人患有 2 种以上不同程度的慢性病,并且伴随着不同的并发症。总体来看,城市老年人群的身体健康和心理健康状况都不如人意。同时,随着家庭结构小型化趋势的发展,空巢独居老年人越来越多,高龄独居老年人的数量也在不断攀升。现有的医疗健康服务体系难以满足老年人在健康管理、紧急救助等方面日益增长的需求,需要依托信息科技、跨专业整合有效利用资源,为老年人提供高质量、高效率的健康服务。

2. 老年人接受教育水平和消费能力显著提高　随着 20 世纪 60 年代出生的人口进入老年期,我国老年人受教育程度显著提高,对互联网、智能手机等电子产品及相关服务的接受度也明显提升。《中国互联网发展状况统计报告》相关数据显示,自 2012 年起,我国互联网逐渐向中老年普及,中老年群体成为中国网民增长的主要来源。据 2018 年 6 月人民网舆情数据中心和腾讯公司发布的《中老年人上网状况及风险网络调查报告》数据,有三成中老年人每天上网超过 3h,中老年手机网民占比超过 95.6%。

在互联网消费领域,尽管中老年消费市场仍然不受重视,但自 2010 年以来,我国中老年群体的网络购物人数和消费金额均迅速提高,而且每年保持惊人的增长速度,年环比增长率达 200% 以上。中国消费者协会调查报告显示,互联网已经成为老年消费者获取信息的第三大渠道,对老年消费者的消费观念和消费行为产生了深远影响。中国国际电子商务中心内贸信息中心与京东战略研究院联合发布《老年网络消费发展报告》显示,老年人网络消费注重身心健康发展。一方面老人对身体健康追求和疾病防治意识加强,医药保健用品成为老年消费者最关注的商品。另一方面,老年群体追求精神文化生活的丰富,对电子产品商品也表现出较强的偏好。中老年群体具备较大的消费潜力,智慧养老领域的企业应创新技术服务,进一步拓展这个新市场。

3. 智慧养老产业增长潜力巨大　随着市场机制不断完善,智慧健康养老业务将持续健康发展。企业开发和运用智能硬件,利用移动互联网、云计算、物联网、大数据等智能化、信息化技术手段采集、分析老年人相关数据,理清不同群体的健康养老需求,进而针对个性化需求,推进设计研发、生产制造、供应链管理等环节的改造,打造基于个性化、定制化产品的服务模式和商业模式。企业进一步整合智慧健康养老市场信息,挖掘细分市场需求和发展趋势,为其开展个性化、精准化定制提供决策支撑。智慧健康养老服务新业态不断发展,与养老服务业结合,居家养老服务模式不断创新,老年人健康管理、紧急救援、精神慰藉、服务预约、健康评估、物品代购等服务得到推进。

目前,国内人均健康管理信息化投入约 2.5 美元,仅为美国人均健康管理信息化投入（近 85 美元）的 3%。我国智慧健康养老产品潜在用户群十分庞大,《2018 中国智慧健康养老产业投资价值百强研究》的数据显示,到 2020 年将达到 5 万亿元的市场空间。

（二）政府推动扶持力度持续加大

1. 明确"智慧养老"的产业定位　2015 年,国务院发布了《关于积极推进"互联网+"行动的指导意见》,首次明确提出支持智慧健康产品创新和应用、促进智慧健康养老产业发展的要求,并就护理看护、健康管理、康复照料、养老服务等领域提出工作任务,确立了智慧养老作为国家新兴产业的定位。

2. **实施产业发展行动计划** 2017 年,工业和信息化部、民政部、国家卫生健康委员会联合发布了《智慧健康养老产业发展行动计划(2017—2020 年)》,对智慧养老产业发展做出了规划部署。文件要求重点推动智慧健康养老关键技术和产品的研发,通过关键技术、核心部件、重点产品的研发和国产化,相关产品和服务的推广应用,制订相关产品及数据服务标准等手段,破解智慧健康养老产业发展在智能硬件上的障碍瓶颈,推动智慧养老成为各级政府的一项重要工作。

3. **开展试点示范工作** 2017 年 7 月、2018 年 9 月和 2019 年 6 月,三部委 3 次发布《开展智慧健康养老应用试点示范的通知》,根据各地申报情况,第一批在全国范围内评选出 53 家示范企业、82 个示范街道(乡镇)、19 个示范基地;第二批在全国范围内评选出 26 家示范企业、48 个示范街道(乡镇)、10 个示范基地;第三批在全国范围内评选出 38 家示范企业、39 个示范街道(乡镇)、23 个示范基地。

4. **建立协同工作机制** 按照《行动计划》的要求,三部委建立了部级联席会议制度,密切协作配合;在省一级建立省级联席会议制度,加强统筹协调,共同研究解决行动计划落实过程中遇到的重大问题,推动智慧养老产业发展。

5. **完善多元化资金投入机制** 政府通过推动中央专项资金和地方财政资金集约化整合和精准投放、扩大政府购买服务范围等充分发挥财政资金的扶持作用,加大对智慧健康养老产业的扶持力度。同时,积极探索与国有资本投资公司的合作,通过 PPP 模式、发起设立智慧健康养老产业投资基金等方式,引导社会资本投资智慧养老,参与相关产品、技术、服务推广。

6. **推进标准体系建设** 在我国智慧养老发展之初,标准体系建设问题就已引起相关部门的关注:2013 年,国家标准委开展社会管理和公共服务标准化试点,其中就包括智慧养老服务的标准化关注;2014 年 2 月,民政部、国家标准化管理委员会、商务部、国家质检总局、全国老龄办等五部门联合出台《关于加强养老服务标准化工作的指导意见》,要求各地进一步加强养老服务标准化建设,加强人才和信息化建设。

(三)智慧养老发展支撑体系基本形成

1. **政策体系框架基本形成** 从国家的宏观层面,到地方政府的具体执行层面,各级政府部门都把"智慧养老"作为养老服务业创新发展的重要任务,有关智慧养老的产业导向、产品应用、服务创新、资金扶持、市场监管等政策频频出台,从宏观到具体,使政策支持更具有可行性。我国 2017—2018 年智慧医疗和养老相关政策如表 13-1 所示。

表 13-1 2017—2018 年智慧医疗和养老相关政策

时间	政策名称	政策内容	备注
2017.02	国务院关于印发"十三五"国家老龄事业发展和养老体系建设规划的通知	到 2020 年,居家为基础、社区为依托、机构为补充、医养相结合的养老服务体系更加健全	综合型政策
2017.02	智慧健康养老产业发展行动计划(2017—2020 年)	到 2020 年,形成覆盖全生命周期的智慧健康养老产业体系	智慧健康养老政策
2017.06	关于印发《服务业创新发展大纲(2017—2025 年)》的通知	全面放开养老服务市场,加快发展居家和社区养老服务,支持社会力量举办养老服务机构,鼓励发展智慧养老	综合型政策
2017.06	国务院办公厅关于制定和实施老年人照顾服务项目的意见	发展居家养老服务,为居家养老服务企业发展提供政策支持;加大推进医养结合力度,鼓励医疗卫生机构与养老服务融合发展;倡导社会力量兴办医养结合机构	综合型政策

续表

时间	政策名称	政策内容	备注
2017.08	关于运用政府和社会资本合作模式支持养老服务业发展的实施意见	鼓励运用政府和社会资本合作（PPP）模式推进养老服务业供给侧结构性改革，加快养老服务业培育与发展	鼓励民间资本政策
2017.11	关于确定第二批中央财政支持开展居家和社区养老服务改革试点地区的通知	确定北京市西城区等28个市（区）为第二批中央财政支持开展居家和社区养老服务改革试点地区	综合型政策
2018.01	关于进一步加强和改善老年人残疾人出行服务的实施意见	加强和改善老年人、残疾人无障碍出行服务为核心，加快无障碍交通基础设施建设和改造，鼓励推广应用无障碍出行新技术、新设备，提升服务水平	养老服务
2018.04	国务院办公厅关于促进"互联网+医疗健康"发展的意见	推动智慧健康养老产业发展和应用推广，工业和信息化部、民政部、国家卫生健康委员会在第一批智慧健康养老应用试点示范建设工作的基础上，决定组织开展第二批智慧健康养老应用试点示范工作	互联网+养老
2018.05	民政部 财政部 关于确定第三批中央财政支持开展居家和社区养老服务改革试点地区的通知	确定第三批居家养老试点地区，重点打造社区居家养老示范区	社区居家养老
2018.05	关于行业标准《居家老年人康复服务规范》《老年人助浴服务规范》公开征求意见的通知	发布居家老年人康复及助浴服务标准两大意见征求稿	养老服务规范
2018.06	关于促进护理服务业改革与发展的指导意见	完善护理服务体系，增强服务团队建设，提高服务供给及服务能力	养老护理
2018.07	民政部办公厅关于贯彻落实国务院常务 会议精神做好取消养老机构设立 许可有关衔接工作的通知	激发养老服务业创新活力，做好正式实施养老机构设立许可前管理工作	养老机构
2018.07	中国银保监会关于扩大老年人住房反向抵押养老保险开展范围的通知	进一步深化商业养老保险供给侧结构性改革，积极发展老年人住房反向抵押养老保险，对传统养老方式形成有益补充，满足老年人差异化、多样化养老保障需求，我会决定将老年人住房反向抵押养老保险扩大到全国范围开展。	养老保险，房产养老
2018.08	民政部办公厅关于进一步做好养老服务领域 防范和处置非法集资有关工作的通知	针对老年人的非法集资行为进行规范要求，保障老年人合法权益	养老服务
2018.08	民政部办公厅 财政部办公厅 关于开展第二批居家和社区养老服务改革试点工作绩效考核的通知	针对第二批居家社区养老服务改革点进行全面考核	社区居家养老
2018.08	民政部办公厅 财政部办公厅 关于开展居家和社区养老服务改革试点 跟踪评估工作的通知	针对第二批居家社区养老服务改革点进行全面评估	社区居家养老
2018.09	关于开展第二批智慧健康养老应用试点示范的通知（工信厅联电子〔2018〕63号）	推动智慧健康养老产业发展和应用推广，企业申请智慧养老示范点工作通知安排	智慧养老

2. **技术产品研发应用力度加大**　移动互联网、物联网、大数据等核心技术的发展,以及人工智能穿戴设备、服务平台等产品的研发,为我国实施智慧养老模式提供了技术支撑。提前采用"互联网+养老"创新模式的各大企业,如今已经进一步明确了智慧养老的市场化主体,以提高老年人生活品质为宗旨,注重产品的便捷性和实用性,探索将能够运用到智慧养老领域的新技术,如定位、检测、传感、预警、监护等,运用到设备、产品的研发中,与居家、社区养老相结合,以各种先进技术为基础打造优秀的产品。

3. **专业人才队伍不断扩大**　近年来,我国连续出台了多个有关养老服务体系和养老服务人才队伍建设的文件。2014 年 6 月,国家出台《关于加快推进养老服务业人才培养的意见》,提出建立养老服务人才培养培训体系的要求。2017 年发布的《"十三五"国家老龄事业发展和养老体系建设规划》中明确提出"在养老服务、医养结合、科技助老等重点领域,每年培养造就一批高层次人才",养老服务专业人才队伍呈现不断壮大的趋势。

三、智慧养老系统及关键技术

智慧养老依托于先进的信息技术,以科学技术推动养老产业发展,缓解社会的养老压力。信息技术的发展能够带动社会进步,其中云计算技术、物联网技术、大数据技术、人工智能技术和5G技术的出现都给社会发展创造了新的空间,为远程医疗监护服务、智能家居系统提供了广阔发展前景,智能社区医疗服务将成为智慧养老发展的一个必然趋势,这也对养老服务信息化建设的标准化和精细化以及政府部门职能作用的加强提出了更高要求。

(一)智慧养老系统现状

1. **发展背景**　智慧养老采用当下最先进的技术手段,智能化地为老年人提供服务。利用物联网技术,通过各类传感器,可远程监控老年人的健康指数。利用无线传感网、云计算、大数据技术手段,可将老人和相关的医院、社区工作人员和医生紧密联系起来。

2. **发展现状**　科学技术是第一生产力,人类物质文明和精神文明的进步依赖于科学技术,科技智慧养老服务运用已经成熟的技术手段,依托于物联网和互联网技术,结合通信和智能感知控制技术,实时监控老年人的身体状况,使老人与医疗服务机构的工作人员紧密地联系起来,定期智能化地为老人提供生活指导建议。

3. **未来发展**　在相关政策支持下,我国已经开始对智慧养老的研究。例如,研发为老年人定制的无创血糖检测仪、具有危险报警功能等的智能设备。

(二)智慧养老系统关键技术

1. **可穿戴智能设备技术**　可穿戴智能设备是指可以安装在人和物品上,利用传感器节点,传递和处理信息的电子设备。目前可穿戴设备主要应用于娱乐社交、运动健身和医疗监测领域。

可穿戴智能设备可以采集用户的血糖、血压、心率等身体健康数据和环境监控数据,对不同时间点的数据进行对比并分析,将采集后的数据发送给无线网关(如小型手持便携式无线装置,数据异常时会发出报警信号),网关再将数据传回远端服务平台等,平台对信息处理后,推送给相关医生或医疗养老机构,医生进行专业、全面的分析并及时给出指导或治疗建议。可穿戴设备的特性恰好可以满足老年人对日常生活中的健康监控、行为分析以及出行定位等的需求。

用于监控老人的可穿戴设备系统包括三个基本单元:传感单元、处理单元、通信单元。传感单元用于芯片采集用户体征数据和信号,处理单元对采集到的数据进行分析处理,通信单元将处理后的数据传递到网关。其中传感单元的微型化以及微电子电路是可穿戴设备的重要技术之一。传统的传感设备应用硬件存储收集生理信号,不适合长期监测。微型电路可具有传感功能、微控功能和数据传输的功能,目前已应用于运动以及相关领域的健康监测系统中。

完备的可穿戴智能设备需要具备多种传感器构成传感器网络,现有的无线通信技术使得传感器网络更加可靠便利。无线通信技术将各类传感器整合为一个整体的传感网,此技术需满足低成本、低功耗、硬件微型化三个条件。而 Wi-Fi、Zigbee、蓝牙(Bluetooth)技术的快速发展,给无线传感器网络(wireless sensor network,WSN)提供了有力的技术支持,使得 WSN 在满足低成本、低功耗的前提下,保证高速的传输和数据的准确性。可穿戴设备会将收集到的数据传输至远端的服务系统进行随访调查和数据分析。收集到的数据会通过相应的分析技术,如数据挖掘、数据分析、模式识别等,使用户的基本健康信息能够被实时地监测和观察到。

可穿戴智能设备在医疗卫生领域主要用于健康监护、家庭康复、安全监测等几个方面。目前已经采用无创连续监测技术的血糖、血压监测可穿戴设备,极大地方便了老年人对于慢病的监测,做到早预防早治疗,省去了相应的人力资源,节约医疗资源。

2. 基于物联网的健康信息传输采集技术　基于物联网的健康信息传输是利用无线传感网、互联网提供的信息高速通道,完成对健康数据的实时读取、信息交换传输、远程控制等功能。在底层用传感器、移动终端、摄像头、全球定位系统(global positioning system,GPS)、传感器网络等,识别人体各部位,利用无线传感器设备完成对患者的生理指标数据的实时采集;网络层通过无线网络和互联网底层获取的信息进行传递、汇集和处理;应用层利用物联网技术实现智能化:数据分析、健康诊断、健康主题研究、健康状态评估、健康干预、健康提醒、预警、紧急救治等。

3. 医养调度决策分析技术　通过网络连接,传感器将老人的信息传输到数据中心,大数据分析出老人的健康状态,负责管理该老人的医生对应收到数据信息,并及时对老人的症状进行对症下药。

在老人身上装上 GPS 定位仪器和健康状态检测仪器,当老人身体出现不适时,仪器会立刻报警并将位置信息和老人健康信息通过网络传输到离老人最近的社区医院或者医疗机构,医院或机构会马上收到信息并派出相关人员对老人进行治疗和护理。

4. 云计算与大数据技术　云计算与大数据结合采用虚拟化技术、分布式数据处理技术、海量数据存储技术。通过虚拟化技术可实现软件应用于底层硬件相隔离,它包括将单个资源划分成多个虚拟资源的裂分模式,也包括将多个资源整合成一个虚拟资源的聚合模式。分布式计算处理数据,运用 MapReduce 模型提供数据的存储访问、数据块划分、计算节点调度管理、数据通信、结果收集、容错管理、性能优化等,通过分布式计算模型实现对结果预测和分析。海量数据存储技术利用数据库存储原理和分布式 CAP[consistency(一致性)、availability(可用性)、partition tolerance(分区容错性)]原理,通过挑选 NOSQL、SQL、Orale、Facebook 等多种数据处理模式,选择一种来对数据进行对数据分析处理。

5. 基于 HL7 协议的医养产业化数据共享与交换标准　按照 HL7 协议标准首先提取并规范化数据,将分散的在各个数据中心的数据从它们的原始数据库中提取出来,并在不改变数据具体内容的情况下,将它们转换为符合 HL7 RIM 的标准化数据,再放入新的数据库中。然后根据实际数据的特征和查询服务的需求,对规范化数据库中的数据进行拆分、重组、聚合等操作,建立数据仓库。

(三)智慧养老未来发展趋势分析

1. 低功耗、微型化智能传感技术　发展适用于智能健康养老终端的低功耗、微型化智能传感技术,室内外高精度定位技术,大容量、微型化供能技术,低功耗、高性能微处理器和轻量操作系统。加强健康养老终端设备的适老化设计与开发。突破适用于健康管理终端的健康生理检测、监测技术。支持大容量、多接口、多交互的健康管理平台集成设计。

2. 大数据、人工智能技术　推进健康状态实时分析、老人健康综合评估分析、健康大数据趋势分析等智能分析技术的发展。通过对老人的实时监测和医养决策调度指南,建立基于大数据和人工智能技术的分析系统,为医生诊疗提供辅助决策。

3. 智能健康养老服务产品　针对家庭、社区、机构等不同应用环境,发展健康管理类可穿戴设备、便携式健康监测设备、自助式健康检测设备、智能养老监护设备、家庭服务机器人等,满足多样化、个性化健康养老需求。

第三节　智慧医养一体化

一、智慧医养一体化方案顶层设计

人口老龄化的客观事实促使健康医养产业快速发展,同时也为养老服务、医疗保障等带来严峻挑战。包含安全照顾、健康管理、生活服务、精神关怀在内的综合性养老服务不能完全满足老人及其亲属日益增长的养老需求。而医疗资源结构不合理、布局不均衡,优质医疗资源偏少,社会办医整体实力不够强,也不能满足社会的需求。

针对传统的养老和医疗方式存在客观局限,"智慧+医养"的一体化设计,成为解决以上问题的关键方案。完善的智慧医养顶层设计方案能为政府提供信息化支撑、为老人提供完善的医养服务体系和保障(图 13-6)。

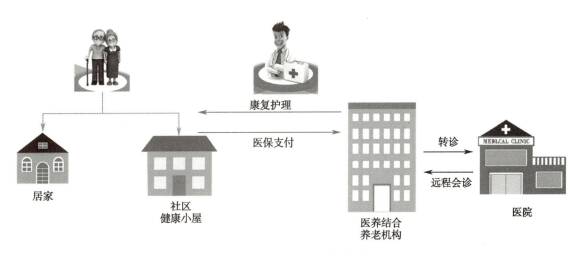

图 13-6　智慧医养服务体系

（一）智慧医养服务方案设计

智慧医养服务平台服务内容覆盖安全守护、精神慰藉、健康管理、医疗护理、健康宣教、生活照料和运营监管等智慧医养服务。其服务对象包括适龄老人、老人亲属、政府职能部门、医疗机构、养老机构、服务机构等(图 13-7)。

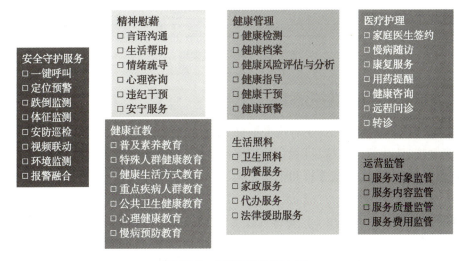

图 13-7　智慧医养服务内容

（二）智慧医养技术体系设计

智慧医养服务平台以大数据、云计算、物联网、人工智能等新一代信息技术作为支撑手段，通过采集和分析人体特征、居家环境等数据，实现机构、社区、居家医养业务和数据的统一管理，实现健康数据智能采集、智能监测、智能管理和使用。

智慧医养服务平台总体架构由基础设施层、数据资源层、应用支撑层、应用层、交互层、平台安全保障体系、平台运行维护保障体系构成。架构图如（图13-8）：

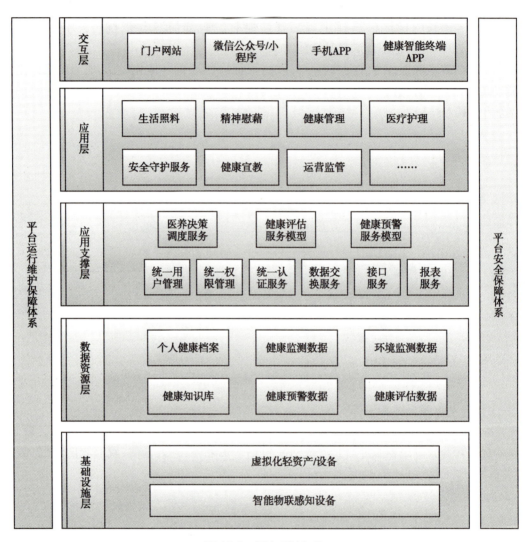

图 13-8　平台系统架构

二、智慧医养一体化信息化方案

智慧医养服务平台主要包括：注册建卡系统、个人健康档案系统、亲人关怀系统、机构管理系统、服务商系统、医生管理系统、可视化健康终端系统、健康数据采集系统、健康知识库系统、老人健康综合评估系统、大数据分析和预警系统、接口系统、云端后台管理系统、应用基础支撑系统。

1. 注册建卡系统　老人使用二代身份证读卡器读取个人身份证信息，上传个人基本身份信息，开通平台账户。

2. 个人健康档案　实现健康监测、健康监护、健康日志、健康档案、关爱视频、亲人关怀、医生管理、个人账户等功能。管理和查看个人健康档案信息,记录体检、预警信息等,形成个人健康画像。

3. **亲人关怀系统** 提供给老人亲属使用,通过其老人关联,子女可通过系统查看老人健康数据、告警信息等。

4. **机构管理系统** 管理人员能够使用二代身份证阅读器,帮助老人在平台上注册身份信息、管理老人档案数据、查看老人健康状况、健康预警。

5. **服务商系统** 本地养老服务商家提供养老服务,商家可利用平台进行接收服务订单,查看处理、未处理的工单的详细信息,以及管理服务项目信息。

6. **医生管理系统** 医生管理系统支持医生在此系统与患者签约,可以查看与自己关联患者的健康档案,为患者提供健康评估、患者管理、咨询回答、远程问诊、随访管理、预约转诊等业务。

7. **可视化健康终端系统** 包括医生端 App 和个人 App。

8. **健康数据采集系统** 实现体检设备、健康监控设备数据信息的实时采集,将采集的数据封装成标准协议格式通过无线网关,自动传送到数据管理中心,平台自动更新健康档案库。

9. **健康知识库系统** 健康知识库系统能够对健康资讯、养生信息、健康知识、膳食指导、运动指导、慢病管理等内容的视频、图片、PPT 文件等进行方便的分类管理,系统中的资讯可通过电脑、手机进行方便的播放展示。

10. **老人健康综合评估系统** 根据量表制定出适用于临床的综合评估指标,综合医养专家知识体系,结合医生他评的数据,分析患者健康状况,提供健康分析报告。

11. **大数据分析和预警系统** 实现基础数据的管理和统计,调度任务能实时显示数据解析、信息推送过程中的监控和报警,能动态管理调度任务模型,决策分析能针对个体使用深度语义分析、多维度参照解析等先进算法,完成采集的生命体征大数据的智能分析,为个人提供健康分析报告。

12. **接口系统** 为信息采集、聚合提供多种信息接口标准,为第三方系统信息导入提供支持;提供组件化的数据接口,保证多平台数据交换与应用整合。

13. **云端后台管理系统** 后台管理系统为平台管理员提供平台运行使用说明。主要包括首页、健康管理、设备管理、数据采集管理、信息推送、知识库管理、报表统计、信息发布、基础数据管理和系统管理几大功能模块。

14. **应用基础支撑系统** 应用基础支撑系统包括统一信息门户、统一组织机构管理系统、统一用户管理系统、统一权限管理系统、统一身份认证系统、统一检索系统、统一报表平台。

三、智慧医养一体化智能化方案

(一)健康小屋

健康小屋一般是由公共卫生机构提供给人们的,用于体检测量、干预指导、健康宣教、知识获取等的场所。主要包括自助检测健康一体机、中医体质辨识、慢病干预仪器等设备,数据通过计算机设备及网络传输,数据经平台处理后,推送给相关人员(图 13-9)。

健康小屋由健康小屋服务区、综合健康体验区、血糖测量体验区、血压测量体验区、健康宣教及自助服务区、智能化居家健康体验区、健康自助查询及打印区和休息区组成(图 13-10)。

健康小屋人均使用面积需经过科学测算,进行合理规划。环境规划建设充分考虑老年人活动空间,将通道、走廊等公有空间进行适当调整,防止出现碰撞、摔倒等伤害。

装修材料均选用环保材料,无毒、无污染、无辐射。墙体拐角等使用软性材料,墙面腰线等细

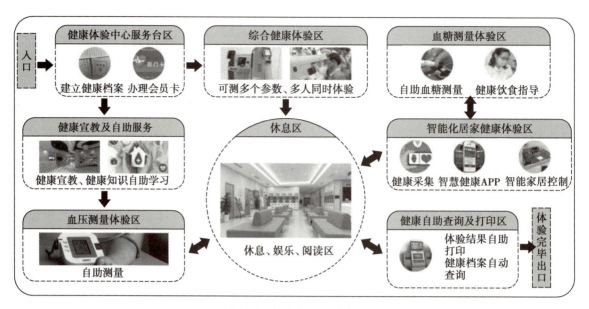

图 13-9　健康小屋体验流程

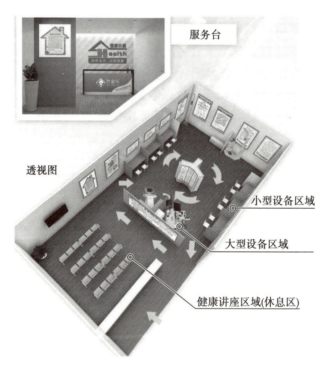

图 13-10　健康小屋透视图

节充分考虑老人行动和休息。场地装修需体现统一的装修风格,如标识、色调、布置等。

(二)智能老人腕表

　　智能老人腕表产品基于物联网、传感器、移动互联网、现代通信技术及各类集成电路而成,以社区和居家养老为服务方向,为老人提供健康监测服务。腕表主要功能包括通话、血压监测、血氧监测、心率监测、定位服务、出行记录、运动记录、睡眠记录等。养老机构、老人亲属可以通过智慧医养服务平台的后台或者 App 实现对老人的实时监测、日常生活监护、健康状况分析等管理。同时,系统具有健康自动报警、一键呼叫等功能。医护人员可以根据腕表上传的数据,为老人提供快捷高效的关怀和服务。

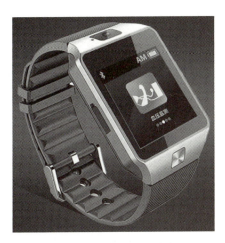

图 13-11　智能老人腕表

1. **腕表功能**　腕表配备低功耗主控芯片,内置 SIM,采用 GSM 和 GPRS 通信模式,用于老人拨打电话。同时腕表和后台的数据、指令交换通过 GPRS 进行(图 13-11)。

智能腕表佩戴在手腕位置,腕表背部装有传感器,检测心率、血压、血糖指标。心率血压监测精准度与医疗级的心率带基本一致,心率监测能实时获得佩戴者的心率值,对老人的生命体征进行实时监测,同时还设定了心率值报警范围,超出设定的范围会自动报警,在老人心率异常时能及时进行救助。

智能腕表内置重力感应芯片,集成运动、睡眠算法,可以计算并上传老人一天内的行动步数、卡路里消耗和睡眠状态数据,根据这些数据可以详细了解佩戴者的运动、睡眠状况,有针对性地对老人进行关爱和帮助。

智能腕表主控芯片集成了基于位置服务(location based service,LBS)定位模式,定位距离误差少于 20m。老人的位置信息按照预设的时间间隔上传,有助于亲属及时地了解老人的准确位置,快速找到老人。定位功能还包括实时位置查询、行动轨迹查询和电子围栏等功能。

智能腕表还具有智能提醒、自动报警、喝水提醒、紧急呼叫、时钟等功能,后台和 App 可以设置提醒参数,对老人进行日常生活提醒;能在老人心率异常、长久未动和离开电子围栏设定区域时自动报警,通过后台推送告知相关人员。

2. **腕表作用**　智能老人腕表适用于各类型的养老服务,如养老机构、社区、医院等对老人的群体管理,老人亲属对居家老人的管理。

(1)腕表对老人的运动数据、健康指数的采集功能,可以有效协助机构、社区、医院、老人家属对老人进行监测、了解并进行预警。

(2)运动轨迹查询、实时位置查询和电子围栏功能可以有效协助养老机构和家人对佩戴者进行监测、了解并进行预警。

(3)心率异常、脱离活动范围,腕表可以向平台发出警告,相关医护人员和老人亲属能接受到消息

(4)一键呼叫功能,让佩戴者遇到紧急情况时更方便地实施紧急求助。

(三)人工智能在智慧医养的应用

1. **智慧居家服务**　90% 中国家庭选择更符合中国传统与国情的居家养老,最大的老年群体,他们身体状态良好,生活完全能自理,自认为不需要养老服务,但是他们缺乏一个更适合长者需求的养老居家环境。同时,我国失能老人、高龄老人、空巢老人数量巨大。这部分人多数分散居住在各自家庭中,其养老不仅有生活照料、精神慰藉问题,更有医疗护理问题。在传统的居家环境中,运用智能设备,能很好解决情感需求和护理需求问题:

(1)居家健康数据采集系统:居家老人可以使用健康监测仪器(比如心电仪、血氧仪、血压仪、血糖仪)来测量身体的各项健康指标,测量的信息会自动传送到平台,当监测到健康状况异常时,系统会自动提示养老机构人员,也会自动给老人子女发送必要的短信息,告诉子女老人的健康状况异常,请及时去就诊。

(2)陪护机器人:陪护机器人增进老人情感陪护,提供娱乐休闲互动,亲人能分享网络电子相册给老人排忧解闷。

(3)智能居家及安防监控:烟雾、燃气、浸水传感器,第一时间感知警情并上报。通过人体红外感应器,监测老人在家里走动信息;视频终端通过无线信号连接门磁感应器,监测各门窗开关事件(图 13-12)。

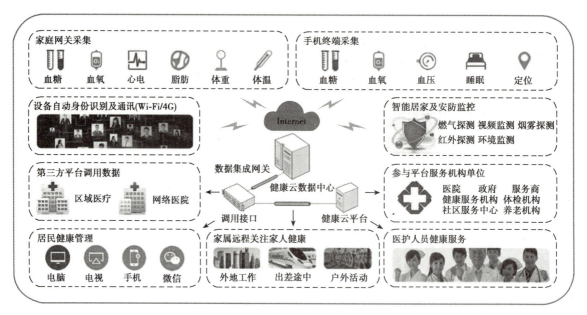

图 13-12　居家服务

2. 语音转写在医护人员随访中的应用　在智慧医养应用中,一个或多个养老机构与医疗机构签订合作协议,建立双向转诊机制,医疗机构提供医疗服务,养老机构负责后期康复以及稳定期的照护服务。当患者出院转回养老机构后,医院会对曾在医院就诊的患者以通信或现场走访的方式,进行定期了解患者病情变化和指导患者康复。

医生在对患者如需现场检测,医生会携带便携式随访箱,对患者进行身体健康检查和问答记录,在此场景中,医生如果用笔记录患者主诉,可能会产生记录不全等问题,因此,如果有一个语音转写功能,能解决此问题。

实时语音转写(real-time ASR)功能是语音识别的一种,医生使用手机 App 通过语音录入记录患者主诉,实时语音转写是基于深度全序列卷积神经网络框架,通过 WebSocket 协议,建立应用与语言转写核心引擎的长连接,将音频流数据实时转换成文字流数据结果。

(1) 支持个性化热词:医生可将一些非常见的词汇上传至识别引擎,在转写的音频中,出现该词汇可将其识别出来,提高识别准确率。

(2) 中文标点预测:运用超大规模的语言模型,智能预测语境,提供智能断句和标点符号的预测。

(3) 文字格式智能转换:对结果中出现数字、日期、时间等内容格式化成规整的文本。

 思考题

1. 未来医养结合的养老模式发展方向?
2. 智慧养老系统发展前景?
3. 大数据及人工智能在智慧医养中有哪些应用?

(马军政　梅挺)

第十四章 | 信息技术与健康教育

 本章要点

1. **掌握** 健康教育与健康促进的定义及其关系;信息技术应用于健康教育的优势。
2. **熟悉** 健康教育的内容;健康素养;健康教育的服务形式。
3. **了解** 健康教育现状及其信息化趋势。

第一节 健 康 教 育

中共中央政治局 2016 年 8 月 26 日召开会议,审议通过《"健康中国 2030"规划纲要》。该规划纲要由中共中央、国务院于 2016 年 10 月 25 日印发并实施,是今后 15 年推进健康中国建设的行动纲领。《纲要》坚持以人民为中心的发展思想,牢固树立和贯彻落实创新、协调、绿色、开放、共享的发展理念,坚持正确的卫生与健康工作方针,坚持健康优先、改革创新、科学发展、公平公正的原则,以提高人民健康水平为核心,以体制机制改革创新为动力,从广泛的健康影响因素入手,以普及健康生活、优化健康服务、完善健康保障、建设健康环境、发展健康产业为重点,把健康融入所有政策,全方位、全周期保障人民健康,大幅提高健康水平,显著改善健康公平。其中,在普及健康生活方面,首要就是要加强健康教育,一方面要提高全民健康素养,另一方面要加大学校健康教育力度。

一、健康教育

(一)健康教育的定义

健康教育(health education)是指通过健康信息传播和健康行为干预,帮助个体和群体掌握卫生保健知识,树立健康观念,自愿采纳有利于健康的行为和生活方式的教育活动与教育过程。健康教育是有计划、有组织、有系统、有评价的教育活动。通过健康教育提供改变行为所必需的知识、技能与服务,促使人们自愿地形成有益于健康的行为和生活方式,消除或减轻影响健康的危险因素,预防疾病发生,促进健康,提高生活质量。健康教育学是一门交叉学科,其理论由预防医学、传播学、社会学、教育学、行为学、心理学等学科的理论交叉融合发展而来。当前,健康教育学已形成独立的学科理论体系,并具有较强的实践性,对提高人群的健康水平具有极其重要的意义。

目前,学术界对"健康教育"尚未形成较为公认、一致的标准定义。本书则采纳以下定义:即健康教育是有计划地应用循证的教学原理与技术,为学习者提供获取科学的健康知识、树立健康观念、掌握健康技能的机会,帮助他们做出有益健康的决定和有效且成功地执行有益健康的行为和生活方式的过程。该定义一方面突出健康教育是帮助人们达成知、信、行合一的实践活动;另一方面健康教育也是引导人们自愿采取有益健康行为而设计的学习机会。其核心是"自愿的健康行为养成"。健康教育更为实用的定义可表达为:健康教育是为协助人们"自愿"采纳有益于健康行为所设计的各种学习活动。

（二）健康促进的定义

健康教育关注个人和人群的行为改变问题，而行为改变的发生不仅与个人因素有关，也受到人所处自然环境和社会环境的巨大影响。基于此，将健康教育与支持性环境结合起来的"健康促进（health promotion）"这一概念逐步受到关注。

劳伦斯·格林教授提出关于健康促进的可操作性定义，即"健康促进是指一切能促使行为和生活条件向有益于健康改变的教育与生态学支持的综合体"。其中，教育指健康教育；生态学指健康与环境的整合；环境指社会、政治、经济和自然环境等；而支持则指政策、立法、财政、组织、社会开发等各个系统。健康促进涉及个体行为改变和政府行为改变两个方面，进一步可以归纳为：健康促进=健康教育×健康共治。其中，健康共治（governance for health）是在第九届全球健康促进大会发表的《上海宣言》中提出的概念，具体指各级政府及其相关部门以整个政府和全社会的方式引导社会组织、企业和公众为了健康和福祉共同采取的行动。而健康教育和健康共治两者不是简单的加和关系，而是相乘协同的关系。健康促进概念的出现标志着健康行为干预的重点开始从"健康的选择"转变为"使健康选择成为每个人既方便又实惠的选择"。因此，在公共卫生领域，以改善物质和社会环境，改变个人行为来提高人们健康水平的实践均属于健康促进的范畴，有学者亦将健康促进称为"新公共卫生"。

（三）健康教育与健康促进之间的关系

健康教育与健康促进密不可分。健康教育是帮助个体和群体掌握健康知识和技能，提高健康素养，促进增权（empowerment），做出"健康的选择"，自愿养成有益于健康的行为和生活方式的过程。其中，增权是指人们增强对决定他们生命事件掌控力的过程，即有能力对决定自身健康的问题做出明智的选择，具体指"自主自律健康行为"中的"自主"。而健康促进通过健康共治，制定和实施健康相关公共政策，动员全社会参与，营造健康支持性环境，使"健康选择成为每个人既方便又实惠的选择"，其实质是政治和社会运动。

在概念上，健康促进包括了健康教育。健康促进是健康教育发展到一定阶段后的产物，而健康教育是健康促进策略中最活跃的一部分。健康教育是健康促进的重要基础和先导，渗透在健康促进的各个环节中。无论是健康政策开发还是社会动员，无论是倡导还是增权，首先都要借助健康教育，提升人们的健康素养，帮助人们树立正确的健康态度，掌握必要的健康知识和技能。健康促进比健康教育更具社会性，更为宏观。因此，健康教育必须以健康促进战略思想为指导。

从健康教育到健康促进的发展不是单纯的替代关系，更不是后者对前者的摒弃。而是为适应公共卫生事业的发展，在内容上的深化、形式上的扩展和功能上的完善，二者有着不可分割的内在联系。

二、健康教育的内容

（一）三种健康状态下的健康教育内容

传统的健康观认为"无病即健康"，现代人的健康观是整体健康，世界卫生组织提出"健康不仅是躯体没有疾病，还要具备心理健康、社会适应良好和有道德"。健康教育贯穿人的全生命周期，根据个体人是否患病及与健康危险因素之间的关系可将全生命周期大体划分为健康（未病）、亚健康（欲病）、疾病（已病）三种状态。在此，健康状态即指未患任何疾病且远离健康危险因素的状态；所谓疾病状态指患某一种或多种疾病的状态；所谓亚健康状态则指处于健康和疾病两者之间的临界状态，此时人常处于健康危险因素中且易于患病。按照健康、亚健康、疾病三种健康状态可将健康教育的内容归类为：针对健康状态的预防、健康促进、养生保健等相关教育，如中国公民健康素养66条基本知识与技能教育、四季养生、特殊人群健康教育（老人、儿童、妇女、残疾人、特定职业人群）、突发公共卫生事件应急处置、防灾减灾、家庭急救、宣传普及医疗卫生法律法规及相关政策等的健康教育;针对亚健康状态的健康相关危险因素教育,如合理膳食、控制体重、适度运动、心理平衡、睡眠改善、限盐、戒烟限酒、控制药物依赖、戒毒、减少不安全性行为等健康生活方式和可干预危险因素的健康教育;针对疾病状态的医疗卫生服务与诊治等健康相关教育,如各种常见高发慢性病(高血压、糖尿病、冠心病、哮喘、乳腺癌和宫颈癌等)、传染性疾病(流感、手足口病、狂犬病等)的健康教育。

(二)提升全民健康素养是健康教育的核心内容

国外研究证明健康素养与健康结局高度相关,低健康素养人群对理解、再认、应用健康专业人员提供的健康信息存在困难。健康素养与健康结局的普遍相关性及低健康素养问题的普遍性给各国公众健康及卫生服务系统带来了消极的影响,提高人们的健康素养成为一个世界性的议题。

健康教育与健康信息、现代信息化技术密切相关。我国正处于信息化社会,这与建国初期国民文化水平低、卫生知识匮乏不同。一方面,当今社会海量信息铺天盖地,真假难辨。另一方面,人们对自身的健康越来越关注,主动寻求健康知识的能动性也越来越大。因此,正确寻求和辨识科学的健康教育相关信息成为人们最为关心的问题。在就医看病方面,高精尖技术的发展使当今的医疗系统变得越来越复杂,怎样能正确地寻医问药,正确地理解医生的医嘱,也成了人们寻求卫生服务过程中的一个挑战。因此,如何提升人们正确地获取、理解、评价和应用健康信息的能力,即健康素养(health literacy),成为健康教育最为核心的内容。

1. **健康素养的含义** 健康素养是在进行与医疗服务、疾病预防和健康促进有关的日常活动时,获取、理解、评价和应用健康信息来做出健康相关决定以维持或提高生活质量的知识、动机和能力。健康素养是一种可由后天培养训练和实践而获得的技巧或能力,它包含阅读书面材料以及听、说、写和计算等系列对人维持健康产生影响的能力。在人的一生中,随着时间和情境的变化,健康素养在不断地发展,贯穿于整个生命全程。但健康素养不等同于文化程度。正如知识并不一定能转化为信念,信念也不一定能转化为行动一样,一个人的受教育程度并不一定能决定其是否具备能维持健康的能力。健康教育是提高健康素养最为重要的手段。健康教育不仅在于增加人们的健康知识,更在于让人们能学会相应的技能和树立自信心,通过获取、理解、评价和应用健康信息做出合理的健康决策,从而维持提升健康。健康素养之所以重要,是因为它是可以作为衡量个体或者群体是否有能力保持健康的指标,同时它也是健康教育干预效果的评价指标。健康素养被认为是公众在医疗服务、疾病预防和健康促进环境中的一种健康资产。它不仅关乎个人自身,同样关乎整个社会。

2. **健康素养66条** 2008年,原国家卫生部发布了《中国公民健康素养——基本知识与技能(试行)》。在此基础上,针对近年来我国居民主要健康问题和健康需求的变化,国家卫生计生委组织专家进行修订,编制了《中国公民健康素养——基本知识与技能(2015年版)》,即健康素养66条,具体内容如下:

中国公民健康素养66条基本知识与技能(2015年版)

一、基本知识和理念
1. 健康不仅仅是没有疾病或虚弱,而是身体、心理和社会适应的完好状态。
2. 每个人都有维护自身和他人健康的责任,健康的生活方式能够维护和促进自身健康。
3. 环境与健康息息相关,保护环境,促进健康。
4. 无偿献血,助人利己。
5. 每个人都应当关爱、帮助、不歧视病残人员。
6. 定期进行健康体检。
7. 成年人的正常血压为收缩压≥90mmHg且<140mmHg,舒张压≥60mmHg且<90mmHg;腋下体温36~37℃;平静呼吸16~20次/min;心率60~100次/min。
8. 接种疫苗是预防一些传染病最有效、最经济的措施,儿童出生后应当按照免疫程序接种疫苗。

中国公民健康素养66条基本知识与技能(2015年版)

9. 在流感流行季节前接种流感疫苗可减少患流感的机会或减轻患流感后的症状。

10. 艾滋病、乙肝和丙肝通过血液、性接触和母婴三种途径传播,日常生活和工作接触不会传播。

11. 肺结核主要通过患者咳嗽、打喷嚏、大声说话等产生的飞沫传播;出现咳嗽、咳痰2周以上,或痰中带血,应当及时检查是否得了肺结核。

12. 坚持规范治疗,大部分肺结核患者能够治愈,并能有效预防耐药结核的产生。

13. 在血吸虫病流行区,应当尽量避免接触疫水;接触疫水后,应当及时进行检查或接受预防性治疗。

14. 家养犬、猫应当接种兽用狂犬病疫苗;人被犬、猫抓伤、咬伤后,应当立即冲洗伤口,并尽快注射抗狂犬病免疫球蛋白(或血清)和人用狂犬病疫苗。

15. 蚊子、苍蝇、老鼠、蟑螂等会传播疾病。

16. 发现病死禽畜要报告,不加工、不食用病死禽畜,不食用野生动物。

17. 关注血压变化,控制高血压危险因素,高血压患者要学会自我健康管理。

18. 关注血糖变化,控制糖尿病危险因素,糖尿病患者应当加强自我健康管理。

19. 积极参加癌症筛查,及早发现癌症和癌前病变。

20. 每个人都可能出现抑郁和焦虑情绪,正确认识抑郁症和焦虑症。

21. 关爱老年人,预防老年人跌倒,识别老年期痴呆。

22. 选择安全、高效的避孕措施,减少人工流产,关爱妇女生殖健康。

23. 保健食品不是药品,正确选用保健食品。

24. 劳动者要了解工作岗位和工作环境中存在的危害因素,遵守操作规程,注意个人防护,避免职业伤害。

25. 从事有毒有害工种的劳动者享有职业保护的权利。

二、健康生活方式与行为

26. 健康生活方式主要包括合理膳食、适量运动、戒烟限酒、心理平衡四个方面。

27. 保持正常体重,避免超重与肥胖。

28. 膳食应当以谷类为主,多吃蔬菜、水果和薯类,注意荤素、粗细搭配。

29. 提倡每天食用奶类、豆类及其制品。

30. 膳食要清淡,要少油、少盐、少糖,食用合格碘盐。

31. 讲究饮水卫生,每天适量饮水。

32. 生、熟食品要分开存放和加工,生吃蔬菜水果要洗净,不吃变质、超过保质期的食品。

33. 成年人每日应当进行6~10千步当量的身体活动,动则有益,贵在坚持。

34. 吸烟和二手烟暴露会导致癌症、心血管疾病、呼吸系统疾病等多种疾病。

35. "低焦油卷烟""中草药卷烟"不能降低吸烟带来的危害。

36. 任何年龄戒烟均可获益,戒烟越早越好,戒烟门诊可提供专业戒烟服务。

37. 少饮酒,不酗酒。

38. 遵医嘱使用镇静催眠药和镇痛药等成瘾性药物,预防药物依赖。

39. 拒绝毒品。

40. 劳逸结合,每天保证7~8h睡眠。

41. 重视和维护心理健康,遇到心理问题时应当主动寻求帮助。

42. 勤洗手、常洗澡、早晚刷牙、饭后漱口,不共用毛巾和洗漱用品。

43. 根据天气变化和空气质量,适时开窗通风,保持室内空气流通。

44. 不在公共场所吸烟、吐痰,咳嗽、打喷嚏时遮掩口鼻。

45. 农村使用卫生厕所,管理好人畜粪便。

46. 科学就医,及时就诊,遵医嘱治疗,理性对待诊疗结果。

47. 合理用药,能口服不肌注,能肌注不输液,在医生指导下使用抗生素。

48. 戴头盔、系安全带,不超速、不酒驾、不疲劳驾驶,减少道路交通伤害。

49. 加强看护和教育,避免儿童接近危险水域,预防溺水。

50. 冬季取暖注意通风,谨防煤气中毒。

51. 主动接受婚前和孕前保健,孕期应当至少接受5次产前检查并住院分娩。

52. 孩子出生后应当尽早开始母乳喂养,满6个月时合理添加辅食。

53. 通过亲子交流、玩耍促进儿童早期发展,发现心理行为发育问题要尽早干预。

54. 青少年处于身心发展的关键时期,要培养健康的行为生活方式,预防近视、超重与肥胖,避免网络成瘾和过早性行为。

续表

中国公民健康素养66条基本知识与技能(2015年版)

三、基本技能

55. 关注健康信息,能够获取、理解、甄别、应用健康信息。

56. 能看懂食品、药品、保健品的标签和说明书。

57. 会识别常见的危险标识,如高压、易燃、易爆、剧毒、放射性、生物安全等,远离危险物。

58. 会测量脉搏和腋下体温。

59. 会正确使用安全套,减少感染艾滋病、性病的危险,防止意外怀孕。

60. 妥善存放和正确使用农药等有毒物品,谨防儿童接触。

61. 寻求紧急医疗救助时拨打"120",寻求健康咨询服务时拨打"12320"。

62. 发生创伤出血量较多时,应当立即止血、包扎;对怀疑骨折的伤员不要轻易搬动。

63. 遇到呼吸、心搏骤停的伤病员,会进行心肺复苏。

64. 抢救触电者时,要首先切断电源,不要直接接触触电者。

65. 发生火灾时,用湿毛巾捂住口鼻、低姿逃生;拨打火警电话"119"。

66. 发生地震时,选择正确避震方式,震后立即开展自救互救。

3. 我国健康素养现状及走势 目前,健康素养已成为《"健康中国2030"规划纲要》的主要评价指标之一。自2008年开始,原卫生部组织开展居民健康素养监测。2017年,国家卫生计生委宣传司委托中国健康教育中心组织31个省级健康教育专业机构,开展了全国城乡居民健康素养调查工作。调查覆盖全国31个省(自治区、直辖市)各个区县监测点。调查结果显示,2017年中国居民健康素养水平为14.18%,较2016年提高2.6个百分点,较2008年增长了7.7个百分点,继续保持稳定上升态势。《"健康中国2030"规划纲要》中提出,在健康生活方面主要的评价指标"居民健康素养水平(%)"于2015年要达到10%;2020年达到20%;2030年达到30%。各年度健康素养检测指标及发展走势见图14-1所示。基于此,健康素养教育在很长一段时间将成为我国健康教育的核心内容。

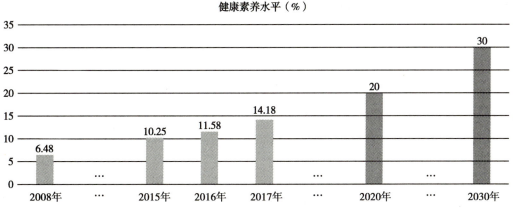

图14-1 我国健康素养水平走势

健康素养主要包含基本知识和理念素养、健康生活方式与行为素养、基本技能素养三个模块的内容,具体涉及安全与急救等6大公共卫生问题。根据2017年全国统计数据显示,健康生活方式与行为模块的健康素养水平最低(图14-2),而涉及传染病、慢性病和基本医疗3大公共问题的健康素养水平较低(图14-3),上述问题均为我国健康教育内容的重中之重。

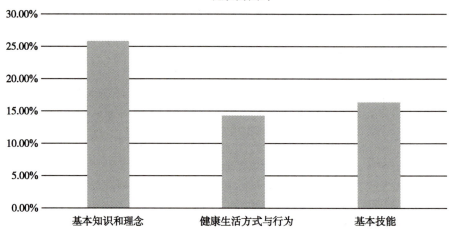

图 14-2　2017 年我国居民健康素养 3 大模块水平

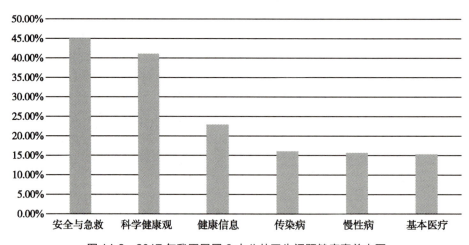

图 14-3　2017 年我国居民 6 大公共卫生问题健康素养水平

三、健康教育服务形式

健康教育采用各种各样的"健康传播"（health communication）方式提供服务。依据拉斯韦尔五要素传播模式中的传播者（communicator）和传播媒体（media）两个要素，对健康教育的服务形式划分如下：

（一）从"传播者"角度划分

可以将健康教育服务的形式分为自我传播服务（即自学与提升，如独立思考、批评和自我批评等）、人际传播服务（即人与人之间的传播，如对话、聊天、咨询、报告等）、群体传播服务（即具有共同目标及归属感且存在互动的人群内的传播，如 qq 群、微信群等）、组织传播服务（指按照一定的目标和结构建立起来的组织内和组织外的传播，如工厂、机关、学校、企业等）、大众传播服务（即职业传播机构通过大众传播媒体向社会大众的传播，如互联网企业、广播、电视等）。

（二）从"传播媒体"角度划分

可以将健康教育服务的形式分为以下四类：①口头健康传播服务：如与健康信息传播相关的演讲、报告、座谈、咨询等；②文字健康传播服务：如传播健康相关信息的传单、报纸、杂志、书籍等；③形象化健康传播服务：如传播健康相关信息的照片、图画、模型、实物等；④电子媒体健康传播服务：如传播健康相关信息的电影、电视、广播、互联网、移动互联网等。

四、健康教育信息化趋势

所谓信息化是指培养、发展以计算机为主的智能化工具为代表的新生产力，并使之造福于社会的历史过程。信息化是计算机技术与通信技术综合及运用的过程，具体指以现代通信、网络、数据库技术为基础，将所研究对象各要素汇总至数据库，供特定人群生活、工作、学习、辅助决策等与人类息息相关的各种行为相结合的一种技术。该技术的使用可以极大提高各种行为的效率，为推动人类社会进步提供必要的技术支持。

（一）卫生信息化建设为健康教育信息化奠定基础

我国在卫生信息化建设方面取得了显著进展，尤其是在建设国家、省和地市三级卫生信息平台，加强公共卫生、医疗服务、医疗保险、基本药物制度、健康档案和电子病历基础数据库，以及卫生信息专用网络建设等方面成效显著。健康教育与健康促进作为公共卫生基础性工作，在三级预防中的作用日益凸显。健康教育信息化建设是整个卫生信息化建设的重要环节，是促进基本公共卫生服务均等化的重要内容，在提高全民健康素养、预防疾病、促进健康方面发挥着不可替代的作用。

20世纪90年代，全球进入数字化和信息化时代。我国信息技术发展起步较晚，但发展速度极快。卫生信息化作为社会信息化的重要组成部分，受到越来越多国家的重视。2009年，美国总统奥巴马签署美国经济刺激法案（ARRA），将大量资金投入卫生信息系统建设。目前，美国、加拿大、澳大利亚及欧盟成员国等发达国家，均建立了以居民健康档案信息系统为核心，包括电子病历、卫生信息标准化、公共卫生疾病监测和环境监测等其他辅助信息系统为一体的全民健康信息管理系统。此外，若干国家在健康信息网络化方面有一定的发展，如美国2000年开展的区域医疗信息网（RHIO）项目建设，日本的健康信息网络化建设等。

我国公共卫生信息化建设始于20世纪80年代，中国预防医学科学院将计算机技术引进到法定传染病信息的传输过程，初步建立了以法定传染病报告和监测为主要内容的疾病预防控制监测信息系统。从《全国卫生信息化发展纲要》（2003—2010年）中重点加强公共卫生信息系统建设，到新医改中的"一顶四梁八柱"的架构，我国卫生信息化建设走上了快车道。目前发展较为成熟的包括法定传染病疫情与突发公共卫生事件网络直报系统、国家卫生统计网络指标系统和新型农村合作医疗信息系统，以及浙江、厦门、上海市医联和闵行区等地开展的区域卫生信息网络系统等。2003年SARS危机之后，卫生部制订了《国家公共卫生信息系统建设规划》，公共卫生信息化建设得到了飞速发展。目前，已经建立了法定传染病报告、特定疾病专报和哨点监测、居民伤病死亡原因监测，以及食品、环境、学校、妇幼、职业等健康危害、危险因素监测等一系列网络信息体系。随着新医改政策的深入贯彻实施，公共卫生服务承担着越来越重要的任务。作为公共卫生体系重要组成部分的卫生信息化，将在提升整体公共卫生服务能力方面发挥越来越重要的作用。

（二）我国"十二五"期间大力推进各地健康教育信息化建设

对比而言，我国健康教育信息化建设早期发展缓慢，技术薄弱，投入有限，各地极不均衡，在业务管理信息化方面极为欠缺。"十二五"期间，很多的省市依托医疗卫生体制改革契机，大力发展健康教育区域化信息化建设，如上海市健康教育"十二五"发展规划，明确提出加强健康教育能力建设，推进信息化发展步伐；四川省基层医疗卫生信息化建设方案中提到"健康教育服务是基层医疗卫生机构对健康教育信息进行记录和管理的计算机应用功能模块，主要实现：健康教育机构及对象管理、健教资料管理、健教计划管理、健教认知评价、健教评估、健康指导支持、健康教育查询等功能。

（三）"十三五"期间的健康教育任务及其互联网特征

"十三五"时期，健康促进与教育工作面临着新形势、新任务。全国卫生与健康大会确立了新时期卫生与健康工作方针，强调要倡导健康文明的生活方式建立健全健康教育体系，提升全民健康素养。《"健康中国2030"规划纲要》提出到2030年，全民健康素养要大幅提高，健康生活方式得到全面普及，有利于健康的生产生活环境基本形成。《关于加强健康促进与教育的指导意见》要求推进"把健康融入所有政策"、创造健康支持性环境、培养自主自律的健康行为、营造健康社会氛围、加强健康促进与教育体系建设，并提出到2020年全国居民健康素养水平要达到20%。

上述任务的完成，离不开无处不在的互联网技术。互联网作为现代信息技术的代表和核心，带来了健康教育信息传播的新方式，更带来了健康教育教学模式的深刻变革，已成为驱动创新、促进经济社会发展、惠及全人类的重要力量。"互联网+"（internet plus）指以互联网为主的一整套信息技术（包括移动互联网、云计算、大数据技术等）在经济、社会、各部门的扩散和应用过程。"互联网+健康教育"就是一张网、一个移动终端、几百万受众，教育机构和老师都可以随意挑选的一种新型健康教育模式。其优势是受众无上限、学习时间灵活、学习地点无限制、图文并茂、互动性强等，极大提高健康教育工作的效率。"互联网+健康教育"常采用多种形式开展，如各类网站论坛、微博、微课、慕课、网络社交软件等（图14-4）。

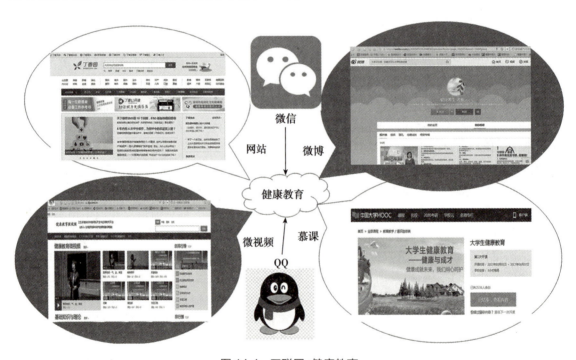

图 14-4　互联网+健康教育

众所周知，1999年推出的qq和2011年发布的微信两大网络社交软件在我国乃至亚洲已经成为占用用户碎片时间最长的网络社交软件。自2005年推出qq群开始、2012年4月新增微信朋友圈、2012年8月发布微信公众号，直至2017年1月正式上线微信小程序，短短十余年，各类健康教育微平台纷纷涌现，已成为健康教育工作开展的主阵地。2017年8月29日，国家卫生计生委办公厅下发《关于加强健康教育信息管理服务的通知》。《通知》在健康教育信息化工作的统筹规划、管理行为的规范、信息监管、整合社会资源提供健康教育信息服务等方面提供了重要遵循及具体措施，为健康教育信息化工作的顺利推进提供了强有力的保障。

（四）信息技术应用于健康教育的优势

信息技术应用于健康教育的优势主要体现在以下方面：

1. **健康教育信息获取更为便捷**　信息技术可实现教学资源共享,降低了学习者知识信息获取的难度,不受时、空制约,可以满足不同学习者的需求。

2. **为传统健康教育提供大量信息支持**　信息技术为教育者提供丰富多彩的信息展示平台和传播方式,增加教学过程互动及趣味性。此外,教育者可以通过信息技术平台收集大量数据,全面跟踪和掌握不同阶段学习者的特点、学习行为和学习过程,更准确地评价学习者,真正做到因材施教,进行有针对性的教学,提升学习的效率。

3. **健康教育的实施更加个性化**　信息技术为学习者提供了更加个性化的学习环境,更加丰富的教学内容,更加多元的教学方法,为学习者的个性化学习提供了可能。

4. **健康教育中的学习者由被动变为主动**　传统健康教育教学模式主张师道尊严,教育者不仅在人格上拥有至高无上的地位,在学术上也代表了真理和科学,拥有不容置疑的权威。教学中师生是主从关系,教育者负责传输,学习者被动接收,必定存在教、学供需不一致的情况,抑制了学习者的学习积极性,降低教学效果。信息技术的应用,不仅改变了教学信息的展示和传播方式,同时也改变了教学模式。其中最为突出的就是教学中信息传播者与信息接收者之间实现了角色转换。教育者由学习的掌控者转变为学习的顾问、指导者,而学习者则成为学习的主导者。

在全球信息化的大背景下,充分运用信息技术在健康教育中的优势,将促使健康教育工作进入全面转型期,这其中既存在着发展机遇,又不可避免的遭遇到"瓶颈",健康教育信息化平台之路仍任重而道远。

第二节　诊疗健康教育信息化

一、门诊健康教育信息化

医院门诊是患者相对集中的地方,最易于实施具有针对性、科学性的健康教育。而且门诊医务人员能针对患者的个体化病情开展最权威、最专业、最直接有效的健康教育,以强化患者的依从性。因此,医院及其各专科门诊是开展健康教育最高效的场所,常通过创办微信公众号、开发App 应用程序或微信小程序等提供健康与疾病宣教信息。如某医院及其各特色专科多数均建有微信公众号,一方面提供便捷的就诊预约,一方面为大众提供权威的疾病科普知识。此外,医院还针对大众关心的热门健康问题,集合健康讲堂、健康 60 秒、图说健康等多个模块搭建了"中—i健康"官方医学科普平台,并进一步形成科普矩阵,充分集合腾讯视频、企鹅号、南方号、搜狐号、头条号等新媒体平台向大众定期推送健康教育内容。

二、特殊人群健康教育信息化（慢病、更年期等）

特殊人群主要指患有慢性非传染性疾病(简称慢病,noninfectious chronic disease,NCD),或处于特殊时期(如更年期、孕产期)、特殊环境(如接触粉尘、放射物质等高危职业环境)的特定人群。当前,慢病已经成为影响人群健康并导致死亡的最重要原因之一。慢病指长期的,不能自愈的,几乎不能被治愈的疾病。2018 年世界卫生组织(who)公布 2016 年全球 5 690 万死亡人数中,半数以上(约54%)缘于 10 大原因,其中,慢病占六个,累计占比超过 60%。排在前两位的缺血性心脏病和脑卒中在过去 15 年中一直是世界的两大杀手,2016 年共造成 1 520 万例死亡。其后依次为慢性阻塞性肺病、痴呆症(包括阿尔茨海默病)、肺癌(包括气管癌和支气管癌)、糖尿病。慢病的发生主要由行为与生活方式、职业和环境因素等暴露引起,亦与吸烟、酗酒、不合理膳食、缺乏体力活动、精神因素等有关。其中绝大多数致病因素为可以去除的危险因素,可通过健康教育,在提升人群健康认知的基础上,通过改变行为习惯和环境条件等得以消除。

针对特殊人群的健康教育微信公众号不胜枚举,如冠心病知识大全、脑卒中知多点、糖尿病患者食谱大全、悄然度过更年期、肺部健康职业病预防治疗等。上述公众号，一方面通过微信平台开展针对某疾病相关知识的健康教育，另一方面通常还为患者提供健康咨询、预约就诊等服务，缩短了医患距离，极大提高了针对特殊人群健康教育的工作效率。

三、病友交流微平台

病友，指患同一种病或同一类疾病的各方，其认知在一定层面上关联在一起的群体，不分年龄、性别、地域、种族、社会角色和宗教信仰等，只要符合各方的心理认知、可以在彼此需要的时候给予帮助，即同病相怜的一群人。通过病友交流，可以进行治疗经验分享、知识普及、康复信心、情感交流、心理慰藉、医学服务、营养支持等。当前，通常采用移动互联网等技术，围绕已病人群建立病友交流微平台，如淋巴瘤之家、病友之家、家庭医生在线等。该类平台或者围绕某一个疾病，或者涵盖多类疾病分别搭建病友交流圈。参与者从数十人到数万人不等，参与成员常包括专业医生、志愿者、家属、核心成员及普通患者等。其交流形式涉及网站、App 客户端、微信公众号、微信群、qq 群、朋友圈等。

病友交流微平台总是尽可能采用最为便捷的方式来加速病友圈所关注信息的传播。最初的 PC 互联网时代，浏览器是用户打开网络世界的主要入口，各种功能及应用都在网站上实现。进入移动互联网时代，网络的入口发生巨大的变化——即 App（application，应用程序）化，这是继苹果 App Store 出现后，移动互联网最大的特征。App 相比浏览器的最大优势就是便捷性、直观性和互动性。一方面点击移动设备上的图标即可精确切入某一主题；另一方面智能移动设备的触摸屏给用户带来了极好的多媒体互动体验，因此信息传播、交流与互动变得异常便捷。例如，华为应用市场有关病友相关的 App 应用程序。

第三节　科普健康教育信息化

一、健康教育科普网站

《国家卫生计生委办公厅关于加强健康教育信息服务管理的通知》中分别对健康教育专业机构、医疗卫生机构、行业学会协会等的健康教育信息化工作提出了以下三个具体要求。

1. **健康教育专业机构要发挥专业技术优势，开展健康教育信息服务管理相关研究**　结合本地实际，制定健康教育信息服务管理指南，针对健康教育信息管理全过程开发信息生成、传播、评价工具，编写健康教育信息服务管理教材，并组织培训等。如中国健康教育网就是由中国健康教育中心官方主办的一个集健康知识普及、科学养生、疾病防治、传染病预防、国内外重大健康教育与健康促进资讯传播、政策法规宣传等于一体的综合性网站。

2. **各级医疗卫生机构要主动提供健康教育信息服务**　各机构结合各自学科特点，开发健康教育信息及其传播平台，主动将健康教育信息服务纳入诊疗和健康科普工作中，向公众传播科学、适用的健康知识，促进健康素养提高和疾病防治。如若干省级疾控中心健康教育部门组织开发了健康素养教育及测评系统，在线对测试者进行健康素养评价，并及时给予反馈，以促进测试者的健康知识学习及健康素养提升。

3. **行业学会协会要动员社会力量推进健康教育信息化工作**　立足协会工作领域，开发健康教育材料；组织本学会、协会专家，开展多种形式的、面向公众的健康教育活动。结合协会特点，动员更多的社会力量参与健康教育信息服务工作。

二、社区健康教育信息化

社区这一概念，在不同历史时期、不同研究和应用领域，其内涵有所不同。社区的定义通常具有地域、血缘、政治、经济、社会、文化等多重涵义，其核心是某地域中具有某种内在联系的人们。从提供基层医疗卫生服务的角度，多采用 WHO 于 1978 年在国际初级卫生保健大会上提出的社区定义，即社区是以某种经济的、文化的、种族的社会凝聚力，使人们生活在一起的一种社会组织或团体。

社区健康教育是社区卫生服务的重要组成部分，社区健康教育信息化则使得生活在社区的人们能采用更为方便的形式及时获取健康教育相关信息，增进互动与交流。社区健康教育信息化工作常采用互联网及移动互联网技术，如网站、微信公众号、微信小程序等。

随着大数据、云计算、移动互联、人工智能等现代信息技术在健康、医疗领域的广泛应用，健康教育信息化对人群健康素养提升、优化健康教育资源配置、创新健康教育服务的内容与形式产生了重要影响，已成为推进健康中国建设的重要支撑。建设健康中国，我们要抓住信息化发展带来的巨大机遇，大力推进健康教育服务的个性化、智能化和便捷化，开展针对个体人的全面健康教育及干预，推动精准医学研究，创新健康医疗服务业态，以提升卫生监管与决策能力。

思考题

1. 健康教育有哪些定义，谈谈您推荐哪一个定义？
2. 谈谈健康教育与健康促进之间的关系？
3. 健康教育的内容有哪些？您认为哪些健康教育内容最为重要？
4. 借鉴拉斯韦尔五因素传播模式谈谈健康教育的服务形式有哪些？
5. 信息技术应用于健康教育有哪些优势？

（杨雪梅）

推 荐 阅 读

1. 罗爱静. 卫生信息管理学[M]. 4 版. 北京:人民卫生出版社,2017.
2. (美)纳迪尼娅. 戴维斯,(美)梅丽莎. 拉库尔. 医疗健康信息技术[M]. 文滔,任锋,孙建辉. 译. 北京:清华大学出版社,2013.
3. 娄岩. 大数据技术与应用[M]. 北京:清华大学出版社,2016.
4. 胡建平. 医院信息系统功能设计指导[M]. 北京:人民卫生出版社,2018.
5. 王世伟. 医学信息系统应用基础[M]. 北京:清华大学出版社,2012.
6. 李雪莉,张忠汉,吴之余. 健康管理研究与实践[M]. 北京:人民军医出版社,2014.
7. 胡西厚. 卫生信息管理学[M]. 2 版. 北京:人民卫生出版社,2013.
8. 荣惠英. 医院医疗保险管理[M]. 北京:人民卫生出版社,2015.
9. 卢祖洵. 医疗保险学[M]. 4 版. 北京:人民卫生出版社,2017.
10. 娄岩. 医学大数据应用概论[M]. 北京:科学出版社,2017
11. 中国健康促进基金会. 中华健康管理学[M]. 北京:人民卫生出版社,2016.
12. 中国保健协会,国家卫生计生委卫生发展研究中心. 健康管理与促进理论及实践[M]. 北京:人民卫生出版社,2017.
13. 罗凯. 健康管理[M]. 北京:中国广播电视出版社,2014.
14. (英)托马斯·M.康诺利(Thomas M. Connolly),(英)卡洛琳·E.贝格(Carolyn E. Begg). 数据库系统实现[M]. 2 版. 北京:机械工业出版社,2016.
15. 王欢,张畅郁. 健康保险信息技术与管理[M]. 北京:中国财政经济出版社,2018.

中英文名词对照索引

Note